Reeducação Postural Global

CIP-BRASIL. CATALOGAÇÃO NA PUBLICAÇÃO
SINDICATO NACIONAL DOS EDITORES DE LIVROS, RJ

R255

Reeducação postural global : a tradição, o presente e o futuro / organização Philippe E. Souchard ... [et al.] ; colaboração Davide Bianchini ; tradução Victoria Nataly Alves Lima. - 1. ed. - São Paulo : Summus, 2022.
232 p. : il. ; 28 cm.

Tradução de: Rieducazione posturale globale – la tradizione, il presente e il futuro
Inclui bibliografia
ISBN 978-65-5549-071-8

1. Fisioterapia - Reeducação postural global. 2. Fisioterapia - Tratamento. 3. Coluna vertebral. I. Souchard, Philippe E. II. Bianchini, Davide. III. Lima, Victoria Nataly Alves.

22-76467   CDD: 615.82
                                              CDU: 615.825

Gabriela Faray Ferreira Lopes - Bibliotecária - CRB-7/6643

www.summus.com.br

Compre em lugar de fotocopiar.
Cada real que você dá por um livro recompensa seus autores
e os convida a produzir mais sobre o tema;
incentiva seus editores a encomendar, traduzir e publicar
outras obras sobre o assunto;
e paga aos livreiros por estocar e levar até você livros
para a sua informação e o seu entretenimento.
Cada real que você dá pela fotocópia não autorizada de um livro
financia o crime e ajuda a matar a produção intelectual de seu país.

Philippe E. Souchard
Orazio Meli
Diego Sgamma
Paolo Pillastrini

Reeducação Postural Global

A tradição, o presente e o futuro

Com a colaboração de
Davide Bianchini
Rubén Fernández Martínez
Carole Fortin
Celina Fozzatti
Emiliano Grossi
Vincenzo Guido
Fabrizio Martinelli
Rita Menezes
Enza Mulè
Iñaki Pastor Pons
Romeo Pellegrini
Daniel Reis
Itana Lisane Spinato

summus editorial

REEDUCAÇÃO POSTURAL GLOBAL
A tradição, o presente e o futuro
Copyright © 2022 by Philippe E. Souchard, Orazio Meli,
Diego Sgamma e Paolo Pillastrini

Direitos desta edição reservados por Summus Editorial

Editora executiva: Soraia Bini Cury
Preparação: Janaína Marcoantonio
Tradução: Victoria Nataly Alves Lima
Edição: Carlos Tranjan e Andrea Souzedo
Diagramação: Sandra Russo
Revisão: Paula B. P. Mendes e Luicy Caetano

Summus Editorial
Departamento editorial
Rua Itapicuru, 613 – 7º andar
05006-000 – São Paulo – SP
Fone: (11) 3872-3322
http://www.summus.com.br
e-mail: summus@summus.com.br

Atendimento ao consumidor
Summus Editorial
Fone: (11) 3865-9890

Vendas por atacado
Fone: (11) 3873-8638
e-mail: vendas@summus.com.br

Impresso no Brasil

Agradecemos a Sonia Pardellas por sua colaboração neste livro com a tradução
dos capítulos em língua original

SUMÁRIO

Prefácio

**Reeducação postural global:
a tradição, o presente e o futuro**   7
Philippe E. Souchard

Apresentação

**Reeducação postural global, uma
certeza no futuro da fisioterapia**   9
Paolo Pillastrini

Capítulo 1

**Evidence-Based...
Logic: 40 anos de RPG**   13
Philippe E. Souchard

Reeducação Postural Global (RPG)
  à prova do encadeamento metodológico   14
Tratamento   27
Considerações finais   35

Capítulo 2

**A postura como possível elemento
prognóstico de disfunção do
movimento e dor**   37
Diego Sgamma, Orazio Meli

Premissa   37
Postura "ideal" e os efeitos da má postura   37
Relações entre postura, dor e disfunção   38
Conclusões   41

Capítulo 3

**O conceito de globalidade na RPG
e a interdependência regional**   45
Orazio Meli, Diego Sgamma

Premissa   45
Interdependência regional   45
Interdependência regional e globalidade   46
Interdependência regional: exemplificações   47
Conclusões   49

Capítulo 4

**O papel da RPG Souchard
no tratamento das fáscias
e dos pontos-gatilho**   51
Emiliano Grossi

A fáscia e suas funções   51
Localização dos tecidos fasciais   52
Definição de fáscia   52
Disfunção miofascial   53
A abordagem da RPG na fáscia   57

Capítulo 5

**Avaliação funcional do paciente
segundo a RPG**   65
Orazio Meli, Diego Sgamma

Avaliação funcional e processo diagnóstico
  do fisioterapeuta   65
Metodologia do processo de investigação
  avaliativa   66
Método e instrumentos de avaliação funcional
  na RPG   67
Conclusões   70

Capítulo 6

A RPG específica para escoliose   73
Carole Fortin

Introdução   73
Escoliose   74
RPG específica para escoliose   81
Fundamentos biomecânicos e científicos
  da RPG na escoliose   96
Conclusões   97
Casos clínicos   98

Capítulo 7

**A importância do diafragma
na RPG**   105
Enza Mulè, Davide Bianchini

Fontes embriológicas do diafragma	105
Estrutura anatômica do diafragma	105
Fisiologia e mecânica do diafragma	107
Papéis e funções do diafragma	111
Defasagem das trocas respiratórias	114
Reeducar o diafragma	119

Capítulo 8

A raque cervical. Fisiologia, fisiopatologia, princípios de tratamento 125
Rita Menezes, Philippe E. Souchard

Introdução	125
Fisiologia da raque cervical superior	126
Fisiologia da raque cervical inferior	127
Deformações morfológicas	127
Diagnóstico	129
Sintomas associados	130
Tratamento	132
Exame final	137
Integrações	137

Capítulo 9

Disfunções dos movimentos oculares 139
Iñaki Pastor Pons

Introdução	139
Anatomia e biomecânica do sistema oculomotor	139
Controle motor do sistema oculomotor	140
Papel da propriocepção extraocular na oculomotricidade e no controle postural	141
Fisiopatologia oculomotora	142
Relação cérvico-ocular	143
Avaliação do sistema oculomotor	143
Tratamento manual do sistema oculomotor em RPG	145

Capítulo 10

Abordagem RPG em disfunções da articulação temporomandibular 149
Itana Lisane Spinato

Introdução ao sistema estomatognático	149
Funções do sistema estomatognático e sua relação com a postura corporal	150
Articulação temporomandibular	156

Capítulo 11

A interocepção e as síndromes canalares na RPG 167
Daniel Reis

Introdução	167
Origem das propostas	170
Algumas bases teóricas das propostas	171
Diagnóstico para as síndromes canalares	178
Tratamento	182
Conclusões	187

Capítulo 12

O tratamento da incontinência urinária de esforço feminina em RPG 191
Celina Fozzatti

Introdução	191
A bacia pélvica	192
Disfunções do assoalho pélvico	198
Abordagem da Reeducação Postural Global (RPG)	200
Outro tipo de palpação que não faz parte da metodologia da RPG	202

Capítulo 13

Integração dos resultados em RPG: da estática ao movimento 205
Rubén Fernández Martínez

Eficiência dos sistemas corporais	205
Sistemas dinâmicos complexos	206
Otimização dos sistemas: Siconem e o sistema nervoso	207
Aprendizagem motora	207
Atenção, memória e percepção do corpo	210
Classificação das integrações com base nos objetivos	211

Capítulo 14

O Stretching Global Ativo: prevenção, conservação e recuperação no esporte e no mundo do trabalho 217
Fabrizio Martinelli, Vincenzo Guido, Romeo Pellegrini

Flexibilidade	217
Ciclo alongamento-encurtamento	217
Relação força-comprimento	218
Complexo músculo-tendão	218
Fisiologia do *stretching*	219

Organizadores 229

Autores 230

PREFÁCIO

REEDUCAÇÃO POSTURAL GLOBAL: A TRADIÇÃO, O PRESENTE E O FUTURO

Desde sua origem até hoje, a Reeducação Postural Global apresentou um progresso contínuo e constante, seja do ponto de vista de seus resultados clínicos, seja do ponto de vista científico, adequando-se aos princípios da *evidence-based practice*.

O método nasceu para solucionar problemas no âmbito das deformidades morfológicas (dentre as quais a escoliose idiopática é a mais complexa) e das lesões articulares miofasciais. Com o tempo, beneficiou-se de todas as descobertas modernas sobre a exterocepção, a propriocepção, a interocepção, a transmissão e o controle automático e cognitivo, até chegar à elaboração do conceito de tratamento dos "sistemas integrados de coordenação neuromuscular" (Siconem).

Em consequência, as aplicações da RPG foram ampliadas ainda mais, passando a englobar os efeitos das patologias neurológicas, centrais ou periféricas, as disfunções do pavimento pélvico e as patologias oculomotoras.

Um time numeroso e testado de fisioterapeutas especialistas em RPG, cada um em sua área de competência, contribuiu para a construção desse percurso de crescimento.

A "tradição" é a história que nos permitiu desenvolver uma ideia; o "presente" é a atualidade que hoje anima a disciplina; o "futuro" é a ciência da fisioterapia e a RPG é uma realidade que pertence inteiramente às ciências reabilitativas.

As raízes são sólidas, os ramos podem crescer, o método nunca foi tão atual quanto é agora.

É isso o que este livro demonstra.

"As chaves da longevidade são a transmissão e a inovação, respeitando a tradição."

Philippe E. Souchard

APRESENTAÇÃO

REEDUCAÇÃO POSTURAL GLOBAL, UMA CERTEZA NO FUTURO DA FISIOTERAPIA

Conheci Philippe Souchard há cerca de trinta anos, quando alguns colegas meus frequentaram seu curso na Itália ou na França e voltaram entusiasmados. Não é segredo que, naquela época, muitos fisioterapeutas receberam a novidade com desconfiança, sussurrando frases como: "... Eis aí a enésima tendência na moda das técnicas reabilitativas! Pouco a pouco vai desaparecer, como todas as outras!".

Mas, naquele tempo, éramos jovens e a curiosidade era grande. Ao observar aquele "personagem" trabalhando em pacientes deitados sobre uma maca, tratando dos detalhes como se deles dependesse cada sintoma, prestando atenção aos deslocamentos posturais e às mínimas dismetrias, como jamais havíamos visto alguém fazer antes, parecia mesmo que novos cenários estavam se abrindo. Cada sinal, ainda que muito distante do local em que se manifestavam os sintomas, podia ser importante na avaliação do quadro clínico e, consequentemente, na orientação do plano de tratamento.

Antes de mais nada, pesquisei e li todos os seus livros, levantando algumas perguntas, em busca de respostas convincentes. As dúvidas concerniam essencialmente aos fundamentos científicos da metodologia, ao seu raciocínio, mas também, e sobretudo, à escassa validação que, àquela altura, lhe era atribuída por parte da comunidade científica. Mais tarde, com o advento da era digital, digitar o nome de Souchard nas ferramentas de busca e não encontrar retorno me deixava bem perplexo.

Diante de tudo isso, era o *feedback* das pessoas que haviam sido tratadas por ele na formação especializada e dos colegas que haviam frequentado seu curso que mantinha viva a atenção de todos nós. Porque esse *feedback* era, com frequência, quase sempre, extraordinariamente positivo.

Sim, isso nos atraía e gerava curiosidade, até por uma questão importante que pertence ao universo da terapia manual e da fisioterapia musculoesquelética em geral: a centralidade, no tratamento, da pessoa a ser cuidada, sua condição de protagonista ativo e sua relação terapêutica com o fisioterapeuta.

As origens do método remetem à escola francesa que historicamente se dedicou à postura, mas, do meu ponto de vista, é genial a originalidade de Philippe ao criar estratégias que pudessem determinar ao mesmo tempo uma progressão rumo à normalização dos músculos, sejam estáticos ou dinâmicos. E a utilização do alongamento muscular em contração excêntrica também é. Por fim, a intervenção se completa — atingindo a máxima eficácia — por meio do reequilíbrio que leva à tonificação dos músculos dinâmicos, a que se somam as integrações estática e dinâmica graças às quais é possível alcançar o nível de aprendizagem que, em seguida, será funcional à automatização.

Nestas linhas, pretendo chamar a atenção para os pontos de força da Reeducação Postural Global e sua contribuição à fisioterapia no âmbito da comunidade científica internacional, além de mencionar alguns aspectos particulares da personalidade de seu fundador. Uma das questões que considero mais importantes e atuais, a qual ainda convém estudar e aprofundar em pesquisas futuras, é representada pela modificação que os exercícios e as posturas da Reeducação Postural Global realizam no nível de ativação dos interneurônios inibitórios e excitatórios do córtex cerebral. De fato, a hipótese supõe um aumento da atividade dos interneurônios inibitórios e uma redução da atividade dos interneurônios excitatórios, justamente por meio do condicionamento induzido pelos exercícios e posturas.

Além disso, a Reeducação Postural Global proposta por Philippe se baseia no conceito de bipolaridade muscular que identifica as fibras musculares como dinâmicas e estáticas. É a função muscular estática a maior responsável pelo controle do comportamento postural de cada indivíduo e também, dessa maneira, por numerosas patologias mecânicas nas quais há dor. O mecanismo de ação desse método é o exercício terapêutico que utiliza como instrumento eletivo o alongamento da componente muscular retraída e o relaxamento reflexo. Mas o referido exercício se afasta de modo significativo da modalidade clássica do tratamento em fisioterapia musculoesquelética. Realiza-se, na verdade, por meio de posturas ativas que englobam todo o corpo, no qual as contrações musculares excêntricas ou isométricas são utilizadas em extensões cada vez maiores. O objetivo é muito ambicioso: reproduzir um controle equilibrado das tensões musculares recíprocas, obtendo, através da repetição ativa e consciente, um novo código do comportamento postural no sistema nervoso central.

A função estática é a maior responsável pelo controle do comportamento postural de cada pessoa, mas o constante trabalho de treinamento de resistência, diante de uma contínua atividade muscular concêntrica, acaba por condicioná-la. Na realidade, a contração concêntrica provoca uma hipertrofia, um aumento generalizado da densidade dos capilares e uma modificação estrutural das fibras. Aumenta-se, assim, a *stiffness* e reduz-se o número de sarcômeros em massa, associando-se a isso também a manifestação de uma retração do tecido conjuntivo.

Contudo, o que eu mais gostaria de contar aqui diz respeito a uma relação pessoal.

Quando me dedicava à organização dos cursos de formação para inscritos na Associação Italiana de Terapeutas da Reabilitação (AITR), tive a oportunidade de conhecer Philippe melhor e, para além da exuberância e do protagonismo original (típico de personalidades fortes), também pude ver de perto a sua sensibilidade, disponibilidade, generosidade e empatia: qualidades todas de um homem que se esforçava para compreender os problemas de quem quer que fosse.

Na época, tínhamos muitos problemas, mas, com ele, sempre encontrávamos soluções satisfatórias e positivas para todos.

Tínhamos ainda que ficar atentos e lidar com outros "assuntos" de nossos associados, questões que não eram nem um pouco previsíveis.

Recordo-me, ainda, de alguns gestos de atenção que Philippe expressava com seu estilo vívido e sua múltipla linguagem (existirá alguma língua que de fato ele saiba falar corretamente?). Por exemplo, em um congresso no Instituto Ortopédico Rizzoli, de Bolonha, ele quis me parabenizar em segredo por uma pequena coisa que eu havia feito, mencionando nos *slides* de sua palestra os conceitos que eu descrevera em alguns artigos científicos. Provavelmente só eu e ele sabíamos daquele gesto, que eu muito apreciei.

Também me lembro do dia inteiro que passamos juntos em Madri, embora ele ainda estivesse convalescente por causa de um problema de saúde que o atormentou por muito tempo. Por isso quero agradecer a Sonia, sua inestimável companheira de viagem.

Em algum ponto de Buenos Aires, passamos uma noite admirando as evoluções artísticas de bailarinos que se exibiam em um tango argentino de altíssimo nível! Estávamos na companhia de tantos colegas, e me impressionou a desenvoltura de Philippe ao se dirigir indistintamente a todos, tratando cada um como alguém precioso e insubstituível.

O projeto que nos reúne para trabalhar juntos mais uma vez — e garantir, assim, que a intuição de Philippe cresça ainda mais, alcançando o futuro que merece — é também a oportunidade de fazer um balanço que vai além do conhecimento, do estudo, da cultura e da ambição de nós dois. Vai no sentido da amizade!

Creio que toda a comunidade científica e profissional da fisioterapia deva ser grata a esse fisioterapeuta original, lúcido e genial que, com muita energia, conseguiu aprimorar as competências, intuindo a força da nossa disciplina na relação que se instaura com cada pessoa.

Paolo Pillastrini

Evidence-Based...
Logic: 40 anos de RPG

1

Philippe E. Souchard

Em nossa profissão de fisioterapeutas, quando uma novidade revolucionária, original e talvez um pouco iconoclasta aparece, chamando a atenção geral, é comum que de início suscite certo interesse, o qual, porém, é imediatamente acompanhado de um pensamento que oculta dúvidas: "Eis aí outra moda que não vai funcionar!" E, muitas vezes, é isso o que infelizmente acontece.

E mesmo que a descoberta consiga demonstrar sua eficácia no campo, ainda é possível que surja um veredito de condenação à morte: "Não é científica!"

O que fazer? Perturbar os costumes da maioria ou ter razão antes de todos nunca é bom!

Essa crítica nos mostra a existência de uma profunda ignorância no que concerne à evolução da ciência e à própria essência de uma descoberta: sua natureza inesperada.

O empirismo que resulta de uma observação indiscutível, mas inexplicável, não assume por si só o caráter negativo que lhe é atribuído. Isso acontece apenas quando você acha que já alcançou o resultado, negando-se a progredir, ou quando lhe faltam as competências e uma equipe capaz de demonstrar aquilo que, à primeira vista, ainda não era demonstrável.

Trata-se de um percurso árduo, cheio de armadilhas, porque é necessário realizar novos estudos, publicá-los e saber pesquisar aquilo que confirma e aquilo que refuta as hipóteses de referência na literatura científica, atentando para a obsolescência dos dados e sem jamais perder o fio condutor da ideia original.

É também uma prova de modéstia, porque rapidamente fica claro que o que pensamos saber é, na verdade, muito menos do que aquilo que ainda não sabemos.

Um pioneiro inovador, mas megalomaníaco, está condenado de antemão e não vai progredir.

Como se sabe, se não houver uma autocrítica evolutiva, qualquer intuição que inicialmente dá resultados positivos pode, depois, se tornar um obstáculo para a evolução do conhecimento e da prática clínica. E, assim, voltam ao palco velhos conceitos e velhas técnicas, que parecem viver uma nova juventude. É o caso do termo "cadeia muscular", tão em voga atualmente: se teve, por um lado, o inegável mérito de revolucionar uma abordagem fundada em tratamentos analíticos, hoje se tornou inadequado e objeto de disputa entre diversos intérpretes da nossa disciplina... Quem é que não tem a própria opinião sobre isso?

Já em 1950, o pioneiro Herman Kabat enxergava além e falava em facilitação neuromuscular, deixando a nós, seus herdeiros, essa noção fundamental e a tarefa de identificar os objetivos primários e hegemônicos de tais sinergias neuromusculares. Somente essa identificação pode responder às dúvidas.

Para acabar com o impasse, devemos então nos perguntar: "Qual é o objetivo de tudo isso?"

A identificação dos objetivos funcionais e sua hierarquização por grau de importância permitem dar sentido à anatomofisiologia e à fisiopatologia, bem como justificar a lógica de uma reeducação coerente. Sim, a "lógica"...

Para explorar essa trilha espinhosa, aquilo que nos é dado por meio da filogênese e da ontogênese é indispensável para a observação clínica.

O método científico moderno faz referência à *Evidence-Based Practice* (EBP), isto é, à prática baseada em evidências (PBE).

Em 1972, o epidemiólogo escocês Archibald Cochrane foi um de seus precursores, elaborando alguns conceitos no livro *Effectiveness and efficiency: Random reflections on health services* [Eficácia e eficiência: reflexões aleatórias sobre os serviços de saúde].

O termo "medicina baseada em evidências", pautado em provas de eficácia, nasceu em 1992.

É impossível negar a necessidade de verificar cientificamente a validade das técnicas terapêuticas, mas isso requer um diálogo com os conhecimentos mais recentes e com ensaios clínicos randomizados feitos em amostras de casos significativas. Porém, desde o princípio, alguns pesquisadores destacaram que o estudo de população não leva em consideração a natureza individual das manifestações patológicas. Obviamente, essa também é a nossa preocupação, pois bem sabemos que não existem duas lombalgias ou duas escolioses idênticas.

Uma vez que o conceito foi conhecido e aceito universalmente, os estudiosos defenderam desde o início uma redefinição da PBE, acrescendo à tese original princípios de práticas tradicionais e, por fim, o bom senso. As indústrias farmacêuticas não se apegam ao conhecimento ancestral dos indígenas amazônicos para tentar identificar as moléculas ativas de plantas utilizadas há várias gerações?

Embora indispensável, a prática baseada em evidências, ou a medicina baseada em evidências, não é o juiz despótico que alguns querem defender — às vezes com a única intenção de difamar alguns métodos em detrimento de outros. O fato de a medicina baseada em evidências ter elencado e ordenado os instrumentos com os quais as provas são realizadas, criando entre eles uma hierarquia, demonstra a dificuldade de avaliar a pesquisa científica. As metanálises são consideradas o nível mais alto dessa hierarquia, seguidas dos ensaios randomizados controlados e, depois, na base da pirâmide, dos estudos observacionais e relatos de caso.

Nunca foi especificado a partir de quantas publicações ou em qual nível se pode conferir o hipotético e precioso título de "método cientificamente provado", o que, contudo, seria útil para passar segurança e confiança a nossos pacientes e colegas. Assim, a inevitável evolução do conhecimento em cada disciplina nos obriga a ser prudentes sempre.

O veredito "Não é científica!", referido há pouco, não faz sentido quando é dado sem a preocupação de verificar quantitativa e qualitativamente as publicações do método em avaliação.[1]

É possível concluir, então, que a PBE não é o motor principal da inovação, mas continua, apesar de sua relatividade, sendo sua guardiã.

Como muitas vezes acontece, a verdade está em uma encruzilhada e, para tranquilizar até os censores mais críticos, deve-se ser ainda mais exigente: a abordagem de uma novidade terapêutica deve seguir um método "lógico" e, finalmente, ser confiada à validação da PBE.

Não se pode passar do empirismo não estruturado à prova científica sem satisfazer essa etapa necessária.

> É importante fixar um cenário em que os argumentos clínicos e científicos estejam articulados lógica e indiscutivelmente em relações de causa-efeito, a partir da anatomofisiologia e da fisiopatologia, para chegar a princípios de tratamento em que possam coexistir a singularidade da descoberta, os dados científicos atuais, a PBE e a regra da individualidade.

Quaisquer que sejam as especificidades sintomatológicas musculoesqueléticas que variam de uma pessoa para outra, sempre será possível extrair princípios comuns, o que permite a qualquer profissional clínico chegar ao objetivo desejado: o sucesso terapêutico! Este é o mais ambicioso de todos os requisitos: **a metodologia**.

REEDUCAÇÃO POSTURAL GLOBAL (RPG) À PROVA DO ENCADEAMENTO METODOLÓGICO

1º elo — Revalorização da função estática

No ano de 1900, em Paris, foi fundada uma sociedade médica: a Sociedade de Fisioterapia. Seu objetivo era dar uma explicação científica a algumas práticas empíricas de ginástica médica.

Nasceu assim a expressão "ginástica racional" e, com isso, apareceram também as primeiras experiências que se baseavam em uma visão humanista do contexto, segundo a qual "devemos tratar os doentes, não as doenças". Oficialmente, a profissão de cinesioterapeuta (do grego *kinesis* = movimento) apareceu só ao fim da Segunda Guerra Mundial, para reeducar os feridos em conflitos. Nesse mesmo período, nos países anglo-saxônicos, era utilizado cada vez mais frequentemente o termo "fisioterapeuta". Mesmo assim, é importante não esquecer a etimologia da palavra "cinesioterapia", a fim de entender corretamente aquilo que era na origem.

Foi apenas num segundo momento que essa nova profissão passou a se ocupar também da postura do

---

[1] A Reeducação Postural Global (RPG) tem cerca de noventa publicações importantes. Uma dessas — um estudo randomizado que envolveu cem pacientes com cervicalgia — recebeu o prêmio de melhor pesquisa em fisioterapia do ano de 2017, na Itália. P. Pillastrini, F. de Lima e Sá Resende, F. Banchelli et al. *Efficacia della Rieducazione Posturale Globale in pazienti con dolore cronico non specifico al collo: uno studio randomizzato controllato* [Eficácia da reeducação postural global em pacientes com dor cervical inespecífica crônica: um estudo randomizado controlado]. Phys Ther. 2016; 96(9): 1408-16.

corpo e do sistema "estático" que a governa de modo essencialmente automático.

Quando referenciamos essa função, as aspas são necessárias, uma vez que se trata de um controle do equilíbrio que, se estudado, revela sua própria natureza de fisiologia complexa, ao menos tanto quanto o é a cinesiologia (Figura 1.1).

Na verdade, é preciso se opor à ação da gravidade sobre a massa corpórea, que se concentra dentro de uma base de apoio limitada ao perímetro dos dois pés, e levar ainda em conta a atividade autônoma do coração e dos movimentos automáticos ou voluntários do diafragma e da respiração.

No recém-nascido, o gesto precede a "estática". Uma vez fixada de modo estável sobre os membros inferiores, a "estática" torna possível o gesto, que, todavia, necessita de pontos fixos para que possa ser executado.

Assim, as funções de "fixar" e de "mover" são, ambas, fundamentais e complementares, ainda que envolvam diferentes estruturas anatomofisiológicas.

Em essência, a "estática" é fisiologicamente a função de concentração, agrupamento (Figura 1.2).

2º elo — Os meios

A primeira peculiaridade da RPG, método apresentado pela primeira vez em 1981, é a valorização da função de controle do equilíbrio.

Do ponto de vista neurofisiológico e mecânico, opor-se à instabilidade, possível por meio do controle da "estática", implica a participação de numerosos meios necessários ao desempenho dessa função.

Podemos referi-la de modo genérico como *stiffness*, termo largamente presente na literatura científica. A RPG considera essa mesma definição. O termo pode ser traduzido de diversas maneiras: do ponto de vista fisiológico, podemos utilizar as palavras "fixo" e "resistente", ou podemos, ainda, identificá-lo como "rígido", assumindo aqui um significado patológico.

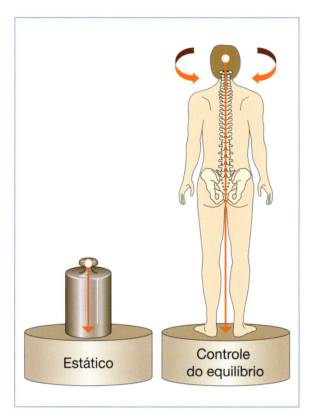

Figura 1.1 A função "estática".

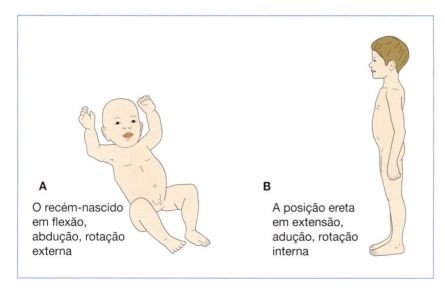

Figura 1.2 Uma primeira observação, embora empírica, orienta a busca dos músculos tônicos para os eretores-adutores-rotadores internos. (A) O recém-nascido em flexão, abdução, rotação externa; (B) a posição ereta em extensão-adução-rotação interna.

Preferimos falar em resistência ao movimento ou à deformação, que é a característica de qualquer corpo elástico, medida em Newton por metro.

$$\mathbf{K} \ (\text{resistência}) = \frac{\mathbf{Força} \ (\text{exercida sobre o corpo elástico})}{\delta \ (\text{deslocamento})}$$

No quadro 1.1 estão resumidos os elementos envolvidos no controle do equilíbrio.

Quadro 1.1 Meios de resistência ao deslocamento

- Superfícies articulares de apoio
- Fibras musculares de tipo I, lentas, vermelhas e com seus motoneurônios a um diâmetro pequeno
- Receptores estáticos e suas fibras sensíveis de tipo II
- Pontes actina-miosina
- Proteínas intrafibras
- Colágeno
- Tecidos fibrilares: endomísio, perimísio, epimísio
- Aponeurose, fáscias
- Cápsulas, ligamentos
- Estruturas musculares específicas (músculos peniformes, semipeniformes)
- Tônus neuromuscular
- Reflexo miotático direto
- Centros de controle automático subcortical
- Córtex

Os músculos da "estática" e os músculos da "dinâmica" podem realizar, ambos, uma função dupla, ainda que de maneira diversa.

Os assim chamados músculos "estáticos" também são capazes de executar um trabalho de contração visando ao movimento, ao passo que os músculos "dinâmicos" podem participar da atividade de "resistência", embora apenas de modo limitado. Essa dupla capacidade essencial, mesmo que variável a depender dos músculos, continua sendo indiscutível. Por exemplo, uma pessoa obesa, em quem o músculo transverso do abdome (dinâmico) está completamente "em inibição", também é capaz de manter sua posição ereta.

A ação neuromuscular tônica, com todos os seus componentes e a resistência fibroelástica das miofibrilas, das mais finas às mais resistentes, é essencial para a manutenção da postura e ainda nos permite realizá-la com significativa economia energética.

Outros meios importantes e complementares que asseguram a postura são os receptores proprioceptivos, sobretudo os fusos neuromusculares e os órgãos tendinosos de Golgi.

3º elo — A tripla função de controle da "estática"

A "estática" é uma função complexa, a qual podemos sintetizar nestes três elementos:
- oposição à ação da gravidade;
- suspensão, em particular da cintura escapular e do tórax;
- tensões recíprocas, permitindo manter o eixo correto dos segmentos nos diversos planos do espaço.

A natureza múltipla dessas peculiaridades demonstra que os músculos constituídos majoritariamente por fibras lentas de tipo I, com vocação "estática", são infinitamente mais numerosos do que os músculos constituídos sobretudo por fibras IIb, essencialmente dinâmicas.

4º elo — As hegemonias

Existe uma correlação entre as funções musculoesqueléticas essenciais e os sistemas musculares tônicos.

A filogênese descreve as mudanças fundamentais da estrutura musculoesquelética que permitiram a passagem do hominídeo ao *Homo erectus*, para finalmente chegar ao *Homo sapiens*.

A ontogênese, por sua vez, identifica três requisitos que, fundamentalmente, definem as características atuais da raça humana:
- o bipedismo;
- o movimento de pinça manual;
- a fala.

Dessas três características, as duas primeiras têm relação direta com a fisioterapia e devem ser associadas às chamadas "funções hegemônicas", que se desenvolvem depois do nascimento e condicionam a sobrevivência em condições ambientais naturais.

Se excluirmos as funções reguladas pelo sistema neurovegetativo que não pertencem diretamente ao campo da fisioterapia, pode-se identificar, em ordem de importância e de tempo em que se manifestam:
- a respiração e, principalmente, a inspiração;
- a função de pegar e levar até si, que possibilita a independência alimentar e resulta na já referida pinça manual;
- o bipedismo, condição preliminar para os deslocamentos do corpo, permitindo a busca por alimento.

Já que não há nada inútil na nossa fisiologia, é óbvio que as funções hegemônicas, enquanto tais, demandam o uso dos músculos mais numerosos e com características tônicas.

O conhecimento anatômico básico nos mostra uma maior presença de músculos inspiratórios em relação a músculos expiratórios (os primeiros, além disso, são suspensores do tórax). Depois, a observação e os testes funcionais confirmam a rigidez inspiratória do tórax. Importa acrescentar, finalmente, que a maior parte dos músculos permite a suspensão e a preensão dos membros superiores, enquanto um número maior de músculos extensores se localiza nos membros inferiores e possui, obviamente, uma natureza voltada sobretudo à "estática".

> Aquilo que você mais precisa tem a prioridade.

Uma simples observação clínica de sujeitos que praticam atividades de *bodybuilding* em contração concêntrica ou mesmo com hipertonia nos permite apontar que as retrações influenciam particularmente os músculos tônicos de caráter hegemônico (Figuras 1.3, 1.4 e 1.5).

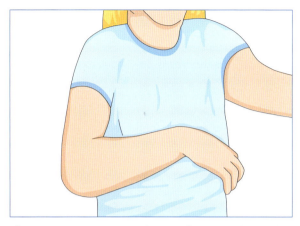

Figura 1.4 Grupos musculares preferenciais do membro superior em caso de espasticidade.

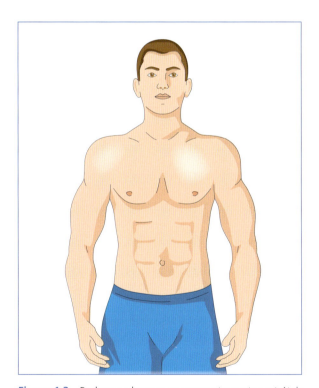

Figura 1.3 Podemos observar os comportamentos retráteis dos grupos musculares hegemônicos em caso de fortalecimento muscular (*bodybuilding* concêntrico). Elevação inspiratória do tórax, elevação da cintura escapular, leve abdução e antepulsão dos braços, rotação interna dos braços (preparação da circundução). Flexão-pronação do cotovelo. Flexão do punho e dos dedos. Flexão e oposição dos polegares.

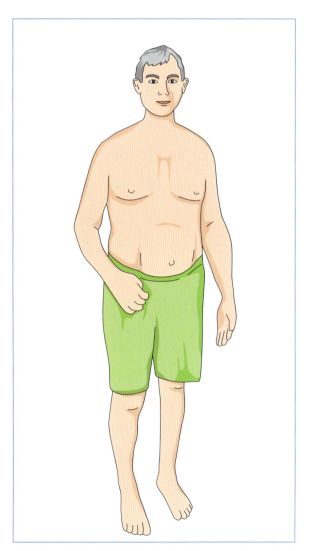

Figura 1.5 Espasticidade hegemônica de extensão dos membros inferiores, supinação e equinismo do pé.

5º elo — Evoluções patológicas

Naturalmente, os conceitos expostos nos levam a avaliar também as inevitáveis desvantagens que a atividade muscular pode gerar.

Nenhum sistema escapa ao envelhecimento e ao desgaste: o aparato musculoesquelético não é uma exceção. Incapazes de se regenerar infinitamente, pouco a pouco os tecidos morrem, mesmo na ausência de qualquer tipo de patologia. As agressões aceleram a evolução das patologias e podem provocar um processo degenerativo programado. Para além desse destino biológico implacável, existe ainda uma série de fatores patogênicos inerentes à atividade muscular, os quais contribuem para a alteração precoce das funções. Identificá-los com precisão nos permite deduzir suas consequências. Mas, independentemente de quando, sua ação será inevitável.

As afirmações a seguir foram extraídas da literatura científica:

- No corpo, encontramos a elastina em todos os tecidos sujeitos a contínuas mudanças de tensão. É particularmente preciosa nas artérias e na cútis. Como sugere o nome, essa cadeia polipeptídica recupera espontaneamente sua forma espiralada assim que a tensão é liberada. Secretada sobretudo durante a fase de crescimento, sua síntese se interrompe por volta da puberdade. Com a idade, é substituída pelo colágeno, que, por sua vez, é inextensível.
- Justamente por ser inextensível, o espessamento do colágeno é maior nos músculos de fibras lentas.
- As fibras musculares lentas sempre são recrutadas antes das rápidas, independentemente de sua fisiologia (Lei de Henneman, *size principle*).
- Com a idade, as fibras rápidas diminuem em comparação às lentas.
- As atividades estáticas constantes provocam a hipertrofia das fibras lentas e a regressão das fibras rápidas.
- A elasticidade do tecido conjuntivo diminui com a imobilidade.
- Os músculos adaptam seu comprimento às atividades em que são mais solicitados. O sedentarismo, as atividades profissionais repetitivas, a posição sentada etc. podem determinar seu encurtamento.
- Os músculos, quando têm seu comprimento diminuído, perdem sarcômeros em série.
- O envelhecimento da cartilagem provoca rigidez articular.

A perda de elasticidade causa:
- uma redução da harmonização no alongamento;
- uma diminuição do retorno da força elástica passiva no encurtamento;

- um gasto energético ulterior na contração isotônica, concêntrica ou excêntrica.

A retração muscular leva à:
- limitação das amplitudes articulares;
- diminuição da distância de deslocamento de cargas;
- diminuição da velocidade angular diante da limitação da amplitude e do aumento da resistência ao deslocamento;
- retração das fibrilas conectivas e de todos os tecidos fibrilares.

É da síntese desses elementos que deriva um dos princípios fundamentais do método:

> Um músculo rígido é um músculo fraco.

Os músculos tônicos com funções estáticas hegemônicas particularmente relevantes garantem, por meio de sua atividade básica, o controle da estabilidade: oposição à ação da gravidade, suspensão, tensões recíprocas. Porém, por meio de sua contração, também participam dos movimentos.

A constância de sua atividade os condena às desvantagens citadas há pouco, que se traduzem em rigidez e encurtamento.

Uma vez iniciado, o processo musculofibroso de concentração (agrupamento), ilustrado na Figura 1.2, é irreversível (Figura 1.6).

> É possível, assim, estabelecer uma síntese dos comportamentos patológicos em retração mais frequentes, em que podem ser incluídas todas as variações individuais de tais patologias.

6º elo — Os efeitos das retrações na postura

Graças à sua constante atividade em baixa intensidade e à resistência fibroelástica do sistema conjuntivo fibrilar, os músculos da estática são responsáveis pela postura do corpo e, em caso de retração, por suas alterações.

> Com exceção das patologias flácidas, que são de origem neurológica, em posição ereta e na ausência de contração dinâmica, podemos observar apenas o estado de tensão dos músculos responsáveis pelo controle da estática.

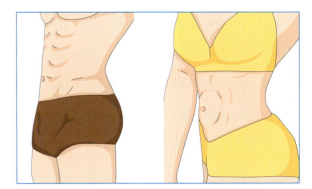

Figura 1.7 Hiperlordose lombar na presença de abdominais excelentes.

7º elo — A componente de achatamento. As disfunções articulares

É ilusório pensar que as alterações posturais crônicas não geram dor musculoesquelética. A esmagadora maioria das lesões articulares apresentadas por nossos pacientes provêm exatamente de deformações posturais. Isso não significa, porém, que qualquer pessoa que tenha sua morfologia alterada esteja condenada a sofrer. Nem sempre o pior acontece.

Os dismorfismos dolorosos de origem mecânica ligam-se, por um lado, à obliquidade direcional dos músculos retraídos, que criam torções articulares, e, por outro, à compressão que tais músculos causam nessas mesmas articulações. A componente de achatamento é inevitável se os músculos tônicos estão encurtados (Figura 1.8).

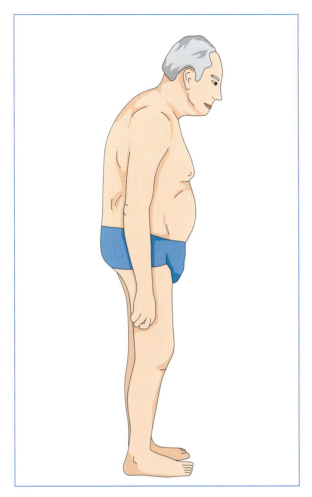

Figura 1.6 A rigidez progressiva.

Uma vez que a retração tem o efeito de uma contração permanente, os desvios ocorrem em direção aos músculos mais encurtados.

Tais músculos são, assim, identificáveis de modo direto: a antepulsão da cabeça é o resultado de uma retração dos músculos tônicos cervicais anteriores; a retificação da cifose dorsal deriva do encurtamento dos músculos espinhais dorsais; a acentuação dessa cifose advém de um déficit de comprimento no sistema musculofibroso anterior, dos suspensores do tórax e das vísceras etc.

Os músculos da "dinâmica", que têm um tônus menor e cuja contração não é fisiológica na estática, não são capazes de se opor a esses desvios.

Fica claro, desse modo, por que um paciente pode apresentar uma hiperlordose lombar por causa da retração local dos músculos espinhais mesmo quando os músculos abdominais estão excelentes (Figura 1.7).

> Em um sistema estável, a pressão no ponto de aplicação se intensifica com o aumento da massa, sua distância do ponto de apoio e a tensão ou retração muscular.

> Em situações de movimento ou resistência, o corpo não reage apenas de acordo com três planos do espaço: sagital, frontal e horizontal.

> Deve suportar ainda a força vertical da gravidade.

A componente de achatamento não é uma condição só dos músculos e das articulações com evidente vocação antigravidade, como na Figura 1.8. Na verdade, aplica-se a todas as articulações que incluem músculos tônicos com a faculdade de se retrair (Figura 1.9).

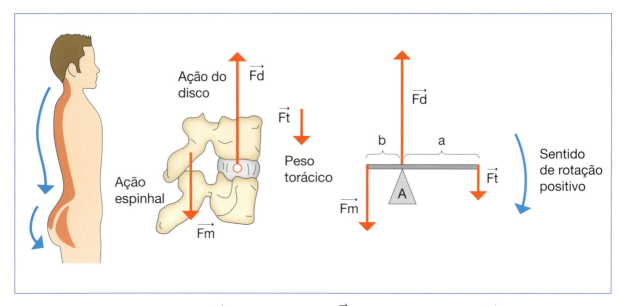

Figura 1.8 O osso (ou alavanca) suporta: $\vec{Ft}$ Ação do peso do tórax; $\vec{Fd}$ Ação do disco sobre o osso; $\vec{Fm}$ Ação do músculo Em equilíbrio, temos: $\vec{Ft} + \vec{Fd} + \vec{Fm} = 0$. Em valor absoluto: $\vec{Fd} = \vec{Ft} + \vec{Fm}$. A ação sobre o disco é: $\vec{Fd} = \dfrac{a+b}{b} \cdot \vec{Ft}$ (componente de achatamento).

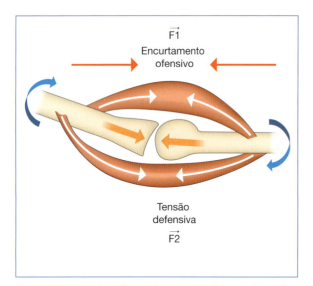

Figura 1.9 Tensão "ofensiva" v. tensão "defensiva", estabelecidas em um contexto "estático". Aumento geral da tensão. Desvio dos segmentos — torção — componente de achatamento articular $\vec{F1} = \vec{F2}$.

> Na estática não há desequilíbrio de tensão.

> As deformações morfológicas macroscópicas estão a um passo das microlesões articulares.

8º elo — A gestão das funções cinestésicas e de controle do equilíbrio

AS INFORMAÇÕES

Todas as informações exteroceptivas, proprioceptivas e interoceptivas devem estar em perfeita harmonia. Sua correta interpretação pelos centros nervosos de integração depende disso e, em consequência, disso depende também a resposta resultante.

O controle do equilíbrio depende dos sistemas vestibular, visual e somatossensorial, e o dano causado por uma desorganização cérvico-motora-ocular pode alterá-lo. Mas ele depende em particular da propriocepção (Simoneau et al., 1995), termo proposto por Sherrington em 1900 e 1906 e que se refere à percepção, consciente ou não, da posição das diversas partes do corpo no espaço. As informações sensoriais do processo de busca do equilíbrio e das atividades cinestésicas provêm:

- dos fusos neuromusculares, particularmente sensíveis à posição longitudinal dos segmentos e à velocidade de deslocamento;
- dos órgãos tendinosos de Golgi, que transmitem informações sobre a tensão muscular;
- dos receptores articulares, situados na cápsula articular, que fornecem informações sobre a posição e a velocidade dos movimentos.

O controle da "estática" utiliza especialmente os fusos neuromusculares e os órgãos tendinosos de Golgi. A cinestesia é mais sensível aos receptores articulares. A estes, é necessário acrescentar os receptores do tecido conjuntivo e da cútis.

A planta do pé é completamente recoberta por mecanorreceptores da sensibilidade cutânea, que transmitem informações tanto exteroceptivas quanto proprioceptivas.

Todas as células do nosso corpo podem identificar diversos tipos de estímulos mecânicos externos. Cada um desses aspectos foi amplamente tratado em um dos dois capítulos de Rubén Fernández Martínez no livro *Deformações morfológicas da coluna vertebral*, de Philippe E. Souchard (Elsevier, 2016).

OS DISTÚRBIOS DA INFORMAÇÃO PROPRIOCEPTIVA

Quando falamos em propriocepção, devemos ter em mente que os mecanorreceptores são parte integrante do tecido musculofibroso e que, desse modo, são capazes de se adaptar às deformações musculoesqueléticas.

Não existe esquema morfológico perfeito (mesmo que alguns tenham uma estrutura melhor do que outros), o que faz com que os centros subcorticais e o córtex cerebral sejam sempre informados sobre as posições e os movimentos das diversas partes do corpo, independentemente dos dismorfismos posturais ou da imprecisão dos movimentos. É assim que as fibras dos fusos neuromusculares acompanham as contrações das fibras musculares. Estas estão em constante atividade graças ao circuito gama, em que os motoneurônios dependem dos centros superiores e, em particular, da formação reticular. Isso permite que os fusos se ajustem ao comprimento do músculo e que continuem a transmitir, em estado de contração, e, naturalmente, em caso de retração.

Em caso de desvio articular, o órgão tendinoso de Golgi e os mecanorreceptores das cápsulas articulares ajustam, em repouso, a própria tensão ao novo ângulo articular (ver Figura 1.9).

> A primeira integração dos dismorfismos deriva da adaptabilidade proprioceptiva.

Isso explica por que uma escoliose indolor, juvenil ou do adolescente, é geralmente identificada por uma terceira pessoa. O jovem com escoliose se sente reto, pois é capaz de manter o próprio equilíbrio sem desconforto ou dor. Este exemplo introduz o assunto que será tratado no 9º elo: "Os mecanismos de adaptação e defesa".

> Depois de recordar a natureza individual das patologias e, então, a necessidade de um tratamento personalizado, podemos agora afirmar que, para modificar as informações erradas de entrada, toda terapia deve ser causal.

O TRATAMENTO SUBCORTICAL DAS INFORMAÇÕES

No que se refere ao controle da postura e da motricidade, as informações vindas:

- da vista/do sistema oculomotor;
- da propriocepção;
- do labirinto.

revelam que aquelas procedentes da propriocepção têm particular importância.

As informações provenientes dos mecanorreceptores são transmitidas, tais e quais, aos centros automáticos subcorticais, os quais têm relativa autonomia, mas também são sujeitos ao controle do córtex cerebral (Figura 1.10).

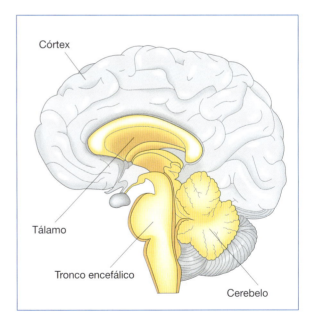

Figura 1.10 Estruturas subcorticais e córtex.

Os centros subcorticais desempenham o papel de seleção das informações — função atribuída, em especial, ao tálamo — e não só são perfeitamente complementares como também podem agir juntos, em ações funcionais específicas. Sua função nos mecanismos de adaptação e defesa é fundamental.

Podem ser identificados[2]:
- tálamo;
- núcleos cinzentos centrais ou núcleos da base;
- tronco encefálico.

A esses acima associamos:
- formação reticular;
- núcleos vestibulares;
- sistema límbico, que faz parte tanto do sistema cortical quanto do subcortical. É fundamental para o mecanismo de aprendizagem e para a memória.
- cerebelo, que também tem a função de memorizar. Intervém no tônus, no equilíbrio postural e na aprendizagem.

---

[2] É possível encontrar todos esses elementos na Literatura, e as particularidades de suas funções foram expostas no livro de Philippe E. Souchard, *Os tratamentos neurológicos em Reeducação Postural Global,* Instituto Philippe Souchard, 2019.

> Todas essas estruturas são responsáveis, cada qual com sua parte, pelo nosso controle do equilíbrio e pela nossa motricidade gestual. Os circuitos subcorticais pertencem ao sistema de memória descrito como "implícito", isto é, da motricidade do *know-how*.

> A reativação desse sistema faz parte do processo de reaprendizagem.

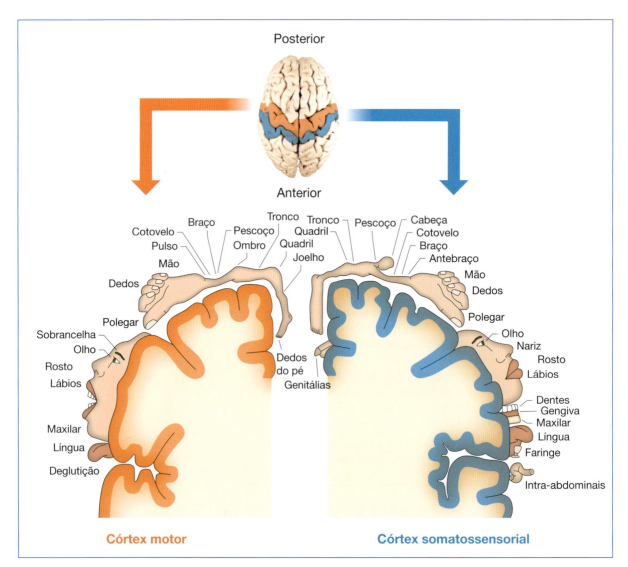

Figura 1.11 O homúnculo segundo Penfield.

ATIVIDADE CORTICAL

- Córtex motor primário. Sua localização foi confirmada pelo dr. Wilder Penfield por meio da identificação de uma área pré-motora que integra informações sensoriais.
- O homúnculo motor de Penfield (modificado em particular por Hyder Gunnah), que, assim como o homúnculo sensorial, mostra uma correspondência diferente nas representações corticais em relação às dimensões efetivas do corpo humano (Figura 1.11).

Naturalmente, tais diferenças estão ligadas à complexidade das tarefas a serem desempenhadas e às habilidades mais específicas do *Homo sapiens*:
- bipedismo
  - importância do apoio dos pés e das informações plantares
  - importância da função visual na posição ereta (olhar horizontal e estável, visão clara e única);
- agilidade manual;
- linguagem.

> O mesmo vale para as dificuldades encontradas para reaprender essas funções em caso de comprometimento. São, desse modo, proporcionais à sua complexidade.

A CRONOLOGIA DE ATIVAÇÃO DAS ÁREAS MOTORAS

1. Informação. A exatidão e o tratamento das informações são indispensáveis.
2. Planejamento. Trata-se da fase em que as sequências de coordenação neuromuscular, necessárias para que se alcance o objetivo escolhido, são selecionadas.
3. Ação/execução. Ativação de estruturas neurológicas inferiores, responsáveis pela realização dos movimentos ou pelo controle da postura (Figura 1.12). Podemos identificar essas características, necessárias ao funcionamento da matéria viva, em todos os níveis evolutivos.

> Informação → Tratamento da informação
> ↓
> Ação ← Planejamento

PLASTICIDADE CEREBRAL

O cérebro é um sistema dinâmico, em constante evolução. Pode ser descrito como "plástico" ou, ainda, "maleável". Na neurogênese, a plasticidade cerebral

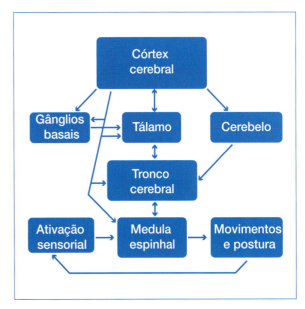

Figura 1.12 A cronologia de ativação das áreas motoras.

se manifesta desde o período embrionário, através do desenvolvimento das capacidades de aprendizagem e memorização. Essas habilidades se ligam ao patrimônio genético e dependem das atividades cerebrais ("o cérebro é como um músculo..."). Diminuem na idade adulta e podem ser alteradas devido a eventos patológicos.

Estudos sobre a RPG e com o uso de estimulação magnética transcraniana revelaram mudanças nas áreas corticais neuromotoras — considerando o antes e o depois das sessões —, o que decorre das correções nas tensões músculo-articulares e estruturais obtidas mesmo em ausência de dor.

PLASTICIDADE NEURAL

O conceito de plasticidade cerebral pode ser estendido a toda a estrutura neural. Todos os níveis do sistema sensório-motor participam, de várias formas, da seleção e da análise dos estímulos recebidos pelos mecanorreceptores, respondendo-lhes com a ação cinesiológica ou postural mais adequada possível.

> Quando as mensagens desses mecanorreceptores não estão corretas, elas são mal interpretadas, integradas e transmitidas pelos dendritos e pelas sinapses às estruturas subcorticais e ao córtex cerebral. Nesses casos, as respostas também são necessariamente erradas ou, até mesmo, ausentes.

As patologias dolorosas crônicas provocam as alterações mais significativas na representação cortical.

9º elo — Mecanismos de adaptação e defesa. Necessidade, organização e limites

NECESSIDADE

A importância dos mecanismos de adaptação e defesa, essenciais para uma vida fisiologicamente viável, só apareceu na segunda década depois da apresentação do método e, mais uma vez, foi a clínica que orientou o estudo. Durante um tratamento de fisioterapia personalizada e causal, o sistema musculoesquelético resiste à correção de suas deformidades morfológicas e tende a "fugir", em particular, da dor. Foi na referida época que consideramos lógico atribuir a responsabilidade por esse fenômeno ao sistema nervoso automático, cuja competência se aplica ao controle do tônus e do equilíbrio na função "estática". Além disso, observamos também uma responsabilidade por parte das informações incorretas provenientes do sistema proprioceptivo.

Os progressos da neurociência, que foram breve e apenas parcialmente expostos no tópico anterior (dor, somatório de todas as informações disponíveis, neuromatriz), não colocaram em discussão as regras fundamentais que governam de modo hierárquico os mecanismos de adaptação e defesa. Todavia, hoje sabemos que o sistema nervoso inteiro, graças à plasticidade neuronal, pode ser capaz de ocultar autonomamente essas mensagens, sobretudo quando elas são nociceptivas dolorosas.

ORGANIZAÇÃO

> **Primeira regra**
> Preservar as funções essenciais.

> **Segunda regra**
> Esconder a dor e o desconforto,
> se não houver contraste em relação à primeira regra.

> **Terceira regra**
> Autoproteger-se e respeitar a lei do mínimo esforço,
> se não houver contraste em relação à primeira e à segunda regras.

Os mecanismos de adaptação e de defesa respondem ao que podemos definir como "estratégia da terra arrasada" — expressão frequentemente utilizada em guerras por exércitos em retirada diante do inimigo. Eles demonstram uma notável capacidade de dosar a resposta de acordo com a patologia, respeitando três regras hierárquicas.

- **Primeira regra:** vimos que, no que se refere à nossa profissão, o objetivo fundamental é garantir a capacidade da pessoa de ser bípede e controlar o equilíbrio, visando à horizontalidade e à estabilização do olhar. Em termos de função "dinâmica", os gestos devem ser executados de modo coordenado, em coerência com os objetivos estabelecidos e em sua dimensão fisiológica normal.
- **Segunda regra:** as funções de controle do equilíbrio e as funções cinestésicas devem ser garantidas sem que haja dor e desconforto.
- **Terceira regra:** as compensações não devem ser autogeradoras de dor e devem respeitar a lei do mínimo esforço.

LIMITES

Por mais essenciais que sejam, os mecanismos de adaptação e de defesa podem encontrar dificuldades de interpretação, limitações e até mesmo desvantagens, acentuando as deteriorações que deveriam compensar.

- *Agressões subliminares.* Graças às estruturas nervosas mais distais e, em particular, às células inibitórias, os mecanismos de defesa podem impedir que as mensagens nociceptivas alcancem a consciência (antecipação reflexa por modificação postural ou limitação gestual). Essa capacidade pode ser descrita tanto como "adaptação ideal" quanto como "crime perfeito", já que se a causa não for individualizada não poderá ser tratada. Sua origem provém dos gestos ou das posições repetitivas (principalmente profissionais), mesmo que sejam de caráter qualitativo.
- *Agressões que atingem os limiares subliminares.* São fortes o bastante para alcançar o córtex, mas, afinando-se, os mecanismos de defesa podem escondê-las, embora não evitem que elas se agravem no esquema corporal e na memória implícita. Cientistas especulam que a dor no membro fantasma de amputados tenha implicações relativas a uma "memória proprioceptiva".
- *Agressões maciças e agudas.* Independentemente de sua eficácia, os mecanismos de defesa e adaptação não conseguem mais mascarar a patologia. A consciência dos sintomas é constantemente estimulada (hiperalgesia) e faz-se necessário o aconse-

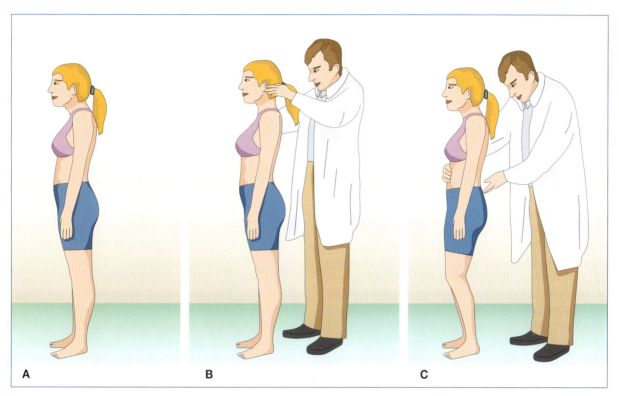

Figura 1.13 (A) Antepulsão da cabeça com hipercifose dorsal; (B) a correção da cabeça e do pescoço gera uma elevação do tórax e uma hiperlordose lombar; (C) a correção lombar reconduz a cabeça à sua posição original, além de flexionar a articulação coxofemoral.

lhamento médico. A segunda e, para os casos mais graves, mesmo a primeira regra não são mais respeitadas. No plano musculoesquelético, a posição em pé geralmente fica comprometida e os movimentos não podem mais ser efetuados senão de modo patológico.

OS MEIOS E SUAS DESVANTAGENS

- *A busca da sinergia.* No plano local, as disfunções articulares podem não provocar dor, pois as retrações musculares que gerariam o desconforto lhes são complementares e antagonistas. As tensões que decorrem dos conflitos provocam uma compensação no sentido de uma função sinérgica (ver a fuga em torção na Figura 1.9).
- *As compensações à distância.* Em caso de patologia, as atividades cinesiológicas ou de controle do equilíbrio, utilizando sistemas de coordenação neuromuscular, provocam uma compensação à distância (Figura 1.13).

As retrações, mesmo as locais que produzem dor ou incômodo, levam a comportamentos de fuga que provocam compensações à distância.

A fim de avançar das consequências para a causa de um problema cuja importância já frisamos, é preciso apontar o terceiro princípio-chave do método: a "globalidade". Trata-se, nesse caso, da globalidade dos alongamentos que, naturalmente, remetem somente ao aparato neuromusculoesquelético (Figura 1.14).

Individualidade ⟶ Causalidade ⟶ Globalidade

Figura 1.14 Esses são os três princípios fundamentais do método.

AUMENTO GERAL OU ESPECÍFICO DO TÔNUS NEUROMUSCULAR

A ativação dos mecanismos de defesa provoca o aumento do tônus de origem reflexa. A alteração de excitabilidade neuronal pode ser limitada no plano local ou influenciar uma ou mais cadeias de coordenação neuromuscular. Como a atividade tônica está sob o controle dos centros nervosos superiores, existe ainda outra diferenciação, ligada às condições ambientais, que vai além da biomecânica.

Na verdade, a partir do diafragma, os músculos da parte superior do corpo são particularmente sensíveis aos eventos que envolvem a esfera emocional. É o caso, por exemplo, da tensão dos trapézios superiores em pessoas estressadas.

O USO DA FACILIDADE DE COMPENSAÇÃO

O uso repetitivo de compensações neuromusculares leva ao encurtamento dos músculos em questão e à diminuição das amplitudes articulares, já que ambos, músculos e articulações, não podem mais agir no âmbito das próprias amplitudes fisiológicas.

A regra da economia energética (que anteriormente apontamos como terceira regra) exige que se utilize a disponibilidade fisiológica da melhor maneira. No plano dorsal, por exemplo, a flexão anterior é facilitada, enquanto coisa semelhante não acontece na extensão. O mesmo vale para a projeção anterior da cabeça.

Assim, os problemas assumem em geral uma forma previsível, que é levada em máxima consideração na classificação dos dismorfismos em RPG.

O PRINCÍPIO DE PRECAUÇÃO. O EXCESSO DE COMPENSAÇÕES

A proteção contra o aparecimento da dor, independentemente de sua localização, deve respeitar uma determinada margem para poder atuar plenamente. As deformações morfológicas são maiores do que deveriam ser e os gestos têm sua velocidade reduzida automaticamente, antes de correrem o risco de atravessar a fronteira da dor.

Além disso, as lesões corticais podem causar, nos casos mais graves, uma cinesiofobia.

> Os mecanismos de adaptação e de defesa são fatores intrinsecamente agravantes.

Numerosas patologias podem ser evolutivas, sobretudo quando a mensagem nociceptiva original não aumenta.

Contudo, na reabilitação, tal fenômeno pode trazer uma vantagem: a de poder agir sobre as consequências excessivas de uma patologia musculoesquelética, embora ela devesse ser irreversível.

Antes de cada tratamento personalizado, devemos realizar um teste de correção, reunindo as informações úteis para pôr em evidência tais margens em excesso.

A Figura 1.15 mostra um perfeito exemplo de retração muscular, em adição aos efeitos da espasticidade.

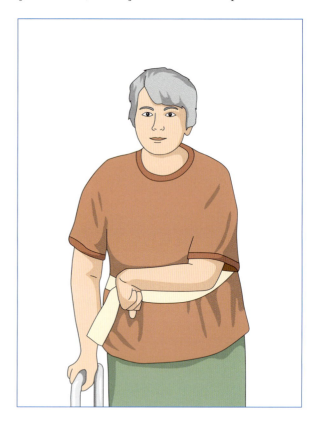

Figura 1.15 Rigidez muscular adicional.

O PARADOXO DOS EFEITOS PERMANENTES E DAS CAUSAS RESOLVIDAS

Outro aspecto particularmente importante consiste no fato de que, às vezes, a causa do problema pode desaparecer, enquanto seus efeitos, decorrentes das compensações que se fixaram com o tempo, se tornam permanentes (Figura 1.16).

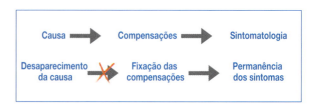

Figura 1.16 O paradoxo dos efeitos permanentes e das causas desaparecidas.

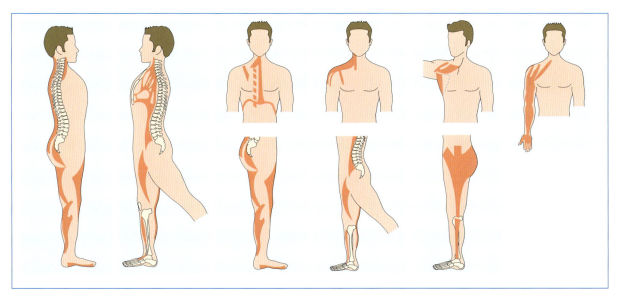

Figura 1.17 Essas imagens esquemáticas aparecem simplificadas nos livros que tratam da Reeducação Postural Global (RPG).

CONCLUSÃO

Embora não haja dúvidas quanto à capacidade do organismo de realizar determinado processo de autocura, é necessário, na maioria das vezes, acompanhá-lo com um tratamento apropriado.

> Se aceitamos a ideia de que as compensações estabelecidas podem estar na origem de um quadro clínico secundário, que nada tem que ver com a causa primária, não podemos percorrer senão o percurso inverso com o paciente. Assim, devemos partir da correção da sintomatologia ("aqui e agora") e acompanhar a sequência das retrações musculares, buscando a abolição das compensações e de sua condição fixa e chegando, por fim, ao mecanismo causal. Estes primeiros pontos demonstram que a expressão simplista da "cadeia muscular" está obsoleta. Deve-se falar, na verdade, em sistemas integrados de coordenação neuromuscular, cujos objetivos são governados por regras hierárquicas de coerência que encontramos em todos os níveis.

> Esse conceito abre um horizonte infinito a todos os futuros pesquisadores e revisores. Seus primeiros desenvolvimentos poderão ser verificados nos próximos capítulos.

10º elo — O sistema integrado de coordenação neuromuscular atualizado, a serviço das funções hegemônicas (Figura 1.17)

TRATAMENTO

11º elo — O efeito somatório

Quando uma patologia se manifesta por meio de retração e rigidez, criando deformações morfológicas e favorecendo a imobilidade em detrimento do movimento — assim como ocorre na alteração dos sistemas

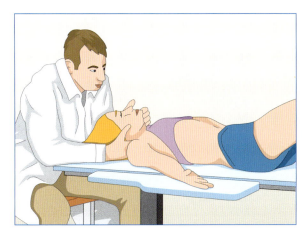

Figura 1.18 A tração em decoaptação articular e destorção de uma lesão cervical.

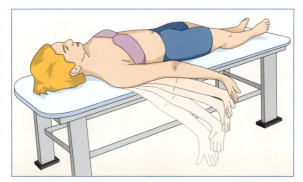

Figura 1.19 A progressão da adução dos membros superiores, em abertura de ângulo coxofemoral.

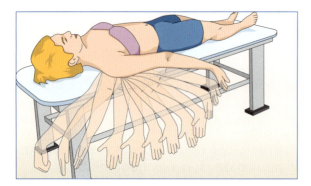

Figura 1.20 A progressão da abdução dos membros superiores, em abertura de ângulo coxofemoral.

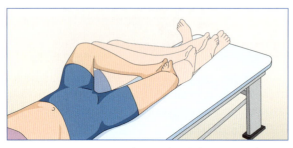

Figura 1.21 A progressão dos membros inferiores, em abertura de ângulo coxofemoral, com os braços fechados. Primeira fase.

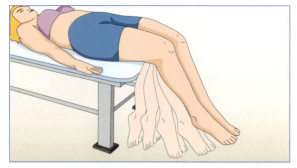

Figura 1.22 A progressão dos membros inferiores, em abertura de ângulo coxofemoral, com os joelhos flexionados e braços fechados. Segunda fase.

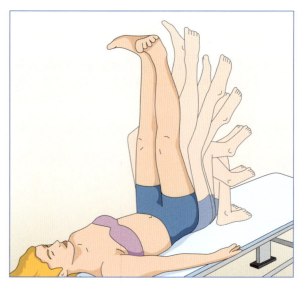

Figura 1.23 A progressão dos membros inferiores, em fechamento de ângulo coxofemoral, com os braços fechados.

integrados de coordenação neuromuscular —, é necessário realizar um tratamento adequado, com o objetivo de combater melhor cada componente dessa patologia.

É preciso considerar o efeito somatório das ações terapêuticas.

> Não existe outra solução. Apenas uma terapia complexa pode responder à complexidade das patologias.

> O efeito somatório:

> - Fatores que agem juntos e criam um efeito maior do que a soma dos efeitos individuais se agissem de modo independente.

> - Ou, ainda, criam um efeito que nenhum deles poderia criar agindo sozinho.

> - Para simplificar ao máximo, podemos dizer que, nesse caso, 1+1 = 3.

Esse efeito talvez seja ainda mais conhecido quando se trata da soma de problemas de natureza diversa: é o assim chamado "efeito coquetel".

Estresse + poluição + fumo ou álcool em excesso + má alimentação ou sedentarismo = patologia.

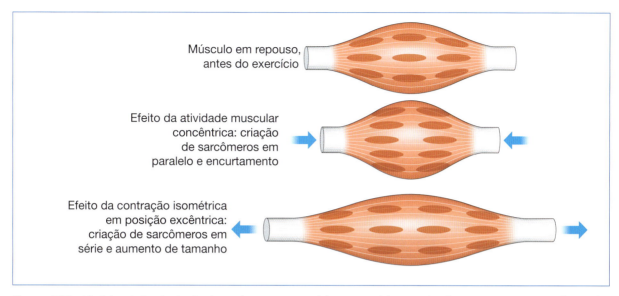

Figura 1.24 Modelo relativo à criação de sarcômeros em paralelo ou em série, no músculo em repouso, antes e depois dos exercícios (o tamanho dos sarcômeros não muda).

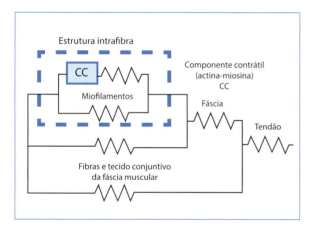

Figura 1.25 Coerência da organização miofascial segundo Huijing (1994).

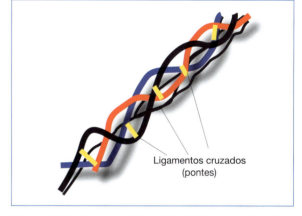

Figura 1.26 As três cadeias polipeptídicas de aminoácidos que compõem o colágeno.

12º elo — Primeira ação: a tração manual

Pratica-se gradualmente, em descompressão articular, além do limite da rigidez produzida pela patologia, com uma destorção articular manual corretiva das deformações morfológicas e das lesões articulares (Figura 1.18).

13º elo — Segunda ação: a globalização progressiva

As compensações sucessivas às correções são gradualmente eliminadas, na sequência de sua individuação

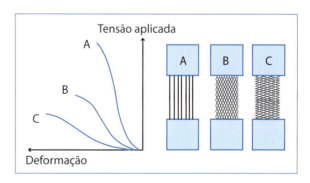

Figura 1.27 Resistência ao estiramento do tecido conjuntivo segundo Viidik e Vuust (1980). (A) A disposição unidirecional axial das fibras aumenta a resistência; (B) e (C) as estruturas tridimensionais têm um efeito de mola relativo à sua orientação.

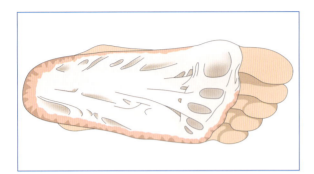

Figura 1.28 Aponeurose ou fáscia plantar segundo Platzer.

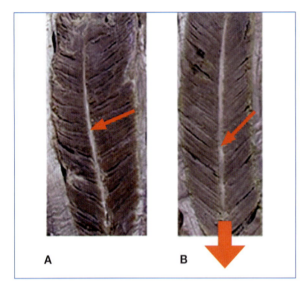

Figura 1.29 (**A**) Músculo em repouso; (**B**) músculo em tração.

dentro das cadeias de coordenação neuromuscular hegemônicas antes identificadas. Eis alguns exemplos de "posturas de tratamento" utilizadas em RPG (Figuras 1.19, 1.20, 1.21, 1.22 e 1.23).

Cada obstáculo à evolução — dor, bloqueio articular, rigidez muscular, qualquer compensação — requer uma correção manual por parte do fisioterapeuta RPGista[3].

14º elo — Terceira ação: a criação de sarcômeros em série

O tamanho dos sarcômeros não é modificável. Quando um músculo aumenta de volume (aumento da *cross*

---
[3] Philippe E. Souchard, *Reeducação Postural Global – O método*, GEN Guanabara Koogan, 2012.

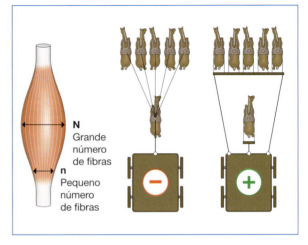

Figura 1.30 O modelo da carroça permite avaliar a importância do tecido fibroso disposto em paralelo na transmissão da força muscular.

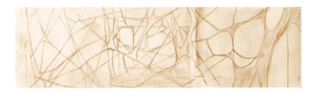

Figura 1.31 Modelo conectivo das fibras reconstruído pelo dr. Guimberteau e baseado em diversos desenhos e projeções.

section area) em virtude de exercícios de fortalecimento muscular em contração isotônica concêntrica contrarresistência, ocorre paralelamente o aumento do número de seus sarcômeros.

Quando o músculo se alonga para além do limite da rigidez contrarresistência, ele aumenta o próprio comprimento, graças à criação de sarcômeros em série (Figura 1.24).

15º elo — Quarta ação: o tratamento fascial

Depois do que foi indicado no modelo de Hill, sucessivamente enriquecido por Huijing (1994, Figura 1.25), a importância do tecido conjuntivo cresceu constantemente aos olhos daqueles que interpretam a nossa profissão.

Composto por colágeno, encontramos seus 25 tipos divididos em seis grupos, os quais vão do mais macio ao mais resistente (Figura 1.26). É a disposição das fibras conectivas que determina sua resistência ao alongamento, sendo fato conhecido que os tendões estão entre as estruturas menos elásticas (Figura 1.27).

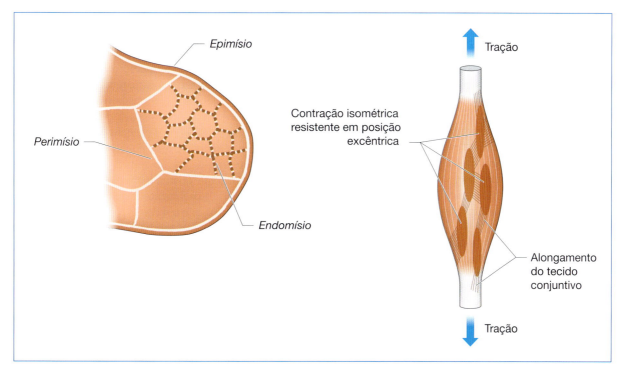

Figura 1.32 Contração isométrica contra resistência e alongamento das fibrilas conectivas.

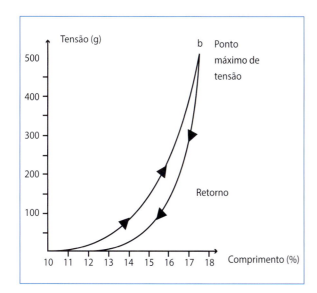

Figura 1.33 Lei de Hooke e ciclo de histerese (atraso causado pela resistência viscosa) segundo Buchthal e Rosenfalk (1957).

O tecido fibroso profundo é pouco elástico. Sua resistência passiva (isto é, econômica do ponto de vista muscular) desempenha um importante papel na função de controle do equilíbrio (Figura 1.28).

A mudança da orientação das fibras musculares durante o alongamento, em particular dos músculos peniformes e semipeniformes, aumenta também sua resistência ao alongamento (Figura 1.29).

Muito cedo, durante as sessões de RPG, notamos que o sistema fascial não podia ser simplesmente uma disposição longitudinal de fibras, que cada miofibrila devia ser capaz de transmitir sua resistência ao alongamento ou sua força contrátil ao tendão, independentemente de sua forma (Figura 1.30).

Recentemente o dr. J. C. Guimberteau, através de biópsias *in vivo*, revelou uma organização ainda mais complexa. Fractal e irregular, encontra-se em todos os níveis do sistema conectivo das fibrilas (Figura 1.31).

Em caso de rigidez ou retração, para obter o alongamento do tecido conjuntivo profundo que se encontra no músculo, é necessário então executar uma contração isométrica de baixa intensidade, em posições sempre mais excêntricas. Isso permite que cada miofibrila alongue o próprio tecido conjuntivo (Figura 1.32). Ainda que não seja correto negar a importância do sistema fascial, admite-se que a expressão "terapia fascial" pode ser reducionista. Queremos dizer que essa importância — de determinado ponto de vista, corretamente atribuída ao sistema fascial — pode levar a alguns excessos.

Às vezes ouvimos falar em "contração fascial". Na realidade, o retorno das estruturas fibrosas elásticas à posição de base responde à lei de Hooke (estado sólido da matéria). Alongar um corpo elástico gera energia potencial, a qual é restituída depois, quando o corpo é liberado e retorna ao seu ponto de origem, sendo esse um fenômeno reversível (Figura 1.33). A atividade tônica e a contração muscular ocorrem por meio do trabalho das pontes entre actina e miosina, enquanto o retorno elástico e a transmissão são atribuíveis, em particular, ao sistema fascial.

Se tentarmos colocar de pé uma pessoa que acabou de sofrer uma parada cardiorrespiratória, ela irá cair de novo imediatamente, ainda que seu sistema fascial esteja em perfeitas condições. Fica evidente, nesse caso, que faltam a função tônica e a contração muscular.

Aprofundaremos alguns aspectos dessa bipolaridade miofascial nos próximos capítulos.

> Fundamentalmente, as fibras musculares possuem uma força contrátil, enquanto as fibrilas possuem uma força elástica.

> Nesse caso, estamos diante de um sistema neuromiofascial único, em que cada elemento é, ao mesmo tempo, indispensável e perfeitamente complementar aos outros.

16º elo — Quinta ação: tempo para *stretching*. A *fluage* (fluência)

Se é verdade que, como acabamos de ver, as propriedades elásticas de um corpo podem permitir que ele volte à sua posição original depois de terminar a fase de alongamento, a *fluage* (fluência) é, ao contrário, o comprimento que um corpo pode assumir após um trabalho de tração constante de duração suficiente.

Essa propriedade se aplica a todos os materiais dúcteis (isto é, modificáveis, flexíveis ou moles, elásticos). Desse modo, diz respeito às propriedades viscoelásticas e, sobretudo, plastoelásticas dos tecidos musculares. A *fluage* produz a reorganização das cadeias macromoleculares em condições de maior alongamento.

Fica claro, então, quão importante é alongar as estruturas fibromusculares sempre que estivermos diante de um estado patológico de retração.

A fórmula simplificada da *fluage* (fluência) é a seguinte:

$$\text{Taxa de comprimento ganho} = \frac{\text{Taxa de alongamento sob tração constante}}{\text{Coeficiente de elasticidade}} \times \text{Tempo de estiramento}$$

Chegamos assim a duas conclusões:
- Quanto mais se prolonga o tempo de tração, mais é possível diminuir a força da tração em si, com consequente e análoga recuperação de tamanho. Evidentemente isso repercute na terapia, em função da idade, da fragilidade, da sensibilidade ou da intensidade da dor dos pacientes.
- A fórmula mostra que o coeficiente de elasticidade é o denominador de uma fração em que a resistência e o tempo de tração constituem o numerador. Isso significa que quanto mais elástico for um corpo, maior será seu coeficiente de elasticidade. Mas, se considerarmos que um corpo pode se estender infinitas vezes e voltar sempre à sua posição de partida, ele não fará *fluage* (fluência). Por outro lado, quanto mais rígido for um corpo, menor será o seu coeficiente, aumentando assim a sua capacidade de *fluage*. Nesse caso, podemos dizer que ele terá uma grande margem de progresso.

As primeiras sessões de RPG e os pacientes com maior rigidez geralmente apresentam os resultados mais espetaculares.

17º elo — Sexta ação: as estimulações reflexas e sua representação cortical

REFLEXOS MUSCULARES PROPRIOCEPTIVOS

Reflexo miotático inverso

Origina-se dos órgãos tendinosos de Golgi, que se encontram nas junções musculares.

O neurônio sensorial, estimulado pelas fibras Ib do órgão tendinoso de Golgi, está em contato com o neurônio Ib, inibidor dos motoneurônios do músculo em alongamento e dos seus sinérgicos.

O fato do órgão tendinoso de Golgi estar em contato com as fibras musculares, mas também dentro dos tendões, faz dele um receptor que identifica a alteração da tensão muscular, seja ela causada pelo alongamento passivo ou por um trabalho contrarresistência. Ele é um regulador da fluidez do estiramento, que possibilita o monitoramento constante da reação do músculo à tensão.

> O reflexo miotático inverso inibe o músculo alongado e seus sinérgicos.

> É sensível à intensidade da tensão durante o estiramento prolongado e à tensão que se autogera em resposta à resistência (Figura 1.34).

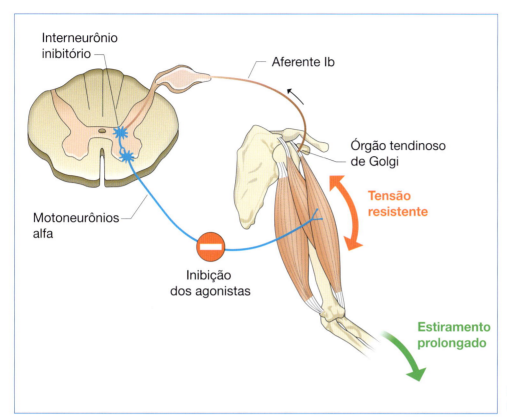

Figura 1.34 Reflexo miotático inverso.

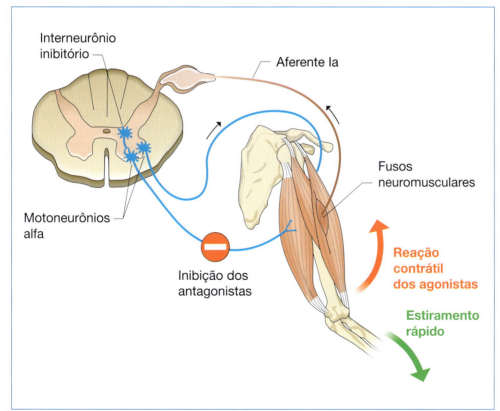

Figura 1.35 Reflexo miotático direto.

A inibição recorrente por parte das células de Renshaw regula a atividade dos motoneurônios e permite o controle inibitório para a regulação do movimento. A inibição recorrente não é observável no pé ou na mão, que possuem um grau de sinergia muito elevado e são afetados pela mesma excitação aferente Ia.

Reflexo miotático direto (*stretch reflex*)
(Figura 1.35)

> Na RPG, é usado apenas em casos neurológicos de natureza flácida.

Associa-se à atividade permanente dos fusos neuromusculares, ligados aos motoneurônios gama.

> O reflexo miotático direto provoca a contração do músculo em alongamento e, incidentalmente, dos músculos sinérgicos. Inibe os músculos antagonistas.

> É proporcional ao alongamento, mas também à velocidade do impulso.

Acompanhamento cortical
As estimulações proprioceptivas reflexas devem ser acompanhadas, ao mesmo tempo, por uma atividade cortical que imagina, na sua globalidade, o gesto a ser reproduzido e que foi alterado por retrações de caráter neuromiofascial (ou inibido pela flacidez).

A "mentalização" desses gestos deve corresponder aos sistemas integrados de coordenação neuromuscular hegemônicos (ver Figuras 1.19-1.23).

Segundo esses modelos, escolhidos com base na patologia, só se pode esperar uma reativação das estruturas nervosas subcorticais coordenando a estimulação proprioceptiva reflexa e a atividade cortical.

18º elo — Sétima ação: a integração dos resultados

Ao fim de cada sessão, por meio de um exame atento, os resultados obtidos precisam ser verificados, sejam eles relativos ao tratamento de lesões articulares na presença de dor, uma deformação morfológica, uma limitação dos movimentos ou uma patologia neurológica.

Para serem realmente considerados conquistas, os progressos devem ser complementados por alguns exercícios e, por fim, executados através de repetições pessoais.

INTEGRAÇÕES DINÂMICAS
Definição: ser capaz de fazer um movimento local, isto é, da articulação ou segmento tratado, do modo mais preciso possível, realizando um gesto completo, finalizado, com velocidade e envolvendo todos os elementos presentes na patologia.

INTEGRAÇÕES ESTÁTICAS
São executadas na posição sentada ou em pé.
Definição: ser capaz de posicionar e manter a postura do corpo o mais próximo possível da posição correta, de modo confortável para o paciente, graças às oscilações corretivas das áreas do corpo que tendem a fazê-lo retornar à condição precedente, não por meio de retrações ou mecanismos de adaptação e defesa, mas através da "memória proprioceptiva integrada".

Essas tradicionais definições da RPG ainda conservam todo o seu valor, mesmo que, acerca delas, haja novas ideias, as quais abordaremos em um dos próximos capítulos.

19º elo — Aplicações da Reeducação Postural Global (RPG)

Graças às suas características, a RPG pode ocupar-se de tudo aquilo que concerne à fisioterapia:
- deformações morfológicas;
- disfunções articulares da coluna vertebral ou das estruturas periféricas;
- discopatias;
- fibromialgia;
- reabilitação pós-traumática;
- distúrbios neurológicos, espásticos ou flácidos;
- envolvimento de veias e artérias, nervos e meninges nas patologias musculoesqueléticas;
- problemas respiratórios, problemas relativos a doenças respiratórias;
- patologias cérvico-crânio-oculomotoras;
- patologias cérvico-temporomandibulares;
- problemas do assoalho pélvico.

Geralmente, uma sessão de RPG prevê a realização de duas "posturas de tratamento" e dura cerca de uma hora. As sessões são semanais, mas podem ser feitas mais de uma vez por semana, se necessário.

20º elo — Aplicações das autoposturas da RPG: o Stretching Global Ativo (SGA)

As autoposturas da RPG não são terapêuticas, mas objetivam a prevenção, a conservação e a recuperação posterior a um esforço, sendo válidas para atletas, bem como para trabalhadores que usam posturas e gestos frequentemente repetitivos.

> A prevenção se apresenta cada vez mais importante no mundo do trabalho, tornando, assim, o uso do Stretching Global Ativo (SGA) ainda mais necessário.

CONSIDERAÇÕES FINAIS

> Uma lógica irrefutável é o elo que pode unir as duas extremidades de uma corrente metodológica. Tal lógica se inicia com a descoberta, essencialmente baseada na clínica, que sozinha não é suficiente, mas acaba determinando a prática baseada em evidências e pode, em seguida, confirmar seu valor. É apenas nessas condições que o conceito humanista consegue coexistir com o rigor científico.

> Diante de uma organização sistêmica complexa, ser capaz de responder à pergunta "Isso serve para quê?" significa já ter feito a metade do percurso para, primeiro, entender e, depois, resolver os problemas.

Leituras recomendadas

- Bouisset S, Maton B. *Muscles, posture et mouvement*. Paris, Hermann 1996.
- Buchthal F, Rosenfalk P. "Elastic properties of stried muscle". In: Rewington JW (org.). *Tissue elasticity*. Londres, Waverly Press 1957; 73-97.
- Cochrane AL. *Efficacité et rendement. Réflexions aléatoires sur les services de santé*. Londres, Nuffield Provincial Hospitals Trust 1972.
- *Dictionnaire Larousse*. Définition de méthode — Ensemble ordonné de manière logique de principes, de règles, d'étapes, qui constitue un moyen pour parvenir à un résultat: Méthode scientifique. Éditions Larousse 2019.
- Eisenberg BR, Brown JMC, Salmons S. "The reorganization of subcellular structure in muscle undergoing fast-to-slow type transformation: a stereological study". *Cell Tissue Res*. 1981; 220(3): 449-7l.
- Elbert T, Sterr A, Flor H et al. "Input-increase and input-decrease types of cortical reorganization after upper extremity amputation in humans". *Exp Brain Res*. 1997; 117(1): 161-4.

- Goldspink G, Tabary C, Tabary JC et al. "Effect of denervation on the adaptation of sarcomere number and muscle extensibility to the functional length of the muscle". *J Physiol*. 1974; 236(3): 733-42.
- Golnick PD, Pihel K, Saltin B. "Selective glycogen depletion pattern in human muscle fibres after exercise of varying intensity and at varying pedalling rates". *J Physiol*. 1974; 241(1): 45-57.
- Guimberteau JC, Armstrong C. *Architecture of Human Living Fascia*. Pencaitland, UK, Handspring Publishing Limited 2014.
- Huijing PA. "Muscle as a collagen fiber reinforced composite: a review of force transmission in muscle and whole limb". *J Biomech*. 1999; 32(4): 329-45.
- Johnson MH. "The early history of evidence-based reproductive medicine". *Reprod Biomed Online*. 2013; 26(3): 201-9.
- Kovanen V, Suominen H, Heikkinen E. "Collagen of slow twitch and fast twitch muscle fibres in different types of rat skeletal muscle". *Eur J Appl Physiol Occup Physiol*. 1984; 52(2): 235-42.
- Kovanen V, Suominen H, Heikkinen E. "Mechanical properties of fast and slow skeletal muscle with special reference to collagen and endurance training". *J Biomech*. 1984; 17(10): 725-35.
- Melzack R. *Del umbral a la neuromatriz*. International association for the study of pain. Elsevier Science B. V 1999.
- Oliveri M, Caltagirone C, Loriga R et al. "Fast increase of motor cortical inhibition following postural changes in healthy subjects". *Neurosci Lett*. 2012; 530(1): 7-11.
- Proske U, Morgan DL. "Do cross-bridges contribute to the tension during stretch of passive muscle?" *J Muscle Res Cell Motil*. 1999; 20(5-6): 433-42.
- Shah HM, Chung KC. "Archie Cochrane and his vision for evidence-based medicine". *Plast Reconstr Surg*. 2009; 124(3): 982-8.
- Thomas G, Pring R (orgs.). *Educação baseada em evidências: a utilização dos achados científicos para a qualificação da prática pedagógica*. Porto Alegre, Artmed 2007.
- Tsao H, Galea MP, Hodges PW. "Reorganization of the motor cortex is associated with postural control deficits in recurrent low back pain". *Brain*. 2008;131(Pt 8): 2161-71.
- Willems ME, Huijing PA. "Heterogeneity of mean sarcomere length in different fibres: effects on length range of active force production in rat muscle". *Eur J Appl Physiol Occup Physiol*. 1994; 68(6): 489-96.
- Williams PE, Goldspink G. "Longitudinal growth of striated muscle fibres". *J Cella Sci*. 1971; 9(3): 751-67.

A postura como possível elemento prognóstico de disfunção do movimento e dor

2

Diego Sgamma, Orazio Meli

PREMISSA

Estudar a postura humana é de fundamental importância para compreender as estratégias e os mecanismos neurofisiológicos e biomecânicos que os diferentes sistemas acionam para assegurar o controle motor.

O controle da postura está estritamente ligado à coexistência de determinadas condições como o equilíbrio e a estabilidade, que, por sua vez, são influenciados pelo modo como ocorre a exposição do corpo à força da gravidade.

A capacidade de reagir à força da gravidade é, aliás, um dos requisitos que favorecem uma boa qualidade da relação do homem com o ambiente.

No plano das articulações e do corpo como um todo, o equilíbrio e a estabilidade garantem uma ação antigravitária eficaz e econômica, seja durante a manutenção das posturas estáticas, seja durante o movimento.

O sistema de controle neuromotor se encarrega de ajustar as diversas estruturas do corpo aos contínuos desequilíbrios a que elas são submetidas durante os movimentos.

Desse modo, podemos dizer que, quando existe o equilíbrio das forças musculares estático-dinâmicas, isto é, uma boa estabilidade, é possível manter um bom controle antigravitário e postural.

Entre as várias definições do termo "postura", a que mais parece apropriada para descrevê-lo do ponto de vista das relações biomecânicas é a seguinte: "posição que as várias partes do corpo assumem umas em relação às outras, ao ambiente em que se circunscrevem e à gravidade graças à interação de diferentes sistemas fisiológicos, cujo resultado é, entre outros, a manutenção da projeção da linha de gravidade dentro do polígono de sustentação (centro de impulso podálico)".

POSTURA "IDEAL" E OS EFEITOS DA MÁ POSTURA

De acordo com vários autores, a postura ideal é o alinhamento e a manutenção dos segmentos do corpo em determinadas posições. Além disso, uma boa postura pode ser associada à condição de equilíbrio muscular e esquelético com a função de proteger as estruturas de sustentação do corpo de lesões ou deformidades progressivas.

A postura estática ereta é "ideal" quando requer uma atividade muscular mínima para manter a posição do corpo no espaço e quando minimiza as tensões gravitacionais sobre as estruturas.

Parece haver um consenso praticamente unânime quanto à definição da condição de postura estática ideal em posição ereta no plano sagital. Segundo Souchard, é quando a linha de gravidade desce pelo tragus da orelha, coincidindo com o corpo da terceira vértebra cervical, atravessa a região anterior ao trato dorsal médio, o corpo da terceira vértebra lombar, a articulação do quadril, a região imediatamente anterior aos joelhos e aos tornozelos, para, enfim, encontrar-se em correspondência com o osso escafoide do pé. Tudo isso mantendo um equilíbrio do corpo em que todas as forças são iguais a zero.

Souchard e outros autores, além de darem informações semelhantes acerca da posição ereta no plano sagital, descrevem a postura ereta "ideal" no plano frontal, com a posição dos olhos, da base occipital, dos ombros, das espinhas ilíacas anterosuperiores (SIAS), dos joelhos e dos tornozelos postos no mesmo plano horizontal e paralelos ao plano de apoio.

Por outro lado, define-se uma má postura quando a relação entre as várias partes do corpo ocorre de forma "defeituosa", determinando uma tensão maior sobre as estruturas de suporte e um equilíbrio menos eficiente em sua base de apoio.

Para compreender melhor como a postura estática em pé pode influenciar o movimento, é preciso considerar o equilíbrio e os momentos de força que interferem na eficiência do movimento.

Uma boa condição de equilíbrio permite a manutenção e a recuperação de uma determinada posição estática ou dinâmica atribuída ou pretendida, funcional contra a força de gravidade e adequada ao sucesso da ação.

Qualquer restrição de mobilidade, desequilíbrio ou defeito no alinhamento musculoesquelético pode, por sua vez, influenciar a amplitude ideal do movimento e, dessa maneira, a qualidade da força produzida e a eficácia do movimento em si.

As considerações expostas até agora são importantes. Ainda que nem todos os autores concordem, existem diversos trabalhos científicos que, como explicaremos mais adiante, correlacionam veementemente as alterações do comportamento postural ao aumento de tensão muscular e à dor — por exemplo, na dor de cabeça, na disfunção temporomandibular e na síndrome do impacto do ombro. Conforme esses estudos indicam, a gestão da dor pode, ainda, ser melhorada corrigindo-se a postura.

RELAÇÕES ENTRE POSTURA, DOR E DISFUNÇÃO

Como evidenciado no parágrafo anterior, as posturas incorretas estão relacionadas à sobrecarga das articulações e ao estresse dos tecidos moles, com ligamentos e músculos submetidos a um excesso de tensão.

Além disso, os esforços repetitivos associados à carga contínua produzem disfunções que podem incluir uma sintomatologia dolorosa.

A disfunção é uma desordem estrutural ou funcional que, como resposta às alterações anatômicas, fisiológicas ou psicológicas, interfere nas atividades normais.

Assim como as disfunções do movimento podem ser a consequência de condições patológicas, as atividades feitas na vida cotidiana podem ser responsáveis por condições disfuncionais que, com o tempo, poderiam determinar um estado patológico.

Essa afirmação ganha especial importância quando destacamos o papel do movimento na produção de alterações e anormalidades, ou seja, disfunções e dores.

Segundo Shirley Sahrmann, boa parte das síndromes musculoesqueléticas dolorosas é produzida por repetidos microtraumatismos que derivam de contínuas solicitações mecânicas sobre as estruturas, tanto por causa dos movimentos repetidos, sobretudo em uma direção específica, quanto diante da manutenção prolongada de posições que — do ponto de vista mecânico — muitas vezes não condizem com a morfologia das estruturas.

Sabe-se que as posturas incorretas e os padrões de movimento inadequados resultantes delas podem causar a sobrecarga das estruturas e a dor musculoesquelética crônica.

É possível supor ainda que as adaptações posturais podem atuar como solução útil e econômica do sistema de movimento, o qual, para garantir a execução da função, identifica um caminho alternativo que utiliza outras estruturas e soluções motoras. Por exemplo, pessoas jovens com dor recorrente nas costas apresentam uma inclinação do tronco alterada, que poderia ser provocada por uma instabilidade postural precoce; ao mesmo tempo, essa postura inclinada para a frente pode ser, ela mesma, a causa da dor recorrente nas costas.

Pesquisas mostram uma associação entre dor na coluna e postura — sobretudo no que se refere à dor crônica nas costas —, devido também a um histórico de recrutamento neuromuscular modificado. Pacientes com lombalgia crônica apresentam padrões de ativação dos músculos do tronco alterada, com redução de mobilidade, enrijecimento e consequente instabilidade postural. Juntas, essas alterações são indicativos de soluções disfuncionais do controle postural.

Embora haja um evidente envolvimento da componente mecânica nas disfunções musculoesqueléticas, estas últimas não podem ser consideradas unicamente de origem estrutural, de modo que o tratamento terapêutico não pode, portanto, abordar somente as anomalias estruturais, funcionais e biológicas localizadas no sistema musculoesquelético.

Na verdade, de acordo com Pelletier, o modelo exclusivamente estrutural — segundo o qual a origem da disfunção associada à lesão se encontra na própria lesão — não é suficiente para explicar os resultados clínicos e experimentais nas pessoas com disfunções musculoesqueléticas crônicas, tampouco o tratamento estrutural local se mostra eficaz para muitas delas. Essa noção parece ser útil para compreender o tratamento de disfunções musculoesqueléticas agudas e conduzi-lo com eficácia.

Foi comprovado por estudos experimentais que a dor atua como um estímulo à produção de mudanças no sistema nervoso central de pessoas com disfunções musculoesqueléticas. São adaptações não apenas dos comportamentos posturais, mas também do movimento.

A participação do sistema nervoso central pode ter a ver com a tentativa de ativar soluções antálgicas de compensação utilizando outras áreas, úteis para suprir a insuficiência da área afetada pela disfunção ou pela dor.

Em caso de dor aguda, o sistema nervoso intervém para eliminar a ameaça presente ou esperada para os tecidos, o que ocorre por meio de um *output* de tipo motor.

Por exemplo, um membro pode ser afastado da fonte de ameaça aos tecidos pela intervenção de mecanismos reflexos nociceptivos simples; a ativação muscular pode ser modificada para bloquear uma área dolorida do corpo e inibida para reduzir a amplitude ou a velocidade de um movimento que gera dor; ainda, atividades que direta ou indiretamente envolvem a área de dor podem ser evitadas.

Já no caso de dor crônica, fica menos claro quais são as modificações motoras que intervêm e o papel que desempenham na proteção dos tecidos, embora a presença de alterações do controle motor seja certa. Contudo, não está totalmente claro como e por que elas ocorrem nem qual é a sua relevância para a dor.

Existem hipóteses relativas às estratégias de adaptação do sistema de movimento diante da dor, das lesões ou da previsão de lesões. Tais estratégias podem preceder o aparecimento da dor ou da disfunção e causar uma série de modificações na redistribuição da atividade em cada músculo individualmente e entre os diferentes músculos; além disso, podem causar a inibição parcial ou total do movimento que se manifesta clinicamente com alterações da participação muscular, que não é padronizada, mas individualizada, seja para a pessoa, seja para a função.

Segundo análises feitas por alguns autores, a organização do movimento do tronco abrange muitos músculos e articulações, empregando várias estratégias de movimento e modificações posturais não padronizadas, mas diferentes entre os vários sujeitos, talvez devido a fatores psicossociais também. Essas estratégias de adaptação têm o objetivo de proteger, pelo menos a curto prazo, a área do corpo afetada (ou que se prevê que será afetada) pela dor ou pela lesão, gerando um benefício real, mas momentâneo, com potenciais consequências a longo prazo se essas respostas foram mantidas de modo excessivo ou incorreto e se os *inputs* nociceptivos, que estão na base do problema, não foram removidos.

As referidas modificações são realizadas por mecanismos que envolvem o sistema nervoso em vários níveis e condicionadas biológica, psicológica e socialmente.

Nesse sentido, há uma teoria que diz respeito à adaptação do sistema motor diante da dor, levando em conta a distribuição das cargas sobre as diferentes estruturas do corpo e seus efeitos a curto e longo prazo.

Pequenas cargas internas e externas ou acúmulos de cargas — provocadas pela manutenção prolongada de uma postura, além de várias solicitações funcionais que ultrapassam a tolerância individual — causam a sensibilização do sistema nervoso e, consequentemente, podem produzir *inputs* nociceptivos, dores, lesões ou apenas a percepção do risco de seu aparecimento. No mais, fatores psicossociais, medos, hábitos e convicções, que tendem a potencializar e fixar a dor e a lesão, não devem ser negligenciados.

Isso origina modificações em diferentes níveis do sistema nervoso sensorial e motor (córtex motor e sensorial, área cognitivo-emocional, tronco encefálico, medula espinhal, receptores, músculos), que produzem dois efeitos: um menos visível, de redistribuição da atividade dentro e entre os músculos; outro mais evidente, que tende a inibir e limitar o movimento.

O primeiro está relacionado às modificações dos comportamentos motores devido a mudanças da *stiffness*, da direção das forças externas, da distribuição das cargas nos músculos e entre os músculos, na amplitude e na força dos movimentos.

A curto prazo, essas modificações exercem um papel favorável e de proteção da área afetada pela dor ou pela lesão, graças à nova distribuição das cargas nos tecidos que originam o *input* doloroso.

No entanto, por períodos mais longos, a solução que acabamos de descrever pode gerar consequências como modificações das cargas nos tecidos lesados e outros segmentos envolvidos, causadas, por exemplo, pelo excesso de cargas ou pela distribuição alterada das mesmas. A longo prazo, o mecanismo autoalimenta um círculo vicioso devido ao excesso de distribuição de carga, que tende a superar a tolerância individual.

As modificações mecânicas produzidas pelas respostas motoras de defesa também tendem a alimentar esse *loop* por causa da discordância entre o *input* sensorial e o *output* motor, que estimula ainda mais o aparecimento do *input* nociceptivo e da lesão.

Tudo o que foi exposto até aqui sugere que cada modificação do comportamento postural pode representar um risco para o aparecimento do sintoma, da lesão ou da disfunção, tanto na parte do corpo em que a modificação ocorreu quanto em uma outra, a qual sofre as consequências da nova distribuição das cargas e, desse modo, as consequências dolorosas e disfuncionais.

As diferentes atitudes posturais incorretas foram objeto de investigação em vários estudos, e muitos deles tiveram como objetivo analisar a presença de eventuais relações entre as referidas atitudes e algumas disfunções ou síndromes dolorosas.

Ao considerar, por exemplo, a cefaleia do tipo tensional, descobriu-se que em geral sua presença é mais frequente e intensa em indivíduos em que se observam uma postura da cabeça em inclinação frontal e uma mobilidade da coluna cervical reduzida.

A relação da sensibilidade dos *trigger points* (pontos-gatilho) suboccipitais e da anteposição da cabeça com a cefaleia tensional crônica também foi identificada. As pessoas com cefaleia tensional crônica e *trigger points* sensíveis relatavam dor de cabeça com frequência e intensidade maiores do que aquelas com *trigger points* pouco sensíveis. O grau de anteposição da cabeça se correlaciona com a duração da dor de cabeça, a frequência e a presença dos *trigger points* suboccipitais ativos.

A associação entre a postura incorreta e as desordens temporomandibulares possibilitou a observação de como uma má postura mantida por muito tempo pode causar um desequilíbrio muscular, que produz vários sinais de disfunções temporomandibulares.

Parece ainda que a postura da cabeça em inclinação frontal favorece o deslocamento anterior do menisco articular e o deslocamento posterior do côndilo mandibular.

Na Figura 2.1 podemos ver uma postura com o trato cérvico-dorsal com cifose excessiva e o trato craniocervical com hiperlordose. Observe como os músculos infra-hioídeos exercem uma tração abaixo do osso hioide e como, por meio dos músculos supra-hioídeos (digástrico), a mandíbula é abaixada e levada à retra-

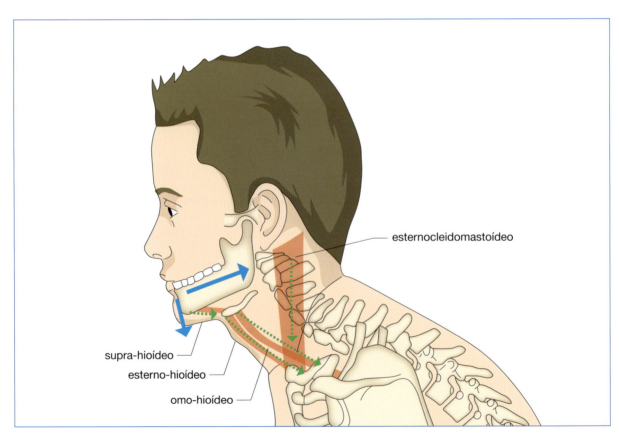

Figura 2.1 Os músculos infra-hioídeos exercem uma tração abaixo do osso hioide e, por meio dos músculos supra-hioídeos (digástrico), a mandíbula é abaixada e levada à retração.

ção. Considerando uma provável desarmonia da cintura escapular e uma posição incorreta da escápula, pode-se supor que o músculo omo-hioídeo aumenta a tensão, abaixando a mandíbula ainda mais.

O côndilo de uma mandíbula retraída comprime os tecidos retrodiscais e gera inflamação, dor e resposta muscular defensiva, com aumento do tônus particularmente por conta do músculo pterigoídeo lateral, que puxa o disco articular não só para a frente como também medialmente.

Depois da fixação dessa disfunção postural dolorosa, existe ainda o risco de ocorrer uma transmissão em um *continuum* osteomiofascial. Para isso, um possível tratamento com terapia manual poderia se pautar na realização de um percurso no sentido oposto, sempre em relação ao *continuum*, visando à correção global progressiva.

Uma melhora na sintomalogia dolorosa das disfunções temporomandibulares já havia sido demonstrada em 1984 (Darling DW et al.) como resultado de um programa de fisioterapia centrado na diminuição da *stiffness* a cargo tanto da musculatura cervical quanto dos músculos responsáveis pela elevação da mandíbula.

Outros autores também estudaram as relações entre modificações posturais, disfunção e dor, mostrando como a síndrome subacromial está associada a alterações da escápula correlatas à alteração do movimento que favorece a subida da cabeça umeral, com consequente síndrome dolorosa e disfuncional do ombro.

A morfologia da coluna dorsal pode, da mesma forma, contribuir para alterar a posição da escápula, influenciando a sua cinemática, e a postura torácica e a orientação escapular condicionam a força muscular dos ombros.

Pessoas com hipercifose e ombros "enrolados" apresentam maior incidência de dor interescapular, assim como aquelas que têm a postura do torso flexionada para a frente; nestas últimas, além disso, a frequência de dor cervical e de dor de cabeça aumenta.

Referindo-nos sempre à hipercifose torácica, observou-se que esse dismorfismo pode determinar, nos casos mais extremos, a compressão da caixa torácica e o comprometimento da respiração.

A respiração também pode ser comprometida em indivíduos com cervicalgia crônica e postura da cabeça para a frente. Um estudo de pessoas com cervicalgia e de um grupo de controle de sujeitos saudáveis apontou, após o exame de espirometria, como os casos sintomáticos apresentam alterações das performances respiratórias e uma diminuição da força ativa dos músculos respiratórios.

No aparato musculoesquelético, a condição patológica dolorosa mais pesquisada nos últimos anos é, seguramente, a *low back pain* (dor lombar) e, já em 1995, estudiosos chegavam à conclusão de que os estresses biomecânicos causados por modificações posturais podem provocar disfunções e dor e de que, no mais, uma patologia dolorosa na coluna vertebral (antes saudável) pode causar adaptações posturais. Ao contrário do que se pensava no passado, as disfunções dolorosas não se manifestam apenas com a acentuação das curvas fisiológicas, mas também com a redução ou mesmo a reversão delas, como muitas vezes ocorre na região cervical da coluna, onde as estratégias de adaptação podem causar cifose nos pacientes com anamnese de trauma cervical ou osteoartrose avançada.

Em geral, observa-se que, nos casos de hérnia de disco lombar, essa região da coluna apresenta uma morfologia de hipolordose que serve para modificar a distribuição das cargas e evitar que o material herniário seja "pinçado". Porém, a modificação do comportamento postural pode representar um risco em potencial, já que facilita o vazamento de tal material, desencadeando o mecanismo vicioso antes descrito.

Verificou-se ainda que, em comparação com o grupo de controle, a cabeça daqueles que usam muito o computador tende mais para a frente e que essas pessoas apresentam um deslocamento frontal em relação ao centro de pressão — medido em posição ereta — e, consequentemente, uma capacidade de balanceamento reduzida.

Nos idosos, *inputs* dolorosos, tais como a cervicalgia, podem produzir distúrbios do equilíbrio e da marcha, para além daqueles que normalmente já acompanham o envelhecimento.

Certos aspectos esqueléticos degenerativos também estão ligados a deformações posturais que são as primeiras responsáveis pela deformidade vertebral osteoporótica em idosos. As deformidades vertebrais são acentuadas pela translação anterior da parte superior da coluna vertebral, que aumenta as cargas de compressão na região toracolombar.

CONCLUSÕES

Conforme tudo o que foi exposto, é evidente a correlação entre uma alteração postural e o aparecimento do sintoma ou da disfunção do movimento. A alteração postural pode gerar um sintoma ou uma disfunção; o sintoma ou a disfunção podem, por sua vez, gerar uma alteração postural.

A consequência pode ser a cronificação da modificação postural e a formação de um *loop* que se autoalimenta através da ativação de padrões motores disfuncionais em substituição aos padrões fisiológicos.

A manutenção de uma postura adequada, associada à execução correta dos movimentos, garante uma melhor distribuição das cargas nas articulações, músculos e outras estruturas, reduzindo o risco de sofrerem agressão e a respectiva ativação de *inputs* dolorosos.

Vimos ainda como as modificações dos comportamentos posturais atuam por meio da ativação de mecanismos automáticos associados ao sistema nervoso com o escopo de proteger as estruturas e garantir a manutenção das funções, como foi detalhadamente descrito pelo prof. Souchard acerca do papel dos "mecanismos automáticos de defesa".

Desse modo, considerando que o comportamento postural pode representar um sinal de alerta que prevê uma sintomatologia ou uma disfunção, realizar um exame postural aprofundado durante a avaliação funcional se faz necessário sempre. O objetivo dessa avaliação deve ser a identificação de uma eventual relação de causa e efeito entre a alteração postural e a sintomatologia relatada pelo paciente.

No Capítulo 6, serão descritos a metodologia de avaliação e os instrumentos utilizados pela Reeducação Postural Global.

Leituras recomendadas

- Bloomfield J. "Posture and proportionality in sport". In: Ellito B (org.). *Training in sport: applying sport science*. Nova York, John Wiley & Sons Inc. 1998; 426.
- Britnell SJ, Cole JV, Isherwood L et al. "Postural health in women: the role of physiotherapy". *J Obstet Gynaecol Can*. 2005; 27(5): 493-510.
- Brumagne S, Janssens L, Janssens E et al. "Altered postural control in anticipation of postural instability in persons with recurrent low back pain". *Gait Posture*. 2008; 28(4): 657-62.
- Bullock MP, Foster NE, Wright CC. "Shoulder impingement: the effect of sitting posture on shoulder pain and range of motion". *Man Ther*. 2005; 10(1): 28-37.
- Christie HJ, Kumar S, Warren SA. "Postural aberrations in low back pain". *Arch Phys Med Rehabil*. 1995; 76(3): 218-24.
- Cook G. "Athletic Body in Balance". Champaign, IL, *Human Kinetics* 2003; 222.
- Cote JN, Hoeger Bement MK. "Update on the relation between pain and movement: consequences for clinical practice". *Clin J Pain*. 2010; 26(9): 754-62.

- Darling DW, Kraus S, Glasheen-Wray MB. "Relationship of head posture and rest position of mandible". *J Prosthet Dent*. 1984; 52(1): 111-15.
- Evcik D, Aksoy O. "Relationship between head posture and temporomandibular dysfunction syndrome". *J Musculoskel Pain*. 2004; 12(2): 19-24.
- Fernandez-de-las-Penas C, Alonso-Blanco C, Cuadrado ML et al. "Forward head posture and neck mobility in chronic tension-type headache: a blinded, controlled study". *Cephalalgia*. 2005; 26(3): 314-19.
- Fernandez-de-las-Penas C, Alonso-Blanco C, Cuadrado ML et al. "Trigger points in the suboccipital muscles and forward head posture in tension-type headache". *Headache*. 2006; 46(3): 454-60.
- Fortner MO, Oakley PA, Harrison DE. "Non-surgical improvement of cervical lordosis is possible in advanced spinal osteoarthritis: a CBP® case report". *J Phys Ther Sci*. 2018; 30(1): 108-12.
- Gagey PM, Bizzo G, Bonnier L et al. *Huit leçons de Posturologie*. Paris, Association Française de Posturologie 1990, Leçon n. 4.
- Gagey PM, Gentaz R, Bodot C. "Le bilan postural". *Agressologie*. 1987; 28: 925-9.
- Goldstein DF, Kraus SL, Williams WB et al. "Influence of cervical posture on mandibular movement". *J Prosthet Dent*. 1984; 52(3): 421-26.
- Griegel-Morris P, Larson K, Mueller-Klaus K et al. "Incidence of common postural abnormalities in the cervical, shoulder, and thoracic regions and their association with pain in two age groups of healthy subjects". *Phys Ther*. 1992; 72(6): 425-31.
- Hall SJ. *Biomecânica básica*. 8. ed. São Paulo, Guanabara Koogan 2020.
- Hides JA, Richardson CA, Jull GA. "Multifidus muscle recovery is not automatic after resolution of acute, first-episode low back pain". *Spine* (Filadélfia 1976). 1996; 21(23): 2763-9.
- Hodges P, Tucker K. "Moving differently in pain: a new theory to explain the adaptation to pain". *Pain*. 2011; 152(3 Suppl): S90-8.
- Hodges PW, Coppieters MW, MacDonald D et al. "New insight into motor adaptation to pain revealed by a combination of modelling and empirical approaches". *Eur J Pain*. 2013; 17(8): 1138-46.
- Hodges PW, Moseley GL, Gabrielsson A et al. "Experimental muscle pain changes feedforward postural responses of the trunk muscles". *Exp Brain Res*. 2003; 151(2): 262-71.
- Hodges PW, Richardson CA. "Inefficient muscular stabilization of the lumbar spine associated with low back pain. A motor control evaluation of transversus abdominis". *Spine* (Filadélfia 1976). 1996; 21(22): 2640-50.
- Hodges PW, Smeets RJ. "Interaction between pain, movement, and physical activity: short-term benefits, long-term consequences, and targets for treatment". *Clin J Pain*. 2015; 31(2): 97-107.

- Ioi H, Matsumoto R, Nishioka M et al. "Relationship of TMJ osteoarthritis/osteoarthrosis to head posture and dentofacial morphology". *Orthod Craniofac Res.* 2008; 11(1): 8-16.
- Kang JH, Park RY, Lee SJ et al. "The effect of the forward head posture on postural balance in long time computer based worker". *Ann Rehabil Med.* 2012; 36(1): 98-104.
- Kapreli E, Vourazanis E, Billis E et al. "Respiratory dysfunction in chronic neck pain patients. A pilot study". *Cephalalgia.* 2009; 29(7): 701-10.
- Kebaetse M, McClure P, Pratt NA. "Thoracic position effect on shoulder range of motion, strength, and threedimensional scapular kinematics". *Arch Phys Med Rehabil.* 1999; 80(8): 945-50.
- Keller TS, Harrison DE, Colloca CJ et al. "Prediction of osteoporotic spinal deformity". *Spine* (Filadélfia 1976). 2003; 28(5): 455-62.
- Kendall FP, McCreary EK, Provance PG et al. *Músculos: provas e funções com postura e dor.* 5. ed. São Paulo, Editora Manole 2007.
- Kritsineli M, Shim YS. "Malocclusion, body posture and temporomandibular disorder in children with primary and mixed dentition". *J Clin Pediatr Dent.* 1992; 16(2): 86-93.
- Kritz MF, Cronin J. "Static posture assessment screen of athletes: benefits and considerations". *Strength and Conditioning Journal.* 2008; 30(5).
- Ludewig PM, Cook TM. "Alterations in shoulder kinematics and associated muscle activity in people with symptoms of shoulder impingement". *Phys Ther.* 2000; 80(3): 276-91.
- Luoto S, Aalto H, Taimela S et al. "One-footed and externally disturbed two-footed postural control in patients with chronic low back pain and healthy control subjects. A controlled study with follow-up". *Spine* (Filadélfia 1976). 1998; 23(19): 2081-9.
- Madeleine P, Lundager B, Voigt M et al. "Shoulder muscle coordination during chronic and acute experimental neck shoulder pain. An occupational pain study". *Eur J Appl Physiol Occup Physiol.* 1999; 79(2): 127-40.
- Mannheimer JS, Rossenthal RM. "Acute and chronic postural abnormalities as related to craniofacial pain and temporomandibular disorders". *Dent Clin North Am.* 1991; 35(1): 185-208.
- McLean L. "The effect of postural correction on muscle activation amplitudes recorded from the cervicobrachial region". *J Electromyogr Kinesiol.* 2005; 15(6): 527-35.
- McMaster MJ, Glasby MA, Singh HS et al. "Lung function in congenital kyphosis and kyphoscoliosis". *J Spinal Disord Tech.* 2007; 20(3): 203-8.
- Mosby. *Mosby's Medical Dictionary.* 10. ed. Elsevier 2016.
- Nicolakis P, Erdogmus B, Kopf A et al. "Exercise therapy for craniomandibular disorders". *Arch Phys Med Rehabil.* 2000; 81(9): 1137-42.
- Norris CM. Spinal stabilisation 4. "Muscle imbalance and the low back". *Physiotherapy.* 1995; 81(3): 127-38.
- Oakley PA, Harrison DE. "Lumbar extension traction alleviates symptoms and facilitates healing of disc herniation-sequestration in 6-weeks, following failed treatment from three previous chiropractors: a CBP® case report with an 8 year follow-up". *J Phys Ther Sci.* 2017; 29(11): 2051-57.
- Pelletier R, Higgins J, Bourbonnais D. "Is neuroplasticity in the central nervous system the missing link to our understanding of chronic musculoskeletal disorders?" *BMC Musculoskeletal Disorders.* 2015; 16:25.
- Poole E, Treleaven J, Jull G. "The influence of neck pain on balance and gait parameters in community-dwelling elders". *Man Ther.* 2008; 13(4): 317-24.
- Refshauge K, Goodsell M, Lee M. "Consistency of cervical and cervicothoracic posture in standing". *Aust J Physiother.* 1994; 40(4): 235-40.
- Roaf R. *Posture.* Nova York, Academic Press Inc 1977;100.
- Sahrmann S. *Sindromi da disfunzione del sistema di movimento. Estremità, colonna cervicale e toracica. Gestione dello stato acuto e trattamento a lungo termine.* Milão, Elsevier 2012.
- Sahrmann S. *Valutazione funzionale e trattamento delle sindromi da disfunzione del movimento.* Turim, UTET 2002.
- Souchard PhE. *RPG: Reeducação Postural Global — O método.* São Paulo, GEN Guanabara Koogan 2012.
- Svensson P, Houe L, Arendt-Nielsen L. "Bilateral experimental muscle pain changes electromyographic activity of human jaw-closing muscles during mastication". *Exp Brain Res.* 1997; 116(1): 182-85.
- Van Dieën JH, Selen LP, Cholewicki J. "Trunk muscle activation in low-back pain patients, an analysis of the literature". *J Electromyogr Kinesiol.* 2003; 13(4): 333-51.
- Vlaeyen JW, Linton SJ. "Fear-avoidance and its consequences in chronic musculoskeletal pain: a state of the art". *Pain.* 2000; 85(3): 317-32.
- Wright EF, Domenech MA, Fischer JR. "Usefulness of posture training for patients with temporomandibular disorders". *J Am Dent Assoc.* 2000; 131(2): 202-10.

Agradecemos à dra. Cristina Zani por sua colaboração na revisão do capítulo.

O conceito de globalidade na RPG e a interdependência regional

3

Orazio Meli, Diego Sgamma

PREMISSA

De acordo com o que tratamos no capítulo anterior, pode-se inferir que o tratamento de reabilitação deveria prever a possibilidade de englobar não apenas a região do sintoma ou da disfunção, mas também outras partes do corpo que se ligam direta ou indiretamente a ela.

Essa ideia fundamenta-se em inúmeras publicações científicas, as quais aprofundaram o tema, associando-o à noção de interdependência regional.

INTERDEPENDÊNCIA REGIONAL

"Interdependência regional" é a expressão utilizada para descrever as observações clínicas da suposta relação entre as regiões do corpo, particularmente no que diz respeito à gestão dos distúrbios musculoesqueléticos.

Diversos estudos mostraram que tratamentos diretos em algumas regiões corpóreas podem influenciar o resultado e a função de outras regiões, embora elas aparentemente não tenham relação entre si.

As pesquisas atuais sugerem que o raciocínio baseado no conceito de interdependência regional pode levar a melhores resultados no âmbito da gestão da dor musculoesquelética, embora existam autores que afirmam que tais resultados positivos podem derivar, na verdade, de mecanismos não específicos — por exemplo, o efeito placebo ou o autoconvencimento do paciente — e não da relação com regiões que estão distantes do problema em questão.

Wainner et al. argumentam, no entanto, que a noção de interdependência regional se liga a problemas localizados à distância e que, por isso, é preciso fazer uma avaliação atenta das áreas adjacentes.

Para defender a eficácia clínica do conceito de interdependência regional, os autores têm recorrido a estudos sobre a terapia manual que analisam mecanismos de tipo neurofisiológico e mecânico.

Foram descritos, por exemplo, mecanismos neurofisiológicos em associação com a terapia manual, independentemente da região do corpo em que ela estava sendo aplicada.

Se, por um lado, a interdependência regional se liga a manifestações físicas que englobam o sistema musculoesquelético (por exemplo, a dor e a amplitude do movimento articular), parece que os mecanismos associados a tais manifestações primárias podem ser muito mais complexos e envolver outros sistemas fisiológicos.

Cada condição ou disfunção desencadeia, de fato, uma série de respostas que mobilizam múltiplos sistemas do corpo.

Não se trata apenas de respostas do sistema musculoesquelético, mas também dos sistemas neurofisiológico e somatovisceral, bem como de respostas de tipo biopsicossocial, que intervêm quando um distúrbio afeta o equilíbrio homeostático.

Trata-se, portanto, de uma resposta "alostática", parte de um processo fisiológico integrado que visa restaurar o equilíbrio e recuperar a função.

Segundo esse raciocínio, o modelo de interdependência regional está na base de um processo mais complexo, que pode envolver outros sistemas na produção de modificações musculoesqueléticas.

Isso significa que tratamentos concentrados em uma única estrutura patológica podem produzir pouco resultado, sobretudo quando estamos falando de distúrbios da coluna vertebral, em que, na maior parte dos casos, não é fácil identificar o tecido do qual o processo patológico teria se originado.

É muito importante entender, dessa maneira, que decisões clínicas guiadas por um único aspecto patológico podem estar na base de resultados insatisfatórios.

INTERDEPENDÊNCIA REGIONAL E GLOBALIDADE

Tendo em conta o que foi apresentado na seção anterior, é possível identificar relações entre os conceitos de "interdependência regional" e "globalidade" segundo a teoria proposta por Philippe E. Souchard.

Desde os anos oitenta, Souchard propôs um modelo de avaliação e tratamento inovador no qual o exercício terapêutico deveria envolver o corpo inteiro, qualquer que fosse a região acometida pela sintomatologia ou pela disfunção, contrapondo assim o exercício global ao exercício analítico.

No exercício terapêutico utilizado na Reeducação Postural Global, o corpo inteiro se envolve na evolução de posições que progressivamente tensionam as estruturas miofasciais em que se manifestam os efeitos das retrações patológicas causadas pelo aumento da *stiffness*, que, por sua vez, é um dos aspectos que caracteriza a fisiopatologia neuromusculoesquelética.

A opção de utilizar um exercício global em vez de correções voltadas exclusivamente para a região disfuncional se baseia na ideia de que a correção analítica produziria compensações em outras regiões corpóreas e que tais compensações poderiam sofrer cronificação.

Assim como ocorre na interdependência regional, a noção de globalidade não deve ser associada ao modelo de dor referida.

É que a correção de uma área do corpo poderia modificar outra área que, com o tempo, se tornaria provavelmente ela mesma a origem de um sintoma ou disfunção.

Partindo da correção de modificações posturais na região em que o paciente relatou o sintoma primário, é possível observar comportamentos posturais com compensações de algum modo relacionadas à área disfuncional.

Isso nos permite refazer, de trás para a frente, a cadeia disfuncional causada pela "agressão", na tentativa de não comprometer completamente a função, preservando sua finalidade.

Assim, mantendo a correção da região primária, prosseguimos com a correção das compensações correlatas, também localizadas em regiões distantes da área em que a sintomatologia ou a disfunção aparece, em um percurso que vai da consequência à causa.

Percebe-se, desse modo, uma relação mecânica e neurofisiológica que é sustentada pelas teorias que expusemos no capítulo anterior.

Para Souchard, trata-se então de elementos que estão em correspondência com o problema principal e que se manifestam durante a aplicação progressiva de tensão — cada vez mais global — do exercício postural terapêutico. Nesse caso, podemos dizer que são componentes relacionados ao problema principal originário.

Para exemplificar, consideremos um indivíduo que, segundo a observação ortostática, tem uma hiperlordose lombar.

Quanto mais se procura reduzir a hiperlordose lombar, mais se podem observar modificações do comportamento postural, acima e abaixo da zona que está sendo corrigida.

Abaixo, pode-se associar, por exemplo, a flexão dos quadris e, então, dos joelhos e dos tornozelos, que pode acontecer por causa da tensão e, consequentemente, da pouca extensibilidade dos músculos iliopsoas e adutores do fêmur.

Acima, pode-se associar a antepulsão da cabeça, em caso de pouca extensibilidade dos músculos anteriores da raque cervical e da cabeça, e dos pilares do diafragma ligado à fáscia cérvico-tóraco-abdomino-pélvica, cuja inserção superior se dá na região do forame magno do crânio, da parte anterior dos corpos vertebrais cervicais e das primeiras vértebras dorsais.

Se o tratamento incluir, por exemplo, o reforço seletivo dos músculos abdominais, a consequência obtida será uma compensação da cabeça para a frente e uma atitude de flexão do quadril.

Seguindo o conceito de globalidade proposto por Souchard, nesse caso, é necessário iniciar em posição supina com o quadril em flexão, a fim de relaxar os músculos adutores do fêmur, o psoas e o ilíaco e, assim, reduzir a hiperlordose lombar até mantê-la ajustada ao plano de apoio. Em seguida, promove-se a contração dos músculos abdominais e os joelhos são progressivamente abduzidos, a fim de alongar cada vez mais os adutores do fêmur. Então, para relaxar a tensão dos músculos psoas e ilíacos, faz-se pouco a pouco a extensão do quadril e dos joelhos, sempre garantindo que, durante a extensão do quadril, a coluna lombar permaneça ajustada ao plano de apoio.

Isso favorece o alongamento progressivo dos grupos musculares excessivamente tensionados responsáveis pela hiperlordose lombar, sem mencionar a participação dos músculos espinhais, que sempre são objeto de avaliação e tratamento.

Durante essa progressão é possível que ainda ocorra uma anteposição da cabeça, devido, como já foi dito, à tensão dos pilares do diafragma e do sistema fascial cérvico-tóraco-abdomino-pélvico.

Considerando que na posição supina, por efeito da gravidade, ocorre o alinhamento da coluna vertebral e do occipital no plano de apoio, nos casos em que a cabeça está em antepulsão observa-se uma elevação excessiva do tórax, uma hiperlordose cervical e uma hiperextensão do crânio diante do excesso de tensão muscular dos músculos anteriores da cabeça (escalenos, esternocleidomastoídeos, sistema fascial supradiafragmático).

Nesse caso, partindo da manutenção da correção do centro — isto é, da região lombar —, progredimos para a extensão do quadril e dos joelhos, conservando o apoio do occipital e a correção das compensações evidenciadas durante a progressão da postura terapêutica, tais como a elevação das costelas e a hiperlordose cervical.

Segundo a teoria de Souchard, o conceito de globalidade representa uma necessidade terapêutica em relação aos sistemas de coordenação neuromotora, neurológica, articular, muscular, fascial, que funcionam como um conjunto para assegurar a integridade da função estática e da função dinâmica, bem como de algumas funções ditas "hegemônicas", que, comparadas a outras, são fundamentais para uma vida normal.

Dado que a Reeducação Postural Global (RPG) produz um mecanismo que age para inibir e relaxar o excesso de *stiffness* miofascial, quando se atinge o ponto de rigidez, surge o risco de se produzirem compensações que podem se fixar como deformações do comportamento postural e efeitos secundários de desvios e alterações na mobilidade articular. É necessário, portanto, considerar todo o sistema de movimento e não apenas a região acometida pela patologia, equilibrando durante a progressão da "postura terapêutica global" as compensações associadas à progressão em si.

Na próxima seção, trataremos dos resultados de alguns estudos sobre o conceito de interdependência regional.

INTERDEPENDÊNCIA REGIONAL: EXEMPLIFICAÇÕES

Na literatura, existem inúmeros estudos que consideram o conceito de interdependência regional um método de referência válido para a avaliação e escolha do tratamento do paciente.

Alguns autores mostraram, por exemplo, as possíveis relações entre a dor nas costas e o estado funcional do quadril.

Em 2009, Reiman et al. chamaram a atenção para eventuais ligações entre as disfunções do quadril e a dor nas costas, recorrendo às melhores evidências disponíveis no momento em relação ao conceito de interdependência regional como modelo para guiar o processo de decisão e fornecer hipóteses para pesquisas futuras.

Os autores identificam uma relação biomecânica entre o quadril e a região lombar definida como *hip-spine syndrome* (síndrome anca-coluna), que descreve de modo específico a influência que um quadril disfuncional exerce no alinhamento da coluna vertebral e, consequentemente, no comprimento dos músculos e nas forças articulares.

O fato de uma osteoartrose severa do quadril poder provocar o desalinhamento da coluna no plano sagital e, como resultado, dores nas costas é uma prova dessa relação.

Em um ensaio clínico de 2011, Grassi et al. comprovaram, por meio da baropodometria, melhoras imediatas e duráveis na distribuição do peso em indivíduos saudáveis, após manipulações em alta velocidade e pequena amplitude na articulação sacroilíaca.

Parece que uma boa condição funcional da articulação sacroilíaca é importante para que haja a distribuição correta do peso, tendo em vista que o sacro deve orientar as forças na direção dos dois ossos ilíacos até os pés. Desse modo, as assimetrias posicionais da articulação sacroilíaca podem influenciar a manutenção da postura ortostática e, por conseguinte, a distribuição do peso nos pés.

As relações entre a articulação sacroilíaca e o quadril também foram observadas por Cibulka, que mostrou como pacientes com lombalgia, mas sem disfunção da articulação sacroilíaca, apresentavam uma rotação externa bilateral do quadril significativamente maior em comparação com a rotação interna; por outro lado, pacientes com lombalgia associada à disfunção da articulação sacroilíaca apresentavam uma rotação externa do quadril significativamente maior em relação à rotação interna no lado do osso ilíaco retroverso.

De acordo com o estudo randomizado e controlado de Suter et. al., realizado em 2000, observações clínicas demonstraram que muitas vezes a dor anterior do joelho coexiste com disfunções mecânicas da articulação sacroilíaca ou da coluna vertebral lombar. A análise das 23 pessoas que apresentavam fraqueza muscular nos dois membros inferiores revelou, em todos, na avaliação funcional, a presença de uma disfunção sacroilíaca. Como resultado do tratamento manipulativo da articulação sacroilíaca, observou-se a redução da fraqueza dos músculos extensores do joelho.

Do mesmo modo, outros estudos trataram da relação entre o quadril e as regiões lombar e sacroilíaca. Reiman et al., por exemplo, defendem que o quadril pode ter influência em caso de dor nas costas, já que as regiões citadas compartilham as inserções musculares do psoas, do quadrado lombar, do sacroespinhal e do grande glúteo, cuja contração envolve o movimento da coluna, da bacia e do quadril.

Evidentemente o movimento de uma dessas áreas requer uma ação compensatória das outras devido ao compartilhamento muscular, aspecto que nos leva mais uma vez aos conceitos de interdependência regional e globalidade.

Segundo um ensaio randomizado de 2000, na síndrome subacromial (*impingement syndrome*), há também uma relação entre o ombro e o assim chamado *upper quarter* (região cervical, dorsal alta e membro superior).

Entre dois grupos, aquele que foi submetido a um tratamento com terapia manual envolvendo a região cervical, dorsal alta e o membro superior, combinado a um programa padronizado de exercícios, obteve uma redução estatisticamente significativa da dor e um aumento da força, após completar apenas seis sessões de terapia em um período que variou de 21 a 27 dias.

A região lombar e o quadril são áreas do corpo que frequentemente revelam uma correlação entre si na manifestação de sintomas ou disfunções, sobretudo no que diz respeito à amplitude do movimento da articulação.

Vários estudos relacionam a dor nas costas às modificações da amplitude da mobilidade articular do quadril e do controle neuromuscular. Porém, há poucas evidências clínicas sobre a influência ou o tratamento desses distúrbios.

Em uma publicação de 2011, Burns et al. discutiram uma abordagem que, baseada no conceito de interdependência regional, incluía a terapia manual e o exercício voltado ao tratamento das disfunções da articulação do quadril.

Os resultados sugerem que tratar o quadril pode ser uma primeira escolha útil quando os pacientes relatam dor nas costas.

Verificou-se, além disso, que a redução da extensão lombar, da rotação interna e da distância do Teste de Faber do quadril em apoio é correlata ao caso de lombalgia nos golfistas profissionais.

Outro estudo confirmou tais observações, considerando, porém, golfistas amadores que sofrem com dor nas costas. Esses indivíduos registraram uma significativa redução da rotação interna do quadril apoiado e mantido em uma posição neutra entre flexão e extensão.

Essas evidências corroboram os resultados dos estudos sobre pessoas sedentárias, os quais encontraram relações entre a redução da *range of motion* (amplitude do movimento) medial do quadril e a incidência de lombalgia.

Conforme afirmaram Atalay et al., o nível de dor e deficiência diminui mais significativamente em pacientes com lombalgia crônica que fazem exercícios para as costas integrando-os a exercícios para o pescoço, para a parte superior das costas e para os ombros, ao contrário do que ocorre com pacientes que fazem apenas exercícios lombares tradicionais. A pesquisa conclui que seria mais proveitoso incluir, no programa de exercícios que os pacientes com lombalgia devem fazer em casa, exercícios para o pescoço, para a parte superior das costas e ombros.

A partir dos estudos citados, é possível concluir que tratar da coluna vertebral torácica, da bacia e do quadril com a terapia manual pode produzir benefícios maiores a curto prazo do que somente o tratamento lombar local segmentário.

A inclusão da terapia manual no tratamento, segundo o conceito de interdependência regional, parece realmente gerar uma melhoria em relação à deficiência e uma percepção subjetiva consideravelmente maior.

As disfunções da articulação do joelho também se beneficiam com a abordagem global. Estudos demonstraram as correlações entre a mobilização do quadril e a melhora da sintomatologia do joelho artrósico.

Na síndrome femoropatelar, normalmente se considera útil melhorar a força e a funcionalidade do músculo quadríceps, contudo, foi descoberto que as manipulações sacroilíacas ou lombares produzem uma significativa redução da inibição do quadríceps nos pacientes.

Alguns pesquisadores sugeriram que a dor femoropatelar pode estar associada à fraqueza dos músculos proximais do quadril, em particular dos adutores e dos rotadores externos.

Com base nos resultados de uma pesquisa de 2008, verificou-se que pacientes com síndrome femoropatelar que têm uma diferença maior do que 14 graus em ambos os lados da faixa de rotação interna do quadril, se tratados com uma manipulação lombopélvica, têm 80% de chance de alcançar um resultado positivo com o tratamento.

CONCLUSÕES

Como vimos a partir das hipóteses formuladas, o sistema nervoso central, a fim de garantir a função, planeja estratégias e padrões compensatórios que envolvem circuitos neuronais e outras estruturas que não aquela acometida pelo sintoma ou pela disfunção original.

Essas estruturas sofrem modificações patológicas diante da redistribuição das cargas decorrentes do aumento da rigidez, que, por sua vez, deriva de um recrutamento muscular mais intenso.

É possível afirmar que o conceito de interdependência regional tem algumas analogias com o conceito de globalidade descrito desde o começo dos anos oitenta por Souchard.

Certamente, a interdependência regional propôs uma nova perspectiva de avaliação dos distúrbios musculoesqueléticos, atentando, assim como a Reeducação Postural Global, para as relações que a região do sintoma ou da disfunção pode ter com outras regiões. A vantagem é ter superado a abordagem analítica local ligada à área do sintoma ou disfunção, ainda que, do nosso ponto de vista, a interdependência regional não forneça resultados satisfatórios para o tratamento, que permanece analítico, embora direcionado a regiões do corpo diferentes em relação àquela do sintoma ou disfunção.

Para Souchard, é necessário não apenas uma abordagem avaliativa, mas também terapêutica, que considere os padrões disfuncionais e as consequentes modificações posturais, na tentativa de identificar eventuais relações entre diferentes zonas.

Desse modo, a globalidade dos exercícios posturais terapêuticos usados na Reeducação Postural Global se coloca como uma "necessidade terapêutica", pois evidencia as compensações e as cadeias neurofibromusculares disfuncionais responsáveis pelo sintoma ou pela disfunção, permitindo-nos atuar em mecanismos de tipo mecânico, neurofisiológico e psicossocial.

Leituras recomendadas

- Atalay E, Akova B, Gür H et al. "Effect of upper-extremity strengthening exercises on the lumbar strength, disability and pain of patients with chronic low back pain: a randomized controlled study". *J Sports Sci Med.* 2017; 16(4): 595-603.
- Bang MD, Deyle GD. "Comparison of supervised exercise with and without manual physical therapy for patients with shoulder impingement syndrome". *J Orthop Sports Phys Ther.* 2000; 30(3): 126-37.
- Ben-Galim P, Ben-Galim T, Rand N et al. "Hip-spine syndrome: the effect of total hip replacement surgery on low back pain in severe osteoarthritis of the hip". *Spine.* 2007; 32(19): 2099-102.
- Bialosky JE, Bishop MD, George SZ. "Regional interdependence: a musculoskeletal examination model whose time has come". *J Orthop Sports Phys Ther.* 2008; 38(3): 159-60.
- Boyles RE, Ritland BM, Miracle BM et al. "The short-term effects of thoracic spine thrust manipulation on patients with shoulder impingement syndrome". *Man Ther.* 2009; 14(4): 375-80.
- Chapman CR, Tuckett RP, Song CW. "Pain and stress in a systems perspective: reciprocal neural, endocrine, and immune interactions". *J Pain.* 2008; 9(2): 122-45.
- Cibulka MT, Sinacore DR, Cromer GS et al. "Unilateral hip rotation range of motion asymmetry in patients with sacroiliac joint regional pain". *Spine.* 1998; 23(9): 1009-15.
- Colloca CJ, Keller TS, Gunzburg R. "Neurome chanical characterization of in vivo lumbar spinal manipulation. Part II. Neurophysiological response". *J Manipulative Physiol Ther.* 2003; 26: 579-91.
- Currier LL, Froehlich PJ, Carow SD et al. "Development of a clinical prediction rule to identify patients with knee pain and clinical evidence of knee osteoarthritis who demonstrate a favorable short-term response to hip mobilization". *Phys Ther.* 87(9): 1106-19.
- Dishman JD, Cunningham BM, Burke J. "Comparison of tibial nerve H-reflex excitability after cervical and lumbar spine manipulation". *J Manipulative Physiol Ther.* 2002; 25: 318-25.
- Grassi D de O, de Souza MZ, Ferrareto SB et al. "Immediate and lasting improvements in weight distribution seen in baropodometry following a high-velocity, low-amplitude thrust manipulation of the sacroiliac joint". *Man Ther.* 2011; 16(5): 495-500.
- Hodges PW, Smeets RJ. "Interaction between pain, movement, and physical activity short-term benefits, long-term consequences, and targets for treatment". *Clin J Pain.* 2015; 31(2): 97-107.
- Iverson CA, Sutlive TG, Crowell MS et al. "Lumbopelvic manipulation for the treatment of patients with patellofemoral pain syndrome: development of a clinical prediction rule". *J Orthop Sports Phys Ther.* 2008; 38(6): 297-312.

- Kalauokalani D, Cherkin DC, Sherman KJ et al. "Lessons from a trial of acupuncture and massage for low back pain: patient expectations and treatment effects". *Spine*. 2001; 26: 1418-24.
- McEwen BS, Wingfield JC. "What is in a name? Integrating homeostasis, allostasis and stress". *Horm Behav*. 2010; 57(2): 105-11.
- Murray E, Birley E, Twycross-Lewis R et al. "The relationship between hip rotation range of movement and low back pain prevalence in amateur golfers: An observational study". *Phys Ther Sport*. 2009; 10(4): 131-5.
- Reiman MP, Weisbach PC, Glynn PE. "The hips influence on low back pain: a distal link to a proximal problem". *J Sport Rehabil*. 2009; 18(1): 24-32.
- Souchard PhE. *RPG: Reeducação Postural Global — O método*. São Paulo, GEN Guanabara Koogan 2012.
- Souchard PhE. *Basi del metodo di rieducazione posturale globale. Il campo chiuso*. Marrapese 1994.
- Strunce JB, Walker MJ, Boyles RE et al. "The immediate effects of thoracic spine and rib manipulation on subjects with primary complaints of shoulder pain". *J Man Manip Ther*. 2009; 17(4): 230-6.
- Suter E, McMorland G, Herzog W et al. "Conservative lower back treatment reduces inhibition in knee-extensor muscles: a randomized controlled trial". *J Manipulative Physiol Ther*. 2000; 23(2): 76-80.
- Vad VB, Bhat AL, Basrai D et al. "Low back pain in professional golfers. The role of associated hip and low back rangeof-motion deficits". *Am J Sports Med*. 2004; 32(2): 494-7.
- Vicenzino B, Collins D, Benson H et al. "An investigation of the interrelationship between manipulative therapy-induced hypoalgesia and sympathoexcitation". *J Manipulative Physiol Ther*. 1998; 21: 448-53.
- Waddell G. "Volvo award in clinical sciences. A new clinical model for the treatment of low-back pain". *Spine*. 1987; 12(7): 632-44.
- Wainner RS, Whitman JM, Cleland JA et al. "Regional interdependence: a musculoskeletal examination model whose time has come". *J Orthop Sports Phys Ther*. 2007; 37(11): 658-60.

Agradecemos à dra. Cristina Zani por sua colaboração na revisão do capítulo.

4

O papel da RPG Souchard no tratamento das fáscias e dos pontos-gatilho

Emiliano Grossi

Este texto complementa e desenvolve alguns dos conceitos de que o prof. Souchard tratou no Capítulo 1, relacionados às alterações e ao tratamento dos tecidos fasciais.

A FÁSCIA E SUAS FUNÇÕES

Até poucos anos atrás, o termo "fáscia" era em geral usado para indicar o tecido conjuntivo e fibroso que reveste os músculos. Considerava-se, portanto, apenas o epimísio, visível na dissecação macroscópica e formado por fibras colágenas esbranquiçadas, o qual envolve o componente contrátil (Figura 4.1).

Depois, o perimísio e o endomísio também passaram a integrar aquilo que se entendia por tecido fascial, pois preservavam suas características, apesar da localização mais profunda e de recobrirem fibras musculares (Figura 4.2).

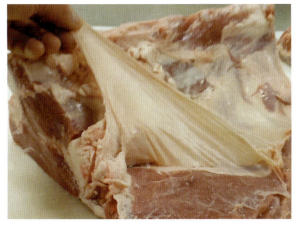

Figura 4.1 Epimísio.

Hoje sabemos que essas três partes compõem somente a miofáscia, uma das várias formas dos tecidos fasciais do nosso organismo.

À luz dos conhecimentos atuais, a fáscia é na verdade um grupo de tecidos conjuntivos diversos entre si, tanto por questões histológicas quanto pela função que cada um exerce, mas que compartilham a mesma origem mesenquimal embrionária.

O tecido conjuntivo pode ser dividido em quatro classes principais:
- tecido conjuntivo propriamente dito, que pode ser:
  - frouxo (tecido adiposo, tecido elástico, tecido mucoso, tecido reticular, tecido pigmentado); ou
  - denso (tendões, ligamentos, aponeuroses);
- tecido cartilaginoso (tecido conjuntivo de suporte);
- tecido ósseo (tecido conjuntivo de suporte);
- sangue e linfa (tecido conjuntivo fluido).

As células que compõem o tecido conjuntivo se encontram dispersas na matriz extracelular, formada, por sua vez, por componentes fibrosos e pela substância fundamental — gelatinosa e altamente hidratada.

As várias fáscias são, assim, compostas pelos diversos tipos de tecidos conjuntivos, os quais são caracterizados por elementos celulares específicos, matriz extracelular e elementos nervosos assim constituídos:
- Células
  - fixas
    - fibroblastos/miofibroblastos;
    - adipócitos;
    - fasciacitos (Stecco, 2008);
    - telócitos.
  - móveis
    - macrófagos;
    - linfócitos.

51

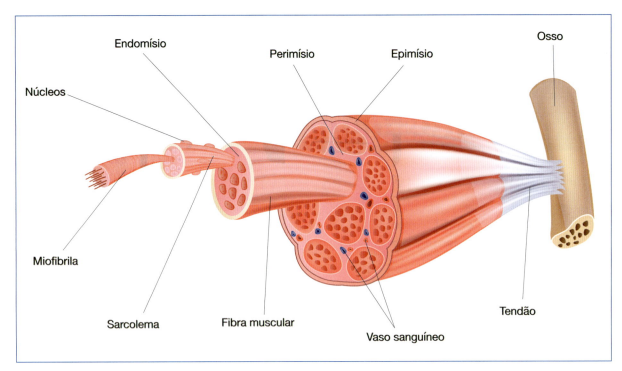

Figura 4.2 Representação das partes constituintes da miofáscia.

- Matriz extracelular
  - substância fundamental
    - ácido hialurônico e água;
    - GAGs (glicosaminoglicanos);
    - proteoglicanos.
  - fibras
    - fibras colágenas de tipo I e II;
    - elastina e fibrilina.
- Elementos nervosos
  - terminações livres;
  - corpúsculos de Pacini e Ruffini;
  - fusos neuromusculares e órgãos de Golgi.

LOCALIZAÇÃO DOS TECIDOS FASCIAIS

Anatomicamente, o tecido fascial é encontrado em vários níveis (Figura 4.3). Superficialmente, logo abaixo da epiderme e da derme está a hipoderme, isto é, a *fáscia superficial*, composta por uma camada de tecido conjuntivo frouxo, uma camada de tecido conjuntivo membranoso e, mais a fundo, outra camada de tecido conjuntivo frouxo.

Seguindo no sentido da profundidade, encontramos então a *fáscia profunda*, cuja composição é ligeiramente diferente nos membros e no tronco, feita de camadas de fibras colágenas (onduladas e aponeuróticas).

Ainda mais profundamente está localizada a *fáscia epimisial*, também formada por fibras colágenas onduladas fortemente ligadas às fibras musculares e ao periósteo.

DEFINIÇÃO DE FÁSCIA

Por causa de sua complexidade em termos de histologia, localização e função, a definição de fáscia sempre foi muito confusa e até hoje não é completamente unívoca. Em 2015 foi instituído o Comitê de Nomenclatura da Fáscia (FNC, na sigla em inglês), que reúne algumas das definições mais compartilhadas na comunidade. Segundo o FNC, uma definição que considere as múltiplas funções desse tecido deve compreender, mas não se limitar a, funções de manutenção da forma, de suporte, estruturais, neurológicas, biomecânicas, de transmissão de forças, de morfogênese e de transmissão de sinais celulares.

Em 2017 o FNC apresentou aquela que hoje é a definição de fáscia mais comum:

"O sistema fascial consiste em um *continuum* tridimensional de tecidos fibrosos densos, frouxos, ricos em colágeno, que perpassam todo o corpo. Ele inclui elementos de tecido adiposo, bainhas neurovasculares, aponeuroses, fáscias superficiais e profundas, epineuro, cápsulas articulares, ligamentos, membranas, me-

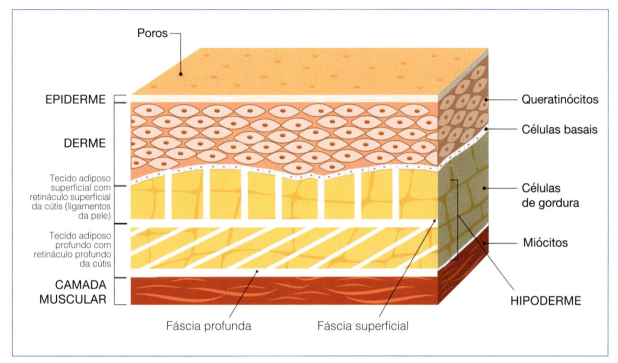

Figura 4.3   Camadas do tecido fascial.

ninges, expansões miofasciais, periósteos, retináculos, septos, tendões, fáscias viscerais e todos os tecidos conjuntivos intra e intermusculares, incluindo o endomísio, o perimísio e o epimísio. O sistema fascial recobre e interpenetra todos os órgãos, músculos, ossos e fibras nervosas, dando ao corpo uma estrutura funcional e proporcionando um ambiente em que todos os sistemas corpóreos possam funcionar de modo integrado".

DISFUNÇÃO MIOFASCIAL

Quase todas as alterações fasciais, definidas também como "densificações" da fáscia, estão associadas à hipertonia e à rigidez muscular. Microtraumas, gestos repetitivos, posições mantidas por longos períodos e causas mecânicas, químicas e físicas (frio, calor) são apenas alguns dos elementos que podem gerar a densificação e a restrição dos tecidos fasciais.

As síndromes em que ocorre alteração fascial caracterizam-se pela presença da dor, a qual pode ser irradiada ou circunscrita a zonas específicas (pontos-gatilho). O sintoma pode ser espontâneo ou evocado, e é comum a manifestação de impotência funcional (e até mesmo de afuncionalidade diante do excesso de rigidez). Todas essas alterações se manifestam sobretudo por meio da mecânica do aparato locomotor, e, de modo geral, tanto no macroscópico (postura) quanto no microscópico (alterações e desvios dos eixos articulares).

Nos últimos anos, o estudo da histologia, da fisiologia e das possíveis correlações entre o tecido fascial e as patologias musculoesqueléticas (e não somente com elas) trouxe importantes conclusões. Podemos citar, por exemplo, uma descoberta que fortaleceu a hipótese da relação da fáscia com certas patologias dolorosas e alterações funcionais: a de que, nesse tipo de tecido, muito mais do que no músculo ou nas articulações, há uma concentração elevadíssima de algorreceptores e proprioceptores (Golgi, Pacini, Ruffini e mecanorreceptores intersticiais).

Estudos ainda investigaram como a miofáscia, com suas expansões profundas que transmitem forças mecânicas até as fibras musculares, pode influenciar ou mesmo determinar o envolvimento neuromuscular na coordenação motora. Em geral, todas as variáveis envolvidas em um gesto ou esquema motor são geridas pelo sistema nervoso, que monitora o componente de tensionamento do complexo miofascial e responde com ativações corretas e complexas a fim de obter o *output* desejado. Se as expansões fibrosas e profundas da fáscia se alteram, também se alteram a relação mecânica, a neurológica e a coordenação recíproca entre as estruturas musculares e o sistema nervoso, que deverá se reconfigurar (isto é, compensar) continuamente para responder à alteração. Como resultado, a execução do gesto poderá ser modificada, tornando-o menos fluido, menos funcional ou mesmo incorreto.

A fáscia é, desse modo, um tecido globalizante que sincroniza a parte com o todo, a fibra muscular com o resto do corpo, sendo fundamental para o resultado da harmonia e do gesto motor. É importante considerá-la uma das expressões do conceito de globalidade como entendido na RPG. Um vasto número de patologias pode ser consequência direta ou indireta de uma alteração nesse sistema global integrado tão complexo. Trata-se, para citar apenas algumas, de alterações funcionais, alterações posturais, sobrecargas articulares e sobrecargas interdiscais, associadas ou não à perda de funcionalidade muscular generalizada ou localizada. As síndromes miofasciais localizadas merecem ser investigadas mais profundamente, já que podemos nos deparar com os chamados *trigger points* ou pontos-gatilho (PGs), áreas de verdadeira alteração tecidual nas fibras musculares.

Pontos-gatilho miofasciais

Foram descritos empiricamente no fim do século XIX como zonas isoladas de uma porção muscular intensamente sensíveis à dor palpatória, as quais produziriam dor semelhante à referida pelo paciente. Uma vez que não foram encontradas justificativas de causa-efeito, esses pontos passaram a ser entendidos como manifestações reumáticas extra-articulares. Constatando sua inegável existência, e com o intuito de investigar sua natureza patogenética, alguns estudiosos começaram a formular hipóteses muito interessantes. A primeira e mais aceita remonta a 1940, quando aquilo que ainda hoje chamamos de *trigger point* foi canonizado como uma área de hipóxia associada ou não ao estresse metabólico no interior do tecido muscular, potencialmente causada por microtraumas (diretos, mecânicos, biomecânicos e posturais) e por fatores metabólicos.

Mais tarde, Travell e Simons (1992) definiram: "um ponto-gatilho miofascial é uma área hiperirritável em uma bandeleta contraída de um músculo esquelético, localizada no tecido muscular e/ou na fáscia". A área dói quando pressionada e pode evocar uma dor projetada.

Evidências dos pontos-gatilho

Ao longo do tempo, muito se trabalhou para definir e identificar os pontos-gatilho no âmbito científico.

Hoje eles são reconhecidos como uma entidade patológica e anatômica em todos os domínios da medicina, sobretudo na reumatologia, e estão presentes em milhares de estudos científicos, dentre os quais centenas são ensaios clínicos.

O ponto-gatilho miofascial apresenta uma atividade eletromiográfica alterada e é marcado por espasmos musculares localizados, enquanto, no mesmo músculo, as fibras adjacentes permanecem eletricamente silentes (DR Hubbard et al. Spine 1976). Estudos registraram um padrão eletromiográfico específico — atividade elétrica espontânea (AEE, na Figura 4.4) — no ponto-gatilho dos músculos esqueléticos, aspecto também confirmado por pesquisas que analisaram outras espécies animais.

A AEE do ponto-gatilho é observável de forma inequívoca no músculo esquelético em repouso. Caracteriza-se por uma atividade de base ou de fundo (chamada de *noise*) de amplitude baixa (50 µV), à qual se sobrepõe uma atividade intermitente (as *spikes*) de amplitude alta (100-700 µV).

No primeiro momento, essa atividade espontânea dotada de um padrão fixo e precisamente identificável foi atribuída à estimulação das fibras no interior do fuso neuromuscular (fibras intrafusais), as quais são inervadas pelo sistema simpático. Depois, o ponto-gatilho passou a ser visto como entidade anatômica distinguível, marcada por uma atividade perfeitamente registrável e investigável, que encontra correspondência anatômica na *End-Plate Theory* (Teoria da Placa Motora Terminal, ver abaixo) em que se registra uma AEE específica para o ponto-gatilho.

A evidência palpatória é o notável endurecimento (mesmo que não em todas as localizações anatômicas) formado pelo depósito de tecido conjuntivo (resquícios histológicos) e por metabólitos, exsudato e acúmulo de mucopolissacarídeos, o que gera a gelificação

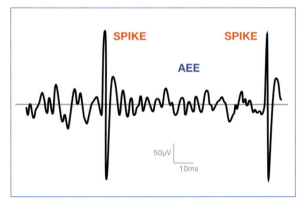

Figura 4.4 Atividade elétrica espontânea (AEE) dos pontos-gatilho.

dos coloides musculares. O músculo fica mais curto e tem espasmos.

Podemos pensar o ponto-gatilho ativo como a disfunção de um ou mais sarcômeros dentro de um mesmo músculo.

Patogênese

Atualmente a patogênese do ponto-gatilho é classificada e reconhecida em três macroalterações:
- *End-Plate Theory*. Em linhas gerais, diz respeito à liberação de acetilcolina na junção neuromuscular de modo não controlado e/ou excessivo (Figura 4.5). Essa teoria foi confirmada com a constatação de que existe uma sobreposição topográfica e anatômica das zonas em que se registra a AEE do ponto-gatilho e a zona da placa motora.
- Déficit energético-metabólico. Estudos sobre o equilíbrio bioquímico do ponto-gatilho mostraram:
  - que o pH *in loco* sofre redução;
  - que os compostos químicos mediadores da flogose — norepinefrina, CGRP (*calcitonin gene-related peptide*, polipeptídeo relacionado ao gene da calcitonina), substância P, bradicinina, 5-hidroxitriptamina, TNF-α e IL-1, serotonina, prostaglandinas e histamina, por exemplo — têm um aumento significativo em relação ao que se observa em pessoas saudáveis ou mesmo em pontos-gatilho latentes de pessoas com pontos-gatilho ativos;
  - que existe uma relação entre a insuficiência vitamínica e o aparecimento de pontos-gatilho;
  - que existe uma relação entre níveis elevados de cortisol (hormônio do estresse) e a produção — não a manutenção — dos PGs.

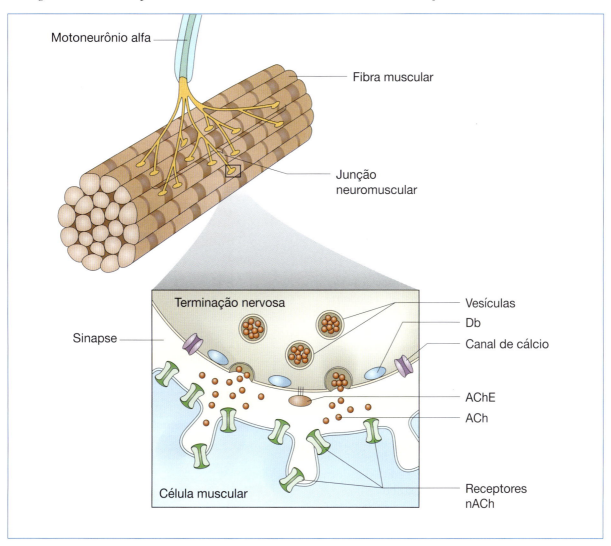

Figura 4.5 Junção neuromuscular.

- Dor miofascial neuropática. Hipótese muito interessante que descreve uma "hipersensibilidade" ou uma hiper-reatividade dolorífica residual e secundária a estímulos e traumas no tecido radicular. Vale citar, por exemplo, a radiculopatia resultante da compressão discal, da estenose do canal ou da listese vertebral. Nesse caso, as manifestações são:
    - motoras, sempre descritas em associação ao encurtamento muscular;
    - autonômicas, com hiperidrose, trofedema, vasoconstrição (por exemplo, lacrimação associada aos pontos-gatilho do ECOM — esternocleidooccipitomastoídeo);
    - tróficas, com alterações dos anexos cutâneos.

Alguns autores afirmam que o encurtamento muscular, junto às alterações vasomotoras, ainda determinaria o surgimento de entesopatias, as quais decorreriam sobretudo do aumento de tensão diante das inserções tendíneas e de uma circulação sanguínea não funcional resultante da alteração vasomotora (estase de metabólitos ácidos, inflamatórios e algógenos?).

Além da hipótese de dano neurogênico decorrente da radiculopatia ou estresse semelhante, estudos mais recentes têm falado em degeneração neuroaxonal dos neurônios motores, registrada através da EMG de fibra única. Isso determinaria uma "denervação ultraperiférica".

Segundo alguns autores, a denervação das fibras sensitivas decorre da denervação das fibras motoras, através de uma interação nos gânglios dorsais.

Parte dos estudos está em busca de uma definição mais concreta e científica da dita síndrome fascial. Uma hipótese pessoal é a de que a síndrome em questão ocorre com a somatória percentual ou a globalização das alterações mencionadas, sendo, desse modo, o acúmulo ou o desenvolvimento amplo de pontos-gatilho individuais ou ainda de uma grande quantidade de pontos-gatilho em vários níveis e tecidos.

Nessas pesquisas, o dano muscular é entendido como o estresse da estrutura mantido no tempo em condições biomecânicas-posturais desfavoráveis — sobretudo durante um exercício muscular excêntrico realizado de forma errada, à alta intensidade, máxima ou submáxima —, que levaria à liberação de substâncias algogênicas (que foram medidas) e, desse modo, ao aparecimento do ponto-gatilho.

De acordo com tal perspectiva, na junção neuromuscular, o CGRP interferiria no metabolismo da acetilcolina (corroborando a *End-plate Theory*) e seria liberado a partir de um estímulo medular com transmissão antidrômica, tal como ocorre na inflamação neurogênica. A sensibilização periférica induzida geraria, então, uma sensibilização central, com os neurônios polimodais dos cornos dorsais entrando em jogo (WDR, *wide dynamic range*) e provocando, através de um circuito de interconexões, tanto manifestações motoras reflexas (o que justificaria a contração muscular dolorosa reflexa após a estimulação do ponto-gatilho) quanto a dor referida.

Embora vários estudos tenham sido publicados, ainda não há uma teoria unívoca acerca dos mecanismos de origem direta da dor miofascial.

O ponto-gatilho também foi descrito do ponto de vista histológico e anatômico.

É compreensível que inicialmente o fuso neuromuscular tenha sido apontado como entidade neuro-anatômica responsável por desencadear o mecanismo de encurtamento. No entanto, hoje sabemos que não é isso o que acontece. O ponto-gatilho encurtado alonga o sarcômero no nível micro, aumentando a tensão muscular e tendinosa no nível macro, além do estresse vascular (Figuras 4.6 e 4.7).

Na prática, a fibra muscular compensa: se os sarcômeros com maior presença de pontos-gatilho (mensurável) não podem se alongar, uma vez que estão

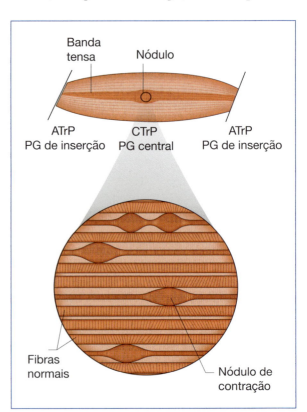

Figura 4.6 Complexo dos pontos-gatilho.

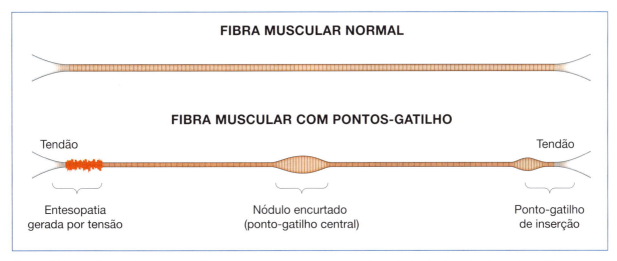

Figura 4.7 Localização dos pontos-gatilho e consequente encurtamento. A tensão local e insercional gerada na fibra muscular é perceptível.

mais curtos, os outros sarcômeros devem compensar. Este é o princípio que o prof. Philippe Souchard estabeleceu há muitos anos: "quando submetidos à tensão, aqueles que têm condições de alongar-se irão se alongar; o restante vai resistir, tendendo a continuar curto".

A ABORDAGEM DA RPG NA FÁSCIA

Como vimos, o tecido fascial é onipresente no corpo humano, representando uma rede complexa de receptores ou ainda um transmissor de forças que vai do micro (miofibrila) ao macro (*output* neuromuscular estático e dinâmico). Consequentemente, as alterações fasciais são responsáveis não apenas por disfunções locais, mas muitas vezes globais ou localizadas em regiões mais ou menos distantes daquela em que a alteração primária se manifestou.

É natural, desse modo, pensar em uma abordagem reeducativa global, levando em conta a distribuição do tecido fascial superficial e, sobretudo, do tecido fascial profundo (Figuras 4.8 e 4.9).

Consideremos, por exemplo, uma estrutura globalizante tal qual a fáscia toracolombar, que, como sabemos, transmite forças e alterações em um campo topograficamente muito extenso (Figura 4.9).

Do ponto de vista clínico, o ideal é valer-se de um instrumento capaz de corrigir contemporaneamente todos os pontos de aplicação das forças e todas as compensações por elas geradas, ao mesmo tempo em

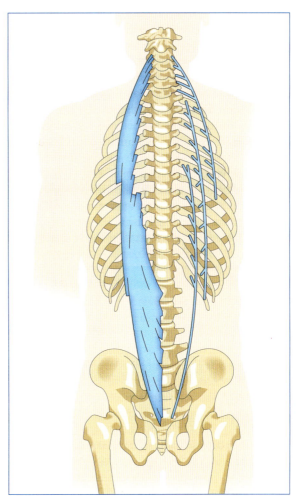

Figura 4.8 O tecido miofascial tem conexões simultâneas mesmo com áreas anatômicas muito remotas.

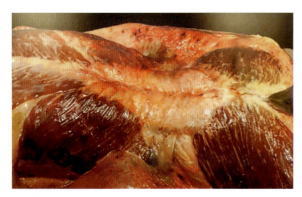

Figura 4.9 A fáscia toracolombar, um exemplo de tecido miofascial globalizante.

que trata o ponto-gatilho. A globalidade também se torna uma necessidade enquanto aplicação terapêutica direta do conceito de tensegridade.

A função estática, consequência direta da regulação neuromiofascial do tônus, se utiliza de estruturas coordenadas histologicamente especializadas para desempenhar tal papel. Exemplo disso são as diferenças teciduais observadas em músculos diferentes.

Em 1981, o prof. Souchard apontou a importância de se diferenciar a abordagem terapêutica nos músculos estáticos e nos músculos dinâmicos. Estudos recentes sobre os tecidos fasciais, além de reafirmarem essa distinção, mostraram que há uma presença maior de tecido fascial nos músculos da função estática — em particular, de fibras colágenas intra e interfibras musculares, especialmente de perimísio.

Isso significa que é preciso considerar as diferenças entre as estruturas envolvidas nas alterações, pensando não apenas nas diferenças de ordem anatômica (músculos brancos ou vermelhos, fásicos ou tônicos, estáticos ou dinâmicos), mas também nas adaptações anatômicas a diferentes funções, que ocorrem de acordo com a maior ou menor quantidade de tecido fascial (Tabela 4.1).

A seguir, vejamos algumas características fundamentais da RPG que fazem do método um instrumento eficaz para reequilibrar as tensões do tecido fascial.

A correção estática: efeito mecânico e químico

As posturas terapêuticas de correção da RPG podem gerar estímulos químicos e bioquímicos de reparação tecidual por meio da "microprogressão ativa".

Tabela 4.1 Diferenças histológicas, funcionais, anatômicas e de quantidade de tecido fascial presente nos músculos predominantemente fásicos ou tônicos (Grossi 2001; a partir de estudos de Stockmeyer 1967, Borg 1980, Janda 1960).

	Músculos estáticos (predominância de fibras tônicas)	Músculos dinâmicos (predominância de fibras fásicas)
1	Têm funções de suporte (postural)	Têm funções de movimento (dinâmicas)
2	Fibras curtas e oblíquas	Fibras longas e paralelas
3	Contêm mais fibras musculares vermelhas (maior mioglobina), fibras mais lentas	Contêm mais fibras musculares brancas, fibras rápidas
4	Têm mais tecido conjuntivo, fascial e fibroso	Têm menos tecido conjuntivo (são mais elásticas)
5	Os fusos neuromusculares têm muitas fibras de cadeia (reflexos do estiramento estático)	Os fusos neuromusculares têm muitas fibras com saco nuclear (reflexos do estiramento dinâmico)
6	Resistência ao movimento e à fadiga no tempo	Baixa resistência à fadiga
7	Reagem à alteração de cargas com encurtamento e alteração funcional	Reagem à alteração de cargas com enfraquecimento e alteração funcional
8	Em geral, localizados em áreas médias e profundas	Em geral, localizados em áreas superficiais e laterais
9	Em geral, integram o grupo dos músculos extensores, com funções antigravitárias	Em geral, integram o grupo dos músculos flexores
10	São aproximadamente 1/3 mais fortes do que o componente dinâmico	São aproximadamente 1/3 mais fracos do que o componente estático
11	Sua máxima potência ocorre a velocidades de contração baixas	Sua máxima potência ocorre a velocidades de contração altas (dinâmicas)
12	Se inativos, tornam-se rígidos rapidamente	Se inativos, tornam-se fracos rapidamente
13	Em resposta às tensões constantes a que são submetidos, tendem ao encurtamento	Com a inatividade, tendem ao alongamento e à flacidez

As posturas terapêuticas são estáticas e ativas. Nelas, são aplicadas forças moderadas e controladas, as quais são mantidas por um tempo determinado antes que se possa avançar rumo a uma nova barreira de resistência. Esse processo garante o tempo necessário à adaptação do tecido fascial superficial e profundo. Induzir modificações no tecido miofascial sem fazer grandes movimentos (importantes, por sua vez, para a manutenção dos resultados) se mostra como um dos melhores métodos para tratar síndromes miofasciais. A abordagem não apenas produz estímulos mecânicos a favor do alongamento e da flexibilidade do tecido miofascial, mas promove também a reparação dos tecidos através de uma modulação bioquímica induzida pelo tipo de correção em questão.

Nesse sentido, Hicks demonstrou como um estímulo para o alongamento — moderado e mantido no tempo — induz os fibroblastos a produzir interleucina-6, que atua na reparação do tecido muscular e nos processos anti-inflamatórios.

Muitos autores estão de acordo com a ideia de que, para produzir uma modificação no tecido profundo — e antes de prosseguir para uma barreira de resistência nova, de acordo com as modalidades de correção estática nas posturas terapêuticas da RPG Souchard —, não se deve aumentar a força de correção aplicada no tempo.

As posturas terapêuticas são uma estratégia para balancear de forma precisa os tecidos afetados pelas restrições fasciais, reduzindo ao mesmo tempo os riscos e os efeitos colaterais de tensões intra e extracelulares não equilibradas, além de fazerem da RPG um método de tratamento eficaz, em especial no caso da fáscia profunda. Sobre isso, Dittmore e Humphrey recentemente mostraram como tensões desequilibradas do tecido provocam a deformação e o encurvamento das fibras colágenas como resposta à sobrecarga, podendo gerar fibrose e disfunções. É por isso que elas devem ser evitadas.

Forças de correção leves, mantidas no tempo, também respeitam o conceito de *creep* ou *fluage*, excluindo o risco de trauma tecidual ou de resposta tixotrópica a estímulos rápidos. De fato, se uma força for aplicada muito rapidamente, o tecido responderá com o aumento de sua própria resistência (efeito tixotrópico) em relação à característica viscoelástica e tempo/força dependente do tecido fascial.

Na RPG, em paralelo ao estímulo da produção de interleucina-6, ocorre também outro efeito químico útil à resolução das alterações fasciais. Sabemos que os fibroblastos modificam a matriz extracelular em resposta a cargas mecânicas, tais como o alongamento ou o *stretching*. Entretanto, esses estímulos devem ser muito precisos qualitativa e quantitativamente. Por exemplo, para estimular o aumento da produção de colagenases, os fibroblastos podem ser alongados de acordo com uma porcentagem determinada em relação à sua elasticidade. Nessa questão os autores concordam entre si, mesmo que considerem dados ligeiramente diferentes. Segundo Langevin (2005), é necessário um *stretching* moderado (25% da elasticidade do tecido), o qual provoca o aumento do perímetro dos fibroblastos, resultando no afrouxamento do tecido conjuntivo (fato que Langevin confirmou em estudos de 2013).

Em 2009, Fourie afirmou que o alongamento controlado do tecido nunca deveria exceder a marca de 20% de sua elasticidade e, indo ainda mais adiante, indicou como valor ideal algo entre 5% e 6% (o que Standley também defendeu em 2007).

Alguns estudos específicos sobre o tecido tendinoso sugerem que, na verdade, o ideal seria a manutenção (estática) do nível de carga em uma intensidade de 4-8%.

Nesse sentido, durante as posturas terapêuticas da RPG, promove-se tanto a manutenção estática das correções, quanto a capacidade de controlar com precisão o estímulo de alongamento de intensidade baixa/moderada.

Esse estímulo mecânico, de acordo com os estudos citados, desencadeia uma mudança na matriz extracelular através da produção de colagenases por parte dos fibroblastos, produzindo um efeito diretamente bioquímico.

Em síntese: associados aos efeitos mecânicos gerados pela RPG Souchard, existem também dois efeitos bioquímicos desencadeados pelas posturas terapêuticas, os quais atuam como estímulo anti-inflamatório direto e na reparação tecidual, sendo:

- produção de interleucina-6 feita pelos fibroblastos;
- a produção de colagenases.

O trabalho ativo: efeito biomecânico, bioquímico e neuromuscular

Como dissemos, os tecidos fasciais são ricos em receptores. Só na matriz extracelular (MEC), há dez vezes mais receptores do que no músculo.

A fáscia é considerada, desse modo, um tecido extremamente ativo, com funções não apenas biomecânicas, mas também neurológicas. Podemos entendê-la como um tecido neuromecânico que requer um tratamento baseado preferencialmente na abordagem reeducativa ativa.

Para garantir resultados a longo prazo é importante informar o sistema nervoso central durante uma reeducação, manipulação ou reequilíbrio, motivo pelo qual o trabalho ativo é mais adequado do que o trabalho passivo.

A estimulação ativa também pode promover, através do trato espinocerebelar, um fluxo contínuo de informações em direção ao sistema nervoso central.

Em 1984, Fridén adicionou ainda uma dimensão neurofisiológica, observando que contrações isométricas e excêntricas não estimulam apenas o crescimento e o desenvolvimento longitudinal das fibras, mas criam, no nível central, um restauro do comprimento total do músculo em repouso.

O trabalho ativo durante as sessões de RPG Souchard é realizado por meio de diversas estratégias, como o uso de contrações isométricas específicas (e também de contrações excêntricas, autocorreções etc.) nas quais, como sabemos, o comprimento total do músculo não varia (ver Capítulo 1). No entanto, é fundamental o fato de que, nesse tipo de contração, os componentes fasciais dispostos em série nos elementos contráteis são submetidos à tensão ativa e sofrem um processo de alongamento controlado (Figura 4.10).

Enquanto as unidades contráteis encurtam, os fibroblastos têm alongamento direto (estímulos bioquímicos e mecânicos). A fáscia então perde tamanho e é estimulada.

Esse tipo de estímulo mecânico sobre os fibroblastos ainda contribui para a dessensibilização dos nociceptores, gerando como efeito a diminuição da dor referida pelo paciente depois da contração isométrica solicitada pelo especialista em RPG. Trata-se de um efeito neuromuscular de inibição de dor na RPG.

Portanto, o uso de contrações isométricas durante as posturas terapêuticas de alongamento é um importante instrumento para produzir, ao mesmo tempo, o balanceamento tensional intrafascial e intermuscular e, além dos efeitos bioquímicos, efeitos neuromusculares e antidoloríficos.

Já a utilização do alongamento excêntrico soma ao alongamento dos componentes fasciais em série o alongamento da porção fascial disposta em paralelo.

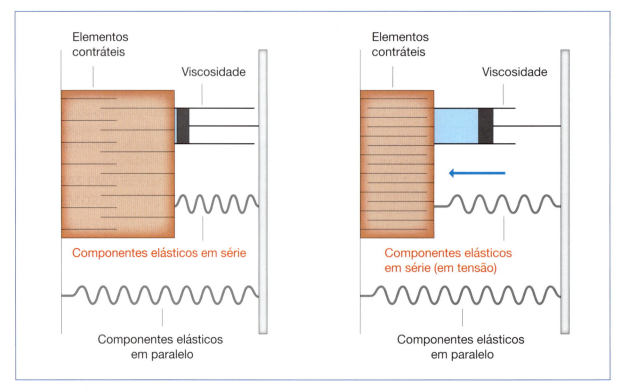

Figura 4.10 À esquerda, observamos os elementos fasciais em paralelo já em processo de correção e alongamento devido ao posicionamento específico feito na postura terapêutica. À direita, por meio da contração isométrica específica, ocorre também a correção dos elementos fasciais em série, os quais, no contexto da abordagem passiva, permaneceriam encurtados.

Neste gráfico que representa a equação de Hill (Figura 4.11), podemos observar que, quando a velocidade tende a zero ou é negativa (excêntrica), as forças internas ao tecido continuam a aumentar, tornando a tensão de correção maior, e as fibras musculares são estimuladas a se tornarem, ao mesmo tempo, mais longas e mais fortes.

Além de as estruturas miofasciais que produziram o desequilíbrio postural e mecânico serem liberadas, a participação ativa do sistema nervoso central cria as condições necessárias para a manutenção das correções neuromusculares.

A abordagem global, ativa e microprogressiva da RPG age então sobre os componentes fasciais não apenas na esfera biomecânica e neuromotora, mas também na biológica, química e bioquímica.

Esses efeitos estão resumidos no fluxograma a seguir (Figura 4.12), mas possivelmente serão ampliados e multiplicados com descobertas e estudos futuros. A observação da distribuição dos tecidos miofasciais superficiais e profundos e de sua organização nas disfunções fasciais evidencia a necessidade de uma abordagem global.

A fáscia tem ligação direta com muitas funções do organismo, bem como, consequentemente, com as suas disfunções. A terapia manual de Reeducação Postural

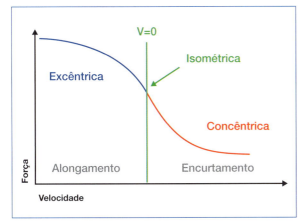

Figura 4.11 Gráfico da relação força-velocidade de estiramento.

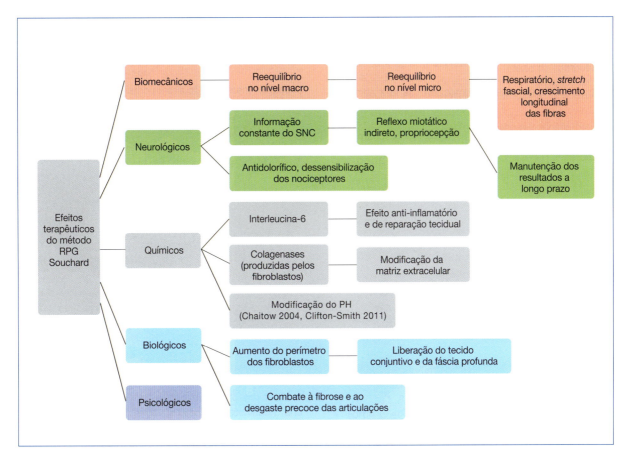

Figura 4.12 Efeitos do método RPG Souchard-Grossi 2018. Convenção AIFI "Abordagem interdisciplinar para a reabilitação miofascial".

Global — isto é, a RPG Souchard — é, nesse contexto, um instrumento muito eficaz para a abordagem clínica capaz de avaliar e reeducar as disfunções fasciais tanto local quanto globalmente.

Leituras recomendadas

- Adstrum S, Hedley G, Schleip R et al. "Defining the fascial system". *J Bodyw Mov Ther*. 2017; 21(1): 173-77.
- Bosco G, Poppele RE. "Proprioception from a spinocerebellar perspective". *Physiol Rev*. 2001; 81(2): 539-68.
- Cao TV, Hicks MR, Campbell D et al. "Dosed myofascial release in three-dimensional bioengineered tendons: effects on human fibroblast hyperplasia, hypertrophy, and cytokine secretion". *J Manipulative Physiol Ther*. 2013; 36(8): 513-21.
- Cao TV, Hicks MR, Zein-Hammoud M et al. "Duration and magnitude of myofascial release in 3-dimensional bioengineered tendons: effects on wound healing". *J Am Osteopath Assoc*. 2015; 115(2): 72-82.
- Chaitow L. "Integrated neuromuscular inhibition technique (INIT) in treatment of pain and trigger points". *British Journal of Osteopathy*. 1993; 13: 17-21.
- Chang C-W, Chen Y-R, Chang K-F. "Evidence of neuroaxonal degeneration in myofascial pain syndrome: A study of neuromuscular jitter by axonal microstimulation". *Eur J Pain*. 2008; 12(8): 1026-30.
- Chaudhry H, Huang C-Y, Schleip MA et al. "Viscoelastic behaviour of human fasciae under extension in manual therapy". *J Bodyw Mov Ther*. 2007; 11(2): 159-67.
- Dittmore A, Silver J, Sarkar SK et al. "Internal strain drives spontaneous periodic buckling in collagen and regulates remodelling". *Proc Natl Acad Sci USA*. 2016; 113(30): 8436-41.
- Fourie W. "The fascia lata of the thigh more than a stocking". In: Huijing PA et al. (eds.). *Fascial research II: basic science and implications for conventional and complementary health care*. Munich, Elsevier GmbH 2009.
- Fridén J. "Changes in human skeletal muscle induced by longterm eccentric exercise". *Cell Tissue Res*. 1984; 236(2): 365-72.
- Gerwin RD, Dommerholt J, Shah JP. "An expansion of Simons' Integrated hypothesis of trigger point formation". *Curr Pain Headache Rep*. 2004; 8(6): 468-75.
- Grossi E. Chapter 17 In: Chaitow L (org.). *Fascial dysfunction manual therapy approaches*. 2. ed. Handspring Pub Ltd 2018.
- Gunn C. "Radiculopathic pain: diagnosis and treatment of segmental irritation or sensitisation". *J Musculoskelet Pain*. 1997; 5: 119-34.
- Hannibal KE, Bishop MD. "Chronic stress, cortisol dysfunction, and pain: a psychoneuroendocrine rationale for stress management in pain rehabilitation". *Phys Ther*. 2014; 94(12): 1816-25.
- Havas E, Parviainen T, Vuorela J et al. "Lymph flow dynamics in exercising human skeletal muscle as detected by scintography". *J Physiol*. 1997; 504(Pt 1): 233-39.
- Hicks MR, Cao TV, Campbell DH et al. "Mechanical strain applied to human fibroblasts differentially regulates skeletal myoblast differentiation". *J Appl Physiol* (1985). 2012; 113(3): 465-72.
- Hubbard DR, Berkoff GM. "Myofascial trigger points show spontaneous needle EMG activity". *Spine* (Filadélfia 1976). 1993; 18(3): 1803-7.
- Humphrey JD, Dufresne ER, Schwartz MA et al. "Mechanotransduction and extracellular matrix homeostasis". *Nat Rev Mol Cell Biol*. 2014; 15(12): 802-12.
- Kuan T-S, Hong C-Z, Chen J-T et al. "The spinal cord connections of the myofascial trigger spots". *Eur J Pain*. 2007; 11(6): 624-34.
- Langevin HM, Bouffard NA, Badger GJ et al. "Dynamic fibroblast cytoskeletal response to subcutaneous tissue stretch ex vivo and in vivo". *Am J Physiol Cell Physiol*. 2005; 288(3): C747-56.
- Mitchell F Jr. Interview. In: Franke H. (org.). "The history of MET". In: *Muscle energy technique history-model--research. Wiesbaden, Verband der Osteopathen* Alemanha 2009.
- Mohnot D, Kalueff AV, DuRapau VJ et al. "Vitamin D status in chronic myofascial pain and associated neurological disorders episodic migraine prevention". *Practical Neurology*. 2012; 3: 38-42.
- Moore MA, Hutton RS. "Electromyographic investigation of muscle stretching techniques". *Med Sci Sports Exerc*. 1980; 12(5): 322-29.
- Myers T. *Anatomy Trains: myofascial meridians for manual and movement therapists*. Edimburgo, Churchill Livingstone 2001.
- Obata K, Yamanaka H, Dai Y et al. "Contribution of degeneration of motor and sensory fibers to pain behaviour and the changes in neuropathic factors in rat dorsal root ganglion". *Exp Neurol*. 2004; 188(1): 149-60.
- Okumus M, Cecili E, Tuncay F et al. "The relationship between serum trace elements, vitamin B12, folic acid and clinical parameters in patients with myofascial pain syndrome". *J Back Musculoskelet Rehabil*. 2010; 23(4): 187-91.
- Pillastrini P, de Lima e Sá Resende F, Banchelli F et al. "Effectiveness of global postural re-education in patients with chronic nonspecific neck pain: randomized controlled trial". *Phys Ther*. 2016; 96(9): 1408-16.
- Quintner JL, Cohen ML. "Referred pain of peripheral nerve origin: an alternative to the "myofascial pain" construct". *Clin J Pain*. 1994; 10(3): 243-51.
- Schleip R. "Fascial plasticity: a new neurobiological explanation. Part I". *J Body Mov Ther*. 2003; 7(1): 11-19.
- Schleip R, Naylor IL, Ursu D et al. "Passive muscle stiffness may be influenced by active contractility of intramuscular connective tissue". *Med Hypotheses*. 2006; 66(1): 66-71.

- Shah J, Phillips T, Danoff JV et al. "A novel microanalytical technique for assaying soft tissue, demonstrates significant quantitative biochemical differences in 3 clinically distinct groups: normal, latent, and active". *Arch Phys Med Rehabil.* 2003; 84: A4.
- Siegel A, Sapru N. *Essential neuroscience.* Filadélfia. Lippincott Williams & Wilkins 2010.
- Simons D. "Do endplate noise and spikes arise from normal motor endplates?" *Am J Phys Med Rehabil.* 2001; 80: 134-40.
- Simons D, Hong C-Z, Simons L. "Endplate potentials are common to midfiber myofascial trigger points". *Am J Phys Med Rehabil.* 2002; 81: 212-22.
- Simons DG, Hong C-Z, Simons LS. "Prevalence of spontaneous electrical activity at trigger spots and at control sites in rabbit skeletal muscle". *J Musculoskelet Pain.* 1995; 3(1): 35-48.
- Souchard PhE. *O Diafragma: anatomia, biomecânica, bioenergética, patologia, abordagem terapêutica.* Summus Editorial 1989.
- Souchard PhE. *Gymnastique posturale et technique Mézières.* Soc d'édition Médicale Le Pousoé 1981a.
- Souchard PhE. *Le champ clos. Soc d'édition Médicale Le Pousoé* 1981b.
- Souchard PhE. *Respiração.* Summus Editorial 1989.
- Souchard PhE. *Deformações morfológicas da coluna vertebral.* Guanabara Koogan 2016.
- Standley P. "Biomechanical strain regulation of human fibroblast cytokine expression: an in vitro model for myofascial release?" Apresentação na *Fascia Research Congress*, Boston 2007.
- Stecco C, Gagey O, Belloni A et al. "Anatomy of the deep fascia of the upper limb. Second part: study of innervation". *Morphologie.* 2007; 91(292): 38-43.
- Travell JG, Simons DG. *Myofascial pain and dysfunction: the trigger point manual. Vol. 1.* 2. ed. Williams & Wilkins 1999.
- Van der Wal J. "The architecture of the connective tissue in the musculoskeletal system. An often overlooked functional parameter as to proprioception in the locomotor apparatus". Int *J Ther Massage Bodywork.* 2009; 2(4): 9-23.
- Wang JH, Guo Q, Li B. "Tendon biomechanics and mechanobiology a mini-review of basic concepts and recent advancements". *J Hand Ther.* 2012; 25(2): 133-41.
- Yahia L, Rhalmi S, Newman N et al. "Sensory innervation of human thoracolumbar fascia. An immunohistochemical study". *Acta Orthop Scand.* 1992; 63(2): 195-7.

Avaliação funcional do paciente segundo a RPG

5

Orazio Meli, Diego Sgamma

AVALIAÇÃO FUNCIONAL E PROCESSO DIAGNÓSTICO DO FISIOTERAPEUTA

No decorrer dos anos a literatura dedicou cada vez mais sua atenção ao conceito de diagnóstico fisioterapêutico.

Afirma-se comumente que o processo de investigação do fisioterapeuta não se concentra na doença em si, mas, antes, nas consequências que ela gera e, desse modo, no estado funcional da pessoa, valendo-se da coleta de dados e da identificação e interpretação dos sinais e sintomas que assumem valor preditivo graças à coleta anamnésica e à execução de variados tipos de testes e performances, cuja finalidade é fornecer informações qualitativas e/ou quantitativas.

É preciso diferenciar o diagnóstico na fisioterapia, com seu papel e função específicos, dos diagnósticos feitos por outros profissionais da saúde.

A identificação do papel e da função do diagnóstico do fisioterapeuta ainda elucida o fato de que cada profissional tem características distintivas e que sua atuação está circunscrita ao âmbito das competências específicas de sua área, as quais são complementares e não conflitantes com os diagnósticos de outros profissionais.

Também devem ser levados em consideração aspectos de natureza jurídica e política da profissão, que fornecem instrumentos claros e orientações para a prática profissional do fisioterapeuta, confirmando que o intuito do diagnóstico fisioterapêutico não é de modo algum violar a prática de outro profissional ou assumir papéis que ultrapassem os limites da formação e instrução em fisioterapia.

Outro aspecto relevante é que o diagnóstico fisioterapêutico tem como objetivo individuar e classificar de modo descritivo a disfunção — em vez da doença —, já que, com base nela, é possível planejar propostas de tratamento e prever os resultados esperados, formulando um prognóstico relativo às modificações que se espera alcançar. Em 1988, S. Sahrmann propôs a seguinte definição: "Diagnóstico fisioterapêutico é aquilo que indica a disfunção primária sobre a qual o fisioterapeuta conduz o tratamento. A disfunção é identificada com base nas informações obtidas na anamnese, nos sinais, nos sintomas, no exame e nos testes que o fisioterapeuta faz ou solicita".

A formulação de um diagnóstico é a proposição de uma hipótese orientada pela avaliação funcional da patocinesiologia do movimento, um modelo que atenta para as modificações do movimento decorrentes de uma condição patológica.

A Reeducação Postural Global focaliza sua atenção nas modificações do comportamento postural e nos movimentos, a fim de verificar se eles superam a amplitude de movimento (ADM) fisiológica, se estão se realizando reduzida ou imprecisamente, de modo a contribuir para o desenvolvimento do quadro disfuncional.

Sahrmann descreveu esse conceito com a definição de modelo cinesiopatológico, inaugurando uma visão diferente em relação ao modelo patocinesiológico referido antes.

O sistema motor é constituído por componentes altamente interativos e interdependentes, os quais devem ser considerados tanto no diagnóstico quanto no tratamento.

METODOLOGIA DO PROCESSO DE INVESTIGAÇÃO AVALIATIVA

Na fisioterapia, durante qualquer investigação avaliativa, é importante mobilizar tanto a lógica clínica quanto um senso crítico consciente, ambos fundados em bases metodológicas claras, reconhecidas e compartilhadas.

Trata-se de regras de referência que guiam o processo avaliativo — definindo seus tempos e modos —, o qual, por natureza, deve conter características circulares e científicas a fim de que possa ser reproduzível.

Nesse sentido, vale considerar o algoritmo de raciocínio clínico em reabilitação proposto por Lotter e Pilotto, composto por uma série de elementos, alguns dos quais é útil aprofundar:

- *Levantamento dos problemas (coleta de dados e observação fundamentada no saber nomológico, isto é, nas teorias por meio das quais interpretamos o significado daquilo que observamos)*: diz respeito à identificação, coleta e classificação de informações relevantes para a individuação e definição dos problemas de interesse reabilitativo ou úteis para a formulação de perguntas. Com tal propósito, é fundamental ter as devidas condições para fazer o levantamento dos problemas, considerando que o dado observado não necessariamente explicita, por si só, os problemas correlacionados e que, desse modo, é importante nutrir-se de instrumentos para descrever e registrar, de modo preciso e sintético, o quadro problemático observado. Também é necessário chamar a atenção para o fato de que, às vezes, os sinais e sintomas se mascaram como disfunções neuromusculoesqueléticas; portanto, é crucial que o fisioterapeuta saiba reconhecer sinais e sintomas para os quais a fisioterapia não é um tratamento indicado ou benéfico, levando-o a solicitar as competências de outros especialistas.
- *Geração de perguntas.*
- *Aprofundamento da literatura.*
- *Geração de hipóteses.*
- *Diagnóstico funcional — diferencial — operativo*: parece evidente que a formulação de um juízo diagnóstico consiste sempre no avanço de uma hipótese que parte de fenômenos encontrados no paciente e não visa catalogar, mas identificar o nexo de causalidade, confrontando os fenômenos disfuncionais à fisiologia.
- *Avaliação de elementos preditivos e prognose funcional*: no processo de investigação avaliativa, a prognose funcional assume um significado fun-

damental do ponto de vista metodológico. Com base nos dados coletados e analisados e no consequente diagnóstico fisioterapêutico, o fisioterapeuta pode dar um juízo preditivo em relação à possível evolução da disfunção, no que concerne às alterações funcionais apresentadas pelo paciente e ao potencial do tratamento reabilitativo proposto para produzir as modificações previstas. Desse modo, a prognose funcional está relacionada com as modificações funcionais que o fisioterapeuta espera alcançar ao colocar a proposta terapêutica em prática.
- *Programação e construção do exercício*: é preciso já ter identificado e definido a natureza dos problemas encontrados e, na medida do possível, identificado o mecanismo patológico para, então, planejar a proposta terapêutica. Esta, por sua vez, deve integrar um exercício cujo mecanismo de ação se contraponha ao mecanismo patológico.
- *Execução do exercício — corroboração/refutação das hipóteses por meio do confronto entre resultados obtidos e objetivos predefinidos*: na lógica do procedimento metodológico, a proposta terapêutica se caracteriza como um meio de prova experimental que permite corroborar ou refutar as hipóteses consideradas, valendo-se do estudo dos resultados alcançados; "[...] é o teste das teorias reabilitativas e, às vezes, até das fisiológicas [...]".
Tudo isso evidencia a importância da relação entre teoria e experiência, determinante para garantir a qualidade e o rigor de uma disciplina científica, não sendo possível separar a parte teórica da aplicação.
- *Epícrise reabilitativa:* Lotter e Pilotto apontaram a oportunidade de verificar a gestão de todo o processo operacional, procedimental e metodológico, a fim de fazer uma avaliação crítica final em relação aos critérios utilizados.

O trabalho do fisioterapeuta depende muito da qualidade da relação terapêutica estabelecida entre ele e o paciente.

É importante construir um contexto de interação entre fisioterapeuta, paciente e ambiente em que o instrumento terapêutico (como a postura terapêutica, por exemplo) seja a expressão mesma dessa interação, que, por sua vez, deve ser orientada de modo a favorecer as modificações consequentes. Além disso, nesse contexto, é preciso levar em consideração a singularidade de cada pessoa, que se manifesta na resposta particularizada à proposta terapêutica.

De fato, pessoas com uma mesma patologia geralmente reagem de maneira diferente em relação tanto ao profissional que intervém quanto ao condicionamento do ambiente.

Isso significa que a proposta terapêutica deve ser sempre modulada e adaptada conforme a resposta do paciente, que, portanto, tem um papel ativo na relação terapêutica.

MÉTODO E INSTRUMENTOS DE AVALIAÇÃO FUNCIONAL NA RPG

No processo de avaliação funcional utilizado na Reeducação Postural Global encontramos o mesmo modelo de raciocínio clínico já descrito anteriormente, o qual, em síntese, podemos retomar da seguinte forma:
a. coleta de dados: observação da morfologia geral em posição ortostática (foto geral), anamnese remota e próxima (interrogatório), exame morfológico da área identificada como foco terapêutico (exame local das retrações), testes de funcionalidade muscular e articular osteo/artrocinemáticos (reequilibração);
b. interpretação dos dados;
c. individuação dos problemas (disfunções) e identificação do mecanismo patológico;
d. hipótese de tratamento/solução: proposta de posturas terapêuticas e manobras de tratamento corretivas das disfunções e do mecanismo de ação em questão ["escolha da(s) postura(s) terapêutica(s)"];

e. objetivo: descrição das modificações esperadas, ou seja, da prognose funcional;
f. verificação.

Coleta de dados

A primeira fase da investigação avaliativa é determinante, na medida em que serve de base para as escolhas subsequentes. Nela, utiliza-se um "quadro de avaliação" como o representado adiante (Figura 5.1).

O "quadro de avaliação" é composto por quatro linhas que se referem às "famílias de postura" — isto é, às diferentes tipologias de posturas terapêuticas utilizadas —, sendo que cada uma delas mobiliza especificamente alguns grupos musculares.

Há ainda seis colunas em que vários tipos de informação podem ser inseridos. Todo o quadro de avaliação, até a coluna "reequilibração", tem como objetivo registrar informações que depois serão analisadas. A "foto geral" prevê a observação do paciente de frente, de perfil e de costas em posição ortostática, com o intuito de identificar modificações do comportamento postural — em relação a um padrão de normalidade cujos critérios foram descritos no Capítulo 2 —, determinadas pelo aumento da *stiffness* dos Siconem (sistemas integrados de coordenação neuromuscular) anteriores e/ou posteriores.

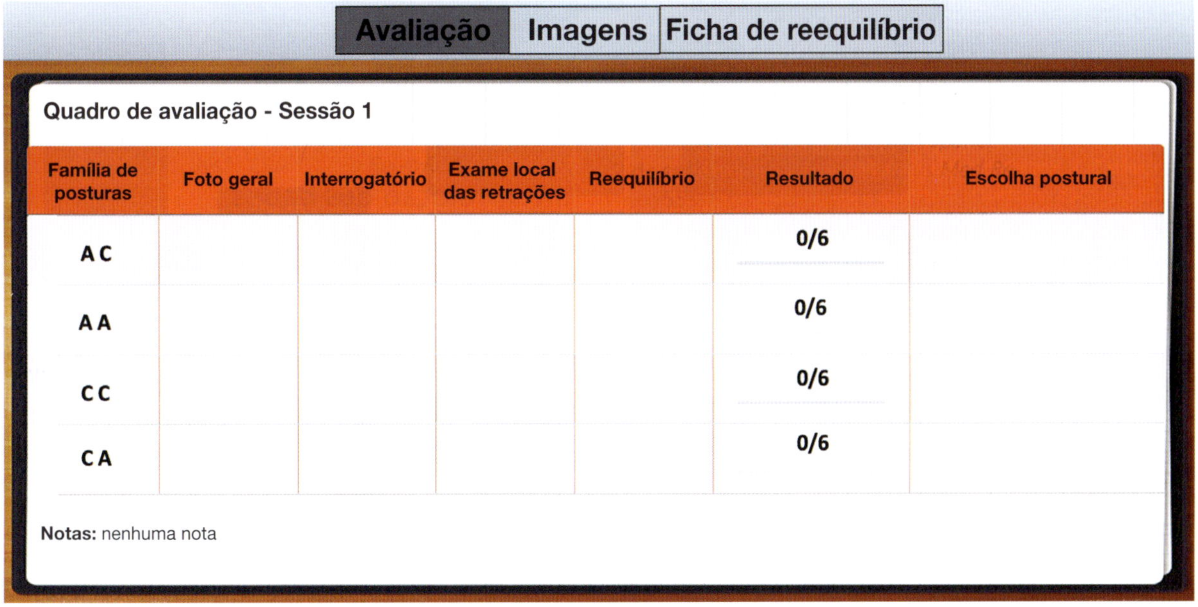

Avaliação	Imagens	Ficha de reequilíbrio

Quadro de avaliação - Sessão 1

Família de posturas	Foto geral	Interrogatório	Exame local das retrações	Reequilíbrio	Resultado	Escolha postural
A C					0/6	
A A					0/6	
C C					0/6	
C A					0/6	

Notas: nenhuma nota

Figura 5.1 "Quadro de avaliação" utilizado em RPG. Permite registrar as informações ligadas à avaliação em RPG.

Para registrar o resultado, insere-se um "x" na(s) linha(s) correspondente(s) às "famílias de postura" úteis à normalização da *stiffness* dos Siconem em questão.

O "interrogatório" consiste na coleta de dados anamnésicos do paciente e é particularmente voltado à identificação de posições e movimentos que, segundo a descrição do próprio paciente, tendem a aumentar ou diminuir a sintomatologia relatada.

A fim de focalizar a atenção nos movimentos e funções motoras limitadas ou prejudicadas, é possível reunir esquematicamente as informações registradas na Tabela 5.1, mostrada a seguir, e reportá-las no quadro de avaliação, inserindo um "x" na(s) linha(s) correspondente(s).

Assim é possível identificar com facilidade a qual posição se associa a função comprometida e formular hipóteses de escolha da(s) "postura(s) terapêutica(s)" indicada(s).

O "exame local das retrações" se vale de informações da observação em posição ortostática do paciente, assim como descrito no Capítulo 2, dividindo idealmente o corpo em zona cervical, dorsal, lombar, bacia, joelhos, pés e ombros.

No quadro de avaliação será reportado o resultado da zona disfuncional que é alvo terapêutico, escolhendo e marcando com um "x" a(s) linha(s) correspondente(s) à(s) "família(s) de postura" dos Siconem envolvidos.

A "reequilibração" é uma importante fase da avaliação, em que, para verificar o estado de flexibilidade muscular e a qualidade dos movimentos articulares ou suas eventuais limitações, são realizados testes funcionais específicos, associados também à correção de comportamentos posturais.

A "reequilibração" ainda é um instrumento útil para identificar, com base na correção efetuada, eventuais ligações com outras zonas do corpo que possivelmente apresentem compensações associadas ou sintomas, localizando, dessa maneira, as interdependências regionais previstas pelo conceito de "globalidade".

Os testes de reequilíbrio são feitos em todas as "famílias de postura" e os resultados de cada um desses testes devem ser reportados nas linhas correspondentes.

Em relação ao registro e à descrição dos resultados de todos os testes realizados, antes de inserir o resultado na coluna da "reequilibração" pode-se utilizar uma ficha (Figura 5.2) que também está no aplicativo para dispositivos móveis "aiRPG-Physio" (Guia, 2008).

A vantagem está em poder registrar os resultados dos testes individualmente, descrevendo as compensações e os sintomas com as medidas correlatas e, ao final da sessão, repetir os mesmos testes utilizando a ficha indicada na Figura 5.3 para descrever eventuais mudanças.

Como demonstra a Figura 5.4, os resultados da sessão são sucessivamente confrontados de modo imediato e objetivo (ficha "comparação pré/pós").

Utilizando o aplicativo "aiRPGPhysio" também é possível observar a eficácia da proposta terapêutica adotada, uma vez que o percentual de modificação obtido após a sessão — tanto dos sintomas quanto das compensações — pode ser visualizado automaticamente.

Interpretação dos dados

É a fase que se segue à coleta dos dados e que prevê a avaliação crítica do fisioterapeuta, visando dar um significado às observações feitas.

Individuação dos problemas (disfunções) e identificação do mecanismo patológico

Está fortemente ligada à fase anterior, da qual é consequência direta. Diz respeito à identificação das disfunções motoras específicas que serão o foco do tratamento e à descrição do mecanismo patológico envolvido.

Tabela 5.1 Registro descritivo das informações coletadas durante a anamnese (interrogatório)	
Famílias de postura	**Função comprometida**
Abertura do ângulo coxofemoral com braços fechados	
Abertura do ângulo coxofemoral com braços abertos	
Fechamento do ângulo coxofemoral com braços fechados	
Fechamento do ângulo coxofemoral com braços abertos	

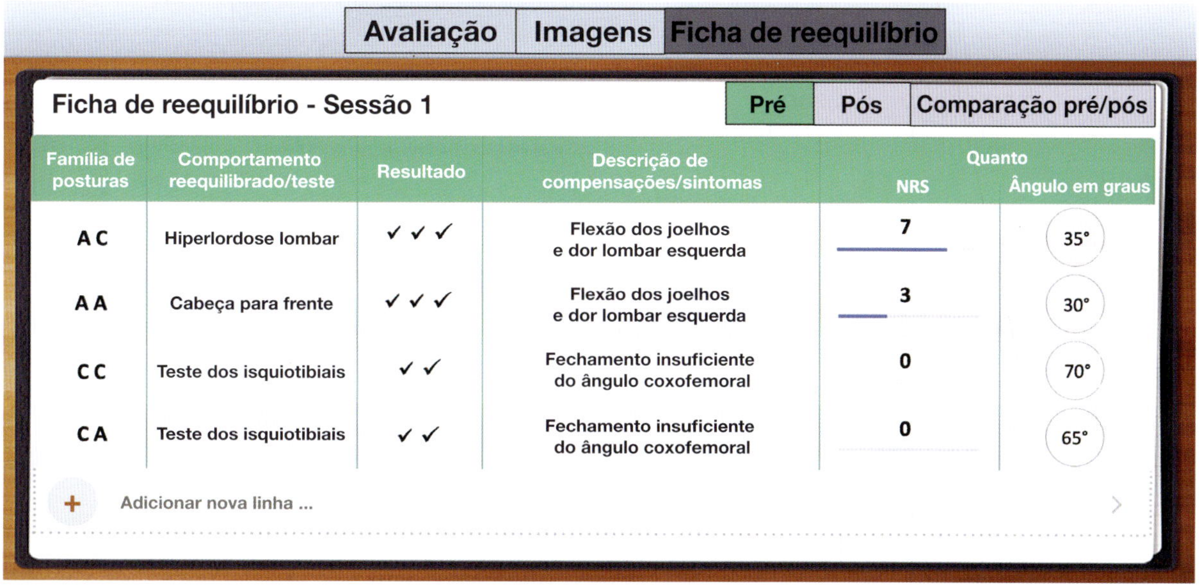

Ficha de reequilíbrio - Sessão 1

Avaliação | Imagens | Ficha de reequilíbrio

Pré | Pós | Comparação pré/pós

Família de posturas	Comportamento reequilibrado/teste	Resultado	Descrição de compensações/sintomas	Quanto NRS	Quanto Ângulo em graus
A C	Hiperlordose lombar	✓ ✓ ✓	Flexão dos joelhos e dor lombar esquerda	7	35°
A A	Cabeça para frente	✓ ✓ ✓	Flexão dos joelhos e dor lombar esquerda	3	30°
C C	Teste dos isquiotibiais	✓ ✓	Fechamento insuficiente do ângulo coxofemoral	0	70°
C A	Teste dos isquiotibiais	✓ ✓	Fechamento insuficiente do ângulo coxofemoral	0	65°

+ Adicionar nova linha ...

Figura 5.2 Ficha de "reequilíbrio pré". Permite registrar os resultados dos testes realizados durante a avaliação inicial e descrever as compensações e os sintomas com as medidas relativas.

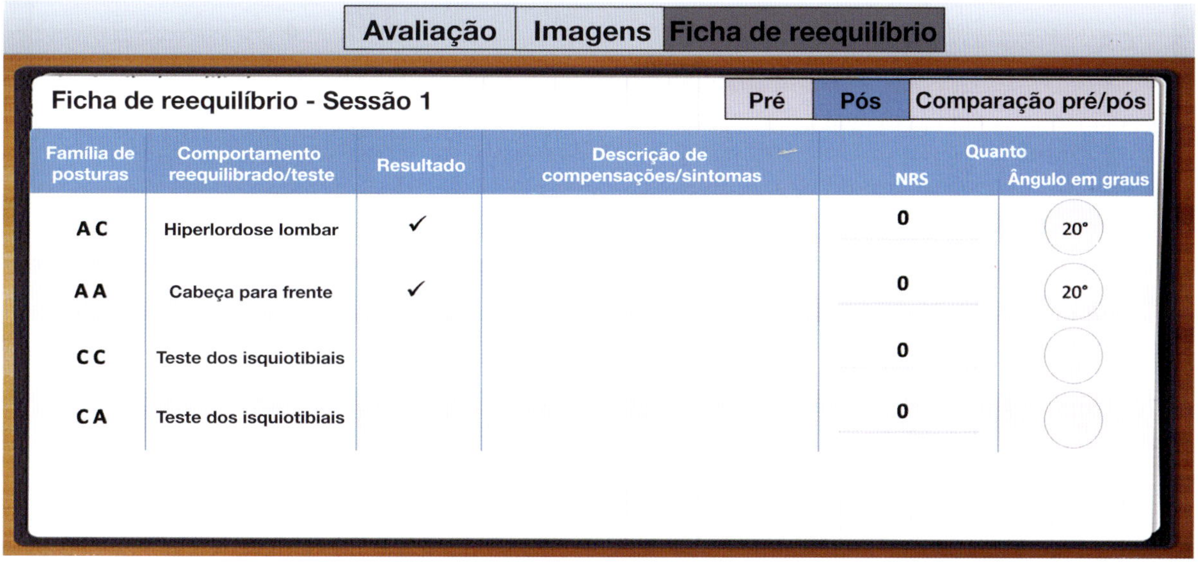

Ficha de reequilíbrio - Sessão 1

Avaliação | Imagens | Ficha de reequilíbrio

Pré | **Pós** | Comparação pré/pós

Família de posturas	Comportamento reequilibrado/teste	Resultado	Descrição de compensações/sintomas	Quanto NRS	Quanto Ângulo em graus
A C	Hiperlordose lombar	✓		0	20°
A A	Cabeça para frente	✓		0	20°
C C	Teste dos isquiotibiais			0	
C A	Teste dos isquiotibiais			0	

Figura 5.3 Ficha de "reequilíbrio pós". Permite registrar, ao fim da sessão, os resultados dos mesmos testes realizados na avaliação inicial.

Propostas de tratamento/solução

Neste momento, que está diretamente ligado aos momentos precedentes, cria-se uma hipótese de tratamento para solucionar as disfunções motoras identificadas, propondo posturas terapêuticas através da inserção de um "x" na linha correspondente à(s) "família(s) de postura". Desse modo, o fisioterapeuta seleciona as posturas terapêuticas e as manobras corretivas a serem usadas no tratamento das disfunções

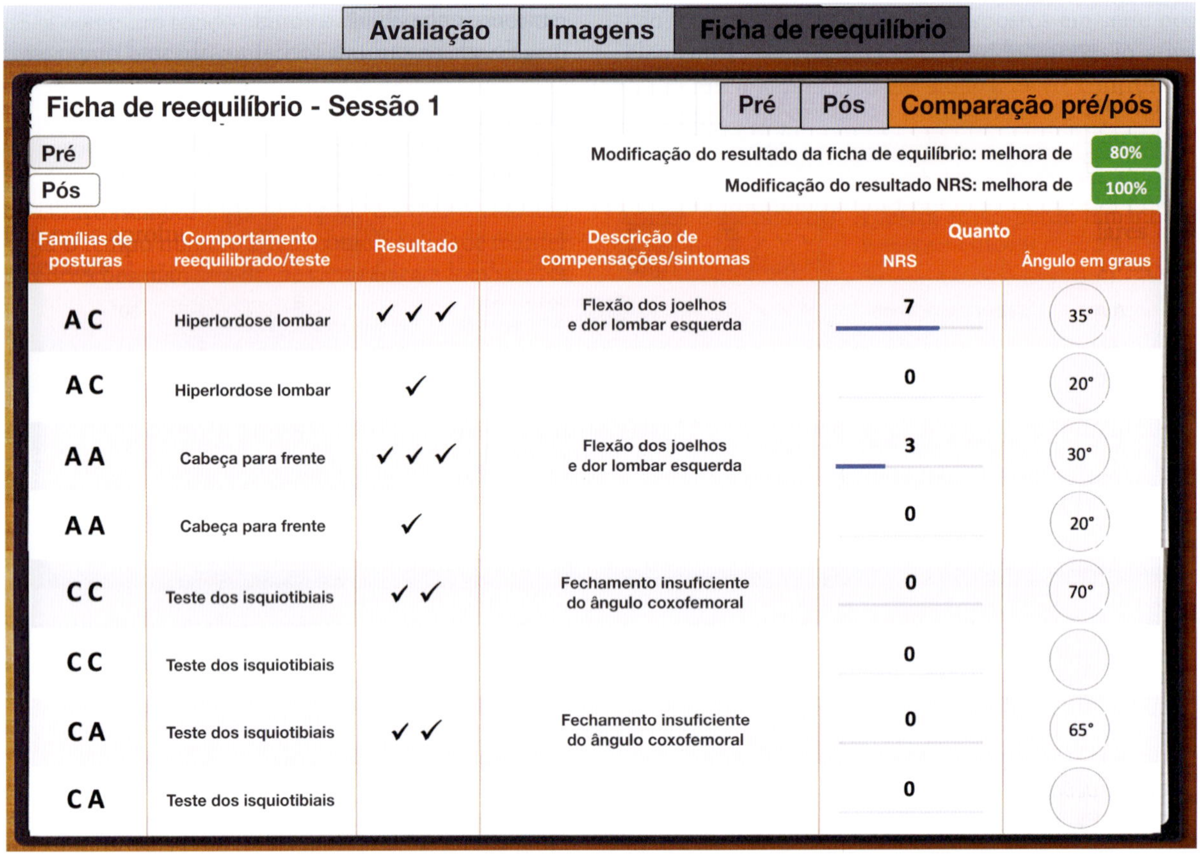

Avaliação | Imagens | Ficha de reequilíbrio

Ficha de reequilíbrio - Sessão 1

Pré | Pós | Comparação pré/pós

Pré
Pós

Modificação do resultado da ficha de equilíbrio: melhora de **80%**
Modificação do resultado NRS: melhora de **100%**

Famílias de posturas	Comportamento reequilibrado/teste	Resultado	Descrição de compensações/sintomas	Quanto	
				NRS	Ângulo em graus
A C	Hiperlordose lombar	✓ ✓ ✓	Flexão dos joelhos e dor lombar esquerda	7	35°
A C	Hiperlordose lombar	✓		0	20°
A A	Cabeça para frente	✓ ✓ ✓	Flexão dos joelhos e dor lombar esquerda	3	30°
A A	Cabeça para frente	✓		0	20°
C C	Teste dos isquiotibiais	✓ ✓	Fechamento insuficiente do ângulo coxofemoral	0	70°
C C	Teste dos isquiotibiais			0	
C A	Teste dos isquiotibiais	✓ ✓	Fechamento insuficiente do ângulo coxofemoral	0	65°
C A	Teste dos isquiotibiais			0	

Figura 5.4 Ficha de "reequilíbrio pré/pós". Permite fazer uma comparação imediata e objetiva entre os resultados dos testes efetuados antes e depois da sessão, com a possibilidade de visualizar o percentual de modificação.

detectadas e descreve o mecanismo de ação em questão ("escolha postural").

Objetivo: descrição das modificações esperadas, a prognose funcional

A decisão de utilizar uma postura terapêutica específica ocorre tendo em vista uma predeterminação do objetivo de eliminar os problemas observados ao longo da avaliação inicial. Trata-se, basicamente, de uma antecipação prognóstica das modificações que se espera alcançar ao término da sessão terapêutica, a fim de justificar a decisão tomada.

Verificação

É a fase que fecha o ciclo avaliativo, na qual o resultado previsto e o resultado alcançado são comparados a fim de verificar o nível de congruência entre eles, repetindo os procedimentos de controle específicos

dos "testes de reequilibração" feitos durante a avaliação inicial.

A depender dos resultados registrados, pode-se considerar que o objetivo foi alcançado ou retomar a fase inicial e recomeçar a fase circular da avaliação.

CONCLUSÕES

A partir do que acabamos de descrever, fica claro que o fisioterapeuta deve realizar a avaliação funcional antes da intervenção terapêutica (isto é, compreender antes de fazer), de modo a perceber qual é o perfil de funcionamento do paciente. É importante ter em mente que o diagnóstico representa o resultado de um processo de raciocínio clínico indispensável para que se possa planejar um percurso terapêutico apropriado.

O modelo metodológico proposto neste capítulo e os procedimentos técnicos descritos no "quadro de avaliação" que Souchard idealizou para a Reeducação Postural Global permitem que o fisioterapeuta formado, assumindo responsabilidade profissional de acordo com suas competências, altere a proposta terapêutica considerando as disfunções específicas observadas no paciente. Além disso, dado que a postura terapêutica é uma maneira de colocar à prova as hipóteses previstas durante a avaliação, é possível que, durante sua aplicação, novos problemas sejam detectados, o que exige reavaliações contínuas por parte do fisioterapeuta.

Segundo Souchard, "a postura terapêutica é uma avaliação contínua durante o tratamento". A já mencionada fase epicrítica sempre representou um aspecto peculiar da Reeducação Postural Global, submetendo a própria ação e as decisões a ela associadas à constante verificação.

Leituras recomendadas

- Delitto A, Snyder-Mackler L. "The diagnostic process: examples in orthopedic physical therapy". *Phys Ther.* 1995; 75(3): 203-11.
- DM 741/1994. *Profilo professionale del Fisioterapista, Ordinamento didattico del corso di laurea in Fisioterapia e Codice deontologico.*
- Fiolo R, Meli O. Trabalhos preparatórios para o curso de formação residencial "La cartella riabilitativa quale strumento per il governo dei processi assistenziali dell'area riabilitativa". Departamento de Saúde, Centro de Formação Permanente do Profissional de Serviço Sanitário (CEFPAS), Caltanissetta, 1. ed. 8-9-10 setembro 2015, 2. ed. 3-4-5 maio 2016.
- Guia prático (em italiano) para utilização do aplicativo aiRPGPhysio: www.youtube.com/watch?v=-43yAIOK1FU.
- Lotter M, Pilotto FD. *Logica e metodologia in riabilitazione.* Verona, QuiEdit 2008.
- Pillastrini P. Apresentação na edição italiana de Cavallaro Goodman C, Kelly Snyder TE. *Diagnosi differenziale in fisioterapia.* Milão, UTET 2005.
- Rose SJ. "Physical therapy diagnosis: Role and function". *Phys Ther.* 1989; 69(7): 535-7.
- Sahrmann SA. "Diagnosis by the physical therapist – a prerequisite for treatment. A special communication". *Phys Ther.* 1988; 68(11): 1703-6.
- Sahrmann SA. *Movement system impairment syndromes of the extremities, cervical and thoracic spines.* Elsevier Health Sciences 2010.
- Souchard PhE. *RPG: Reeducação Postural Global – O método.* São Paulo, GEN Guanabara Koogan 2012.
- World Physiotherapy 2019 — www.world.physio — Description of Physical Therapy – Policy Statement, World Confederation for Physical Therapy 2019.

Agradecemos ao dr. Rosario Fiolo pelas discussões construtivas que tivemos durante anos, que serviram de inspiração para a redação deste capítulo.

Agradecemos à dra. Cristina Zani por sua colaboração na revisão deste capítulo.

6

A RPG específica para escoliose

Carole Fortin

INTRODUÇÃO

O tratamento da escoliose só é iniciado depois que se compreende muito bem a sua etiopatogênese e os vários problemas que ela desencadeia. Cada escoliose tem uma origem, e cada pessoa, a própria organização neuromusculoesquelética, o que implica na necessidade de uma abordagem personalizada para cada caso. A escoliose é amplamente conhecida como a deformação tridimensional (3D) da coluna vertebral, sendo a escoliose idiopática o tipo mais comum. Souchard (2015), porém, acrescentou uma quarta dimensão: a componente vertical de achatamento, causada por forças externas (gravidade) e internas (atividades musculares) que agem sobre a coluna vertebral.

A origem da escoliose idiopática ainda é controversa. É preciso que, antes de cada avaliação, o profissional levante algumas questões: o que pode determinar o surgimento dessa deformidade e, sobretudo, por que a escoliose é progressiva em alguns jovens e em outros, não? Há uma causa inicial e uma causa de piora? A boa compreensão da organização neuromusculoesquelética, que é específica para cada pessoa com escoliose, pode nos orientar e otimizar o percurso reabilitativo.

Diversos estudos revelaram a presença de lesões nas funções musculares, respiratórias e de integração sensório-motora nos adolescentes com escoliose idiopática. No entanto, a terapia conservadora intermediada pelo colete, mesmo que útil para frear a evolução da escoliose, não modifica nem a função muscular nem o controle motor. O uso prolongado do colete ainda pode alterar a respiração. Além disso, resultados do recente estudo BrAIST demonstram apenas que esse instrumento de tratamento é eficaz para impedir que a escoliose supere os 50 graus. De acordo com tais resultados, ele não reduz significativamente as escolioses leves no estágio inicial. Quando o tratamento conservador com colete não tem sucesso, ou quando a escoliose é, desde o início, muito grave, a cirurgia continua sendo a única opção. Esta, entretanto, afeta a mobilidade e não é necessariamente eficaz para melhorar o controle motor ou eliminar as dores nas costas. Por isso, com o intuito de prevenir a piora da escoliose, as diretrizes europeias sugerem exercícios específicos na fase precoce.

Algumas dessas diretrizes apontam a importância do fortalecimento muscular e da reeducação das funções respiratórias e do controle motor. Mas a escoliose provoca, de fato, o enfraquecimento dos músculos posturais e inspiratórios? E como se devem reeducar as funções muscular e respiratória e o controle motor nos adolescentes com escoliose idiopática? Ou ainda, como a reorganização cortical de um esquema corporal pode se alterar na presença de uma escoliose?

As reflexões expostas neste capítulo podem ajudar o fisioterapeuta a conectar os conhecimentos atuais sobre a escoliose à Reeducação Postural Global (RPG), no que diz respeito à avaliação e ao tratamento. A originalidade da RPG está na sua contribuição à compreensão da organização neuromusculoesquelética tetradimensional (4D) da escoliose e na sua abordagem personalizada e global. Iniciaremos com a apresentação dos diversos tipos de escoliose e, em particular, da escoliose idiopática, que é a mais frequente e complexa, da qual serão expostas as implicações neuromusculoesqueléticas. A segunda seção abordará a avaliação em RPG específica para escoliose. A terceira, por sua vez, irá tratar dos princípios fundamentais da RPG como tratamento para pessoas com escoliose e apresentar sua aplicação com base no condicionamento decorrente da escoliose. Por fim, serão apresentados alguns testes e resultados sobre o efeito da RPG no tratamento de adolescentes com escoliose idiopática.

ESCOLIOSE

A escoliose é uma deformação morfológica tetradimensional (4D) da coluna vertebral e do tórax. Pode ser de origem conhecida (escoliose neurológica, malformativa, secundária a um tumor ou infecção) ou desconhecida (escoliose idiopática). O diagnóstico da escoliose é obtido quando a curva vertebral é de, pelo menos, 10 graus, sendo medida pela técnica do ângulo de Cobb sobre uma radiografia posteroanterior realizada em pé.

Tipos de escoliose

Em geral, as escolioses são classificadas em dois grupos: as posturais e as estruturais. As escolioses posturais compreendem a atitude escoliótica e a escoliose antálgica, distinguindo-se seja pela ausência da rotação do processo espinhoso na concavidade, seja por um desvio lateral, sobretudo no caso das escolioses antálgicas, que frequentemente são desproporcionais em relação ao valor do ângulo de Cobb. A atitude escoliótica pode decorrer da dismetria ou da presença de deformidades nos membros inferiores. A escoliose antálgica está associada à dor, e, muitas vezes, um deslocamento lateral é utilizado como mecanismo de compensação para reduzir o sintoma. As escolioses posturais não são consideradas escolioses propriamente ditas, mas, ainda assim, merecem a nossa atenção, pois podem se tornar estruturais e progressivas.

As escolioses estruturais, por sua vez, não são completamente redutíveis. São acompanhadas por um desvio lateral na coluna (plano frontal), uma rotação vertebral (plano horizontal), alterações na curva vertebral anteroposterior (plano sagital) e deformações do corpo vertebral e dos discos, normalmente subsequentes à componente vertical de achatamento (ver "Componente de achatamento"). A rotação se realiza com o corpo vertebral na direção da convexidade e os processos espinhosos na direção da concavidade, nas regiões torácica e lombar, e na direção da convexidade em relação à espinha cervical anterior (da C2 à C7), devido principalmente à orientação das apófises articulares.

A escoliose estrutural mais comum é a escoliose idiopática (80-85%). Sua classificação se baseia na idade de surgimento (infantil, juvenil, adolescente, adulta e adulta "de novo"), na posição da vértebra apical e no número de curvas. A classificação de Lenke define seis tipos de escoliose: a torácica maior (Lenke 1), a dupla torácica (Lenke 2), a dupla maior (Lenke 3), a tripla maior (Lenke 4), a toracolombar ou lombar maior (Lenke 5) e a toracolombar/lombar maior e torácica (Lenke 6).

A escoliose idiopática

A escoliose idiopática é uma deformação tetradimensional da coluna vertebral e da caixa torácica, que envolve o sistema neuromusculoesquelético e cuja causa é desconhecida. Além disso, durante a fase de crescimento, é em geral marcada por uma potencial evolução. A incidência de escoliose idiopática em adolescentes é de 2-3%. Mais frequente em meninas (80-90% dos casos), quando é progressiva, influencia a aparência, a autoimagem, as funções e a qualidade de vida, além de causar dor crônica em 50-78% dos adolescentes.

A etiologia e o processo de agravamento da escoliose ainda são pouco conhecidos. Sabemos, porém, que se trata de uma doença multifatorial que relaciona aspectos genéticos e teciduais (ossos e músculos), alterações do sistema nervoso central e uma disfunção hormonal durante o crescimento. Tudo isso pode contribuir para o aparecimento da escoliose. Sobretudo durante os picos de crescimento, fatores biomecânicos, tais como assimetrias na postura e nos músculos do tronco, também podem influenciar a evolução da patologia.

A intervenção precoce é fortemente recomendada para retardar a progressão da escoliose e minimizar o seu impacto na aparência, na autoestima, na funcionalidade, na dor e na qualidade de vida. Internacionalmente, o tratamento mais comum em casos de escoliose de 20-45 graus é o colete, recorrendo-se, porém, à cirurgia quando o quadro clínico se agrava.

O uso do colete pode gerar desconforto psicológico e interferir na qualidade de vida, na função respiratória e na prática de atividades esportivas e lúdicas. Esse instrumento de tratamento não reduz de modo significativo a curva inicial, embora tenha se mostrado eficaz para impedir que, ao fim do crescimento, a escoliose alcance os 50 graus. A cirurgia, por sua vez, produz uma significativa redução da curva, mas é invasiva e não necessariamente eficiente na redução da dor, além de poder impactar de forma definitiva a mobilidade, o funcionamento e a realização das atividades cotidianas. Tanto o colete quanto a cirurgia têm como objetivo principal a correção da coluna raquídea, mas são recursos que não levam em conta os vários problemas associados à escoliose idiopática.

Atualmente as diretrizes europeias recomendam a realização de programas de fisioterapia específicos para o tratamento da escoliose em fase precoce, objetivando conter sua evolução e reduzir a recorrência do colete e de intervenções cirúrgicas invasivas. De acordo com tais diretrizes, o tratamento da escoliose deve incluir exercícios de autocorreção 3D, a integração de tais exercícios às atividades cotidianas e o trabalho de educação do paciente. Ainda é importante lembrar que a escoliose idiopática é uma doença multissistêmica e que, portanto, requer uma abordagem multissistêmica para otimizar a eficácia da reeducação. A seguir, apresentaremos as principais deficiências associadas à escoliose idiopática, visando assistir o fisioterapeuta na ampliação de seus conhecimentos.

DEFICIÊNCIAS DA FUNÇÃO MUSCULAR NA ESCOLIOSE IDIOPÁTICA

Os músculos espinhais e os vários tipos de escoliose

A função dos músculos do tronco e, mais especificamente, dos músculos espinhais tem sido estudada há décadas. Independentemente do método [eletromiografia (EMG), ressonância magnética (MRI) ou ultrassom] ou do tipo de análise (histológica ou morfológica) de que se valem, tais estudos revelam a presença de assimetrias nos músculos espinhais de adolescentes com escoliose idiopática, comparando-os com os membros do grupo de controle. Não existe um consenso a respeito do papel dos músculos espinhais na etiologia da escoliose idiopática. Porém, ao que tudo indica, as assimetrias desses músculos aumentam o risco de progressão da doença.

Uma hipótese do passado sugeria que a causa do controle assimétrico nos músculos do tronco pudesse estar ligada a uma alteração no sistema nervoso periférico ou central, a qual, durante os picos de crescimento, desencadearia a escoliose e o desequilíbrio do tronco. Por sua vez, Souchard e Ollier (2002) defendem que a retração assimétrica dos músculos espinhais é um aspecto sempre presente, independentemente da causa da escoliose e da sua localização (cervical, torácica ou lombar).

Por causa de suas inserções na coluna raquídea, de sua composição histológica e morfológica e de sua organização em cadeia, que conecta o sacro ao occipital, os músculos espinhais garantem tanto a semi-independência dos movimentos da cabeça quanto a coordenação motora de cada nível vertebral. Asseguram ainda a manutenção postural e o equilíbrio da coluna vertebral. Mais especificamente — no que se refere à atividade tônica de tais músculos, feita a partir do ponto fixo oferecido pela pelve —, a retração do transverso-espinhal de um lado fará a vértebra se inclinar para o mesmo lado (sobretudo o curto) e o processo espinhoso girar em direção à concavidade (sobretudo a partir dos lamelares curtos e longos) (Figura 6.1). Desse modo, nas escolioses torácicas e lombares, o transverso-espinhal seria responsável pela rotação dos processos espinhosos para a concavidade. Segundo esse modelo conceitual, à tensão "ofensiva" do lado côncavo se oporia uma tensão "defensiva" dos músculos espinhais do lado convexo, a fim de fixar o desvio.

Uma vez que os músculos espinhais da concavidade e da convexidade são fisiologicamente antagonistas e complementares, sua ação sinérgica, por um lado, tende a agravar a inclinação lateral do lado da concavidade com a contração do longuíssimo dorsal e do ileocostal homolaterais (Figura 6.2A) e, de outro, amplifica a rotação das vértebras, puxando para trás as apófises transversas e as costelas já em torção (Figura 6.2B), diante do aumento da tensão defensiva (sempre do longuíssimo dorsal e do ileocostal) do lado da convexidade. A tensão nos músculos espinhais da concavidade e da convexidade, devido à sua fisiologia comum em relação à extensão da coluna raquídea, resulta na diminuição da cifose fisiológica, aspecto característico da escoliose torácica (Figura 6.2C-D).

É interessante notar que esse modelo teórico, apresentado em detalhes em estudos anteriores [ver Souchard e Ollier (2002) e Souchard (2015)], foi confirmado em estudos recentes sobre o tônus muscular, a

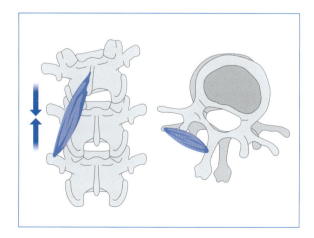

Figura 6.1 Inclinação lateral e rotação vertebral do transverso-espinhal no lado da concavidade.

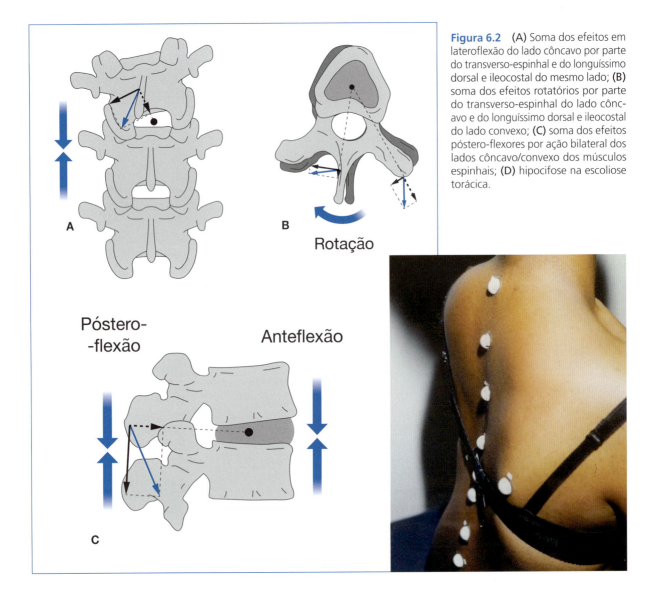

Figura 6.2 (A) Soma dos efeitos em lateroflexão do lado côncavo por parte do transverso-espinhal e do longuíssimo dorsal e ileocostal do mesmo lado; (B) soma dos efeitos rotatórios por parte do transverso-espinhal do lado côncavo e do longuíssimo dorsal e ileocostal do lado convexo; (C) soma dos efeitos póstero-flexores por ação bilateral dos lados côncavo/convexo dos músculos espinhais; (D) hipocifose na escoliose torácica.

atividade EMG e análises morfológicas dos músculos espinhais. Segundo Hoogmartens e Basmajian (1976), em casos de escolioses leves, observa-se a hipersensibilidade dos fusos neuromusculares espinhais no lado da concavidade; em escolioses mais expressivas, a hipersensibilidade aparece no lado convexo. A maior parte dos estudos sobre a atividade EMG nos músculos espinhais indica uma maior atividade dos músculos no lado convexo.

Porém, como demonstram Reuber et al. (1983), quando as escolioses são superiores a 25 graus, a atividade EMG de tais músculos é maior no lado convexo na região lombar. O aumento da atividade dos músculos espinhais do lado convexo pode, portanto, estar associado ao distúrbio do alinhamento do tronco iniciado pelos músculos espinhais do lado côncavo e à necessidade de se opor a esse momento de inclinação lateral. Entretanto, a atividade defensiva dos músculos convexos pode ter um efeito negativo sobre o risco de progressão da escoliose, aumentando o componente rotatório do corpo vertebral. As diferenças observadas na composição dos tipos de fibra dos músculos espinhais da concavidade e da convexidade também parecem confirmar a retração inicial dos músculos da concavidade.

Nos adolescentes com escoliose idiopática, o maior percentual de fibras de tipo I se encontra no lado convexo (convexo: 67-80%; côncavo: 50-70%). Tal percentual é semelhante ao observado nas pessoas sem escoliose (SN: fibra de tipo I – 73-77%).

O aumento do percentual de fibras de tipo II no lado côncavo pode estar ligado à retração muscular, que limita a atividade muscular e a bloqueia em uma posição encurtada. Esses estudos revelam um comprometimento diverso, bilateral, isto é, côncavo/convexo dos músculos espinhais segundo o modelo proposto por Souchard e Ollier (2002) e Souchard (2015).

As assimetrias da atividade muscular e a composição associada à retração desses músculos, bem como as deformidades morfológicas do tronco, limitam a sua capacidade de gerar uma força "normal", o que pode explicar a "pseudofraqueza muscular". A correção 4D da coluna vertebral e do tronco, visando ao relaxamento do tônus muscular do lado convexo e ao alongamento (e facilitação) dos músculos do lado côncavo, pode explicar a melhora da resistência desses músculos depois do tratamento com RPG.

O papel dos músculos psoas e quadrado lombar e a escoliose toracolombar e lombar

O músculo psoas se origina nos corpos vertebrais e nos discos intervertebrais, bem como nas apófises transversas das cinco vértebras lombares. Sua função é dupla, estática e dinâmica, devido à sua composição de fibras de tipo I (40-50%) e de tipo IIA (50%).

Quando o ponto fixo está no fêmur, a contração ou retração unilateral inclina, em sua própria direção, a coluna lombar e provoca a rotação do corpo vertebral na direção oposta, conduzindo, desse modo, o processo espinhoso em concavidade. Segundo Souchard (2015), uma retração assimétrica do psoas pode causar uma escoliose lombar com rotação vertebral semelhante àquela provocada pelos músculos espinhais.

À tensão "ofensiva" do psoas no lado côncavo irá se opor uma tensão "defensiva" do psoas no lado convexo, o que poderá se refletir na hiperlordose lombar e/ou acentuar o deslocamento lateral da coluna raquídea no lado da convexidade. É por isso que se faz necessário trabalhar os músculos psoas de ambos os lados (ver parágrafo sobre tratamento). O músculo quadrado lombar — composto por diversas fibras inseridas na 12ª costela e na parte superior das apófises transversas das cinco vértebras lombares, até a crista ilíaca — também pode estar associado à escoliose lombar ou toracolombar.

Durante a contração ou retração unilateral, o quadrado lombar inclina o tronco ou eleva a hemipelve para o lado da contração/retração. Na escoliose lombar, em resposta à tensão "ofensiva" do quadrado lombar no lado côncavo, o lado convexo "defensivo"

acentuará igualmente o deslocamento lateral da coluna lombar. Recomenda-se, então, um trabalho específico nos lados côncavo e convexo (ver parágrafo sobre tratamento).

Componente de achatamento

A componente de achatamento tem a ver com a compressão exercida sobre o disco e o corpo vertebral. Depende do equilíbrio entre as forças anteriores (peso do tórax e resistência miofascial da cadeia de coordenação neuromuscular anterior) e posteriores (músculos espinhais), bem como do ponto de aplicação da força (braço de alavanca) (Figura 6.3).

Quando a tensão recíproca dos músculos anterior/posterior e dos músculos côncavos/convexos aumenta, a componente de achatamento na coluna raquídea é inevitável.

Os músculos antigravitários, como os espinhais, por exemplo, se contraem a partir de pontos fixos inferiores. Esses músculos garantem, com sua ação, a manutenção da coluna torácica e do occipital em oposição à força de gravidade (peso do tórax), que tende a criar um movimento de flexão do tronco (Figura 6.3A). As forças verticais anterior e posterior orientam-se para baixo, o que tende a aumentar a compressão do disco (Figura 6.3B). Quanto maior a força anterior, maior será a força de reação dos músculos espinhais para manter o sistema em equilíbrio, acentuando ainda mais a compressão do disco (componente de achatamento) (Figura 6.3C). Na presença de uma assimetria de tensão ofensivo-defensiva com desvio, o núcleo será deslocado para o lado oposto da inclinação, ou seja, o da convexidade (Figura 6.3D).

A componente de achatamento assimétrica causada pela retração dos músculos espinhais no lado da concavidade pode explicar, ao menos em parte, a cuneiformização do disco invertebral e do corpo vertebral característica na escoliose idiopática. Na RPG específica para escoliose, a decoaptação vertebral por meio da tração manual axial é importante, tendo como objetivo a recentralização do núcleo. Desse modo, a coluna vertebral não colapsa diante da "fraqueza muscular", mas se achata por meio de uma torção posterior em extensão, causada pela retração dos músculos espinhais no lado da concavidade (Figura 6.3E). Na RPG específica para escoliose, o alongamento dos músculos espinhais "ofensivos" no lado da concavidade, com a destorção das curvas escolióticas associada à decoaptação vertebral por tração axial, contribui para a correção tetradimensional (4D) da escoliose.

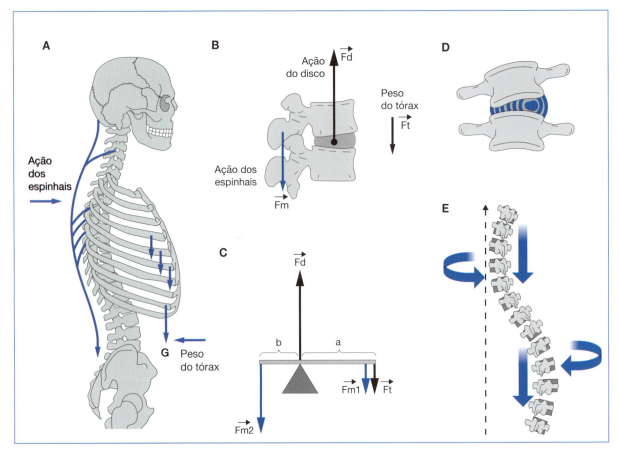

Figura 6.3 Componente de achatamento.
(A) Ação dos músculos espinhais em contraposição à força de gravidade (G); (B) ação sobre o disco causada pelo peso do tórax (força anterior) e pela ação dos músculos espinhais (força posterior); (C) a componente vertical de achatamento depende da massa (peso do tórax), da disposição do ponto de apoio e das forças musculares presentes (anteriores: Fm1; posteriores: Fm2); (D) migração do núcleo para a convexidade da coluna com escoliose; (E) enroscamento da coluna vertebral em extensão pela retração dos músculos espinhais do lado da concavidade.

DEFICIÊNCIAS DA FUNÇÃO RESPIRATÓRIA NA ESCOLIOSE IDIOPÁTICA

Função respiratória

O diafragma é o principal músculo agonista da respiração, junto aos intercostais externos. É composto por uma parte aponeurótica central (centro frênico) e uma parte músculo-tendinosa periférica. Tem inserções nas vértebras, nas costelas e no esterno.

O sistema suspensor do diafragma compreende todo o sistema aponeurótico, fascial e ligamentar que conecta o centro frênico à base do crânio, à região cérvico-dorsal, à parte superior do esterno e às vísceras torácicas (elementos fibro-mediastinais suspensores do centro frênico) (Figura 6.4A). A expiração de baixa amplitude é um fenômeno passivo marcado pela subida do diafragma e pelo relaxamento dos demais músculos inspiratórios.

Por outro lado, a expiração forçada é essencialmente ativa e mobiliza os músculos abdominais (transverso, retos e oblíquos internos e externos), o quadrado lombar, os intercostais internos, o pequeno dentado inferior e o triangular do esterno.

A retração do diafragma, por causa das suas múltiplas inserções, pode gerar diversas alterações morfológicas, tais como a lordose diafragmática (Figura 6.4B).

A retração do sistema suspensor do diafragma provocará a acentuação da cifose torácica fisiológica (Figura 6.4C).

A retração do diafragma irá fixar a caixa torácica em "inspiração" e interferir na mobilidade torácica e na capacidade expiratória.

Capítulo 6 • A RPG específica para escoliose 79

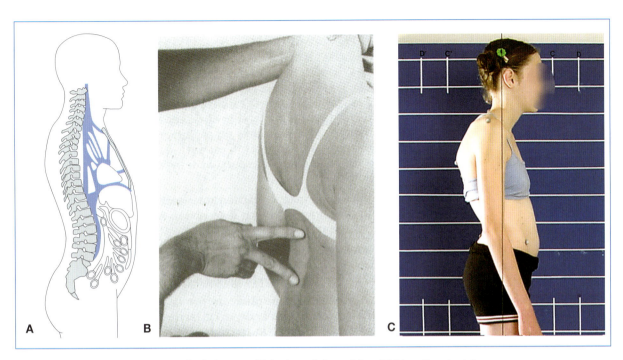

Figura 6.4 (A) Sistema suspensor do diafragma; (B) lordose diafragmática; (C) hipercifose torácica.

Função respiratória na escoliose idiopática

A assimetria na tensão dos músculos espinhais (músculos inspiratórios acessórios) pode contribuir para a deformação 4D do tórax e influenciar a mecânica respiratória. Com sua retração, os músculos espinhais longuíssimo do dorso e ileocostal no lado côncavo elevam os pontos das costelas em que se inserem, causando, desse modo, a rotação da articulação costovertebral. A rotação externa eleva a costela (Figura 6.5A). Uma retração significativa desses músculos pode explicar a disposição horizontal das costelas no lado da concavidade (Figura 6.5B). A tensão "defensiva" do longuíssimo do dorso e do ileocostal no lado convexo pode contribuir para a amplificação da giba, agravando a rotação vertebral e costal na qual eles se inserem (Figura 6.5C).

A deformação do tórax também pode alterar a morfologia do diafragma e atribuir-lhe desvantagens mecânicas, resultando na diminuição de sua capacidade de produzir força ou relaxar durante a expiração e interferindo na funcionalidade respiratória.

A insuficiência respiratória é mais frequente em pessoas com curva torácica superior a 50 graus. Geralmente essas deficiências se associam à redução significativa da cifose torácica fisiológica. Entretanto, estudos recentes também demonstraram o comprometimento da função respiratória em jovens com escoliose idiopática inferior a 45 graus, quando comparados com indivíduos saudáveis da mesma idade. Segundo os estudiosos, a capacidade ventilatória máxima, a capacidade vital forçada (CVF), o volume expiratório máximo por segundo (VEMS), o volume corrente, a relação VEMS/CVF e a pressão expiratória máxima decrescem nos adolescentes com escoliose idiopática de leve a moderada. A pressão expiratória máxima, porém, parece reduzida apenas nos jovens com escoliose superior a 45 graus. Esses estudos revelam que, em adolescentes com escoliose leve ou moderada, existe uma probabilidade de a função respiratória ser comprometida, fato que tem sido associado à queda do desempenho funcional no teste de caminhada de 6 minutos (TC6M). Deficiências nas funções musculares e respiratórias são importantes, provocam a redução da prática de atividade física dos jovens com escoliose idiopática e devem ser levadas a sério.

DEFICIÊNCIAS DA FUNÇÃO DE INTEGRAÇÃO SENSÓRIO-MOTORA NA ESCOLIOSE IDIOPÁTICA

Resultados de diversos estudos sugerem que o aparecimento da escoliose poderia ser causado por distúrbios localizados em estruturas cerebrais. Esta hipótese parece plausível em alguns casos, dado que pesquisas recentes identificaram uma variante genética que poderia ser responsável pela presença de escoliose idiopática em algumas famílias. O gene em questão está

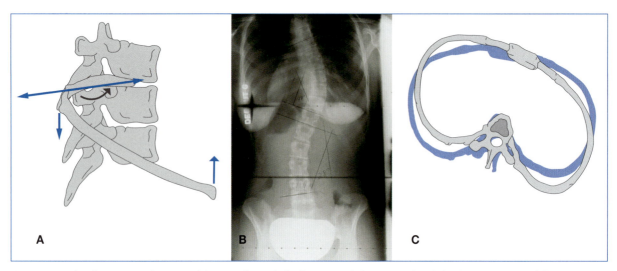

Figura 6.5 **(A-B)** Disposição horizontal das costelas no lado da concavidade e vertical no lado da convexidade; **(C)** aumento da rotação vertebral e da giba.

associado ao desenvolvimento precoce do tronco encefálico, estrutura que age na elaboração das informações sensório-motoras e do controle motor.

Por meio de ressonância magnética, observou-se que adolescentes com escoliose idiopática, diferentemente de adolescentes saudáveis da mesma idade, apresentam assimetrias no trato córtico-espinhal do tronco encefálico e um afinamento cortical anômalo da região paracentral direita, da região frontal superior esquerda e do giro pré-central direito, bem como um padrão de hiperativação da área motora suplementar na execução de movimentos.

Também foram relatadas alterações no processamento cortical da informação sensório-motora e padrões anômalos de conectividade no córtex motor em adolescentes com escoliose idiopática comparados aos da mesma idade, do grupo de controle. Mais recentemente, análises do sinal eletroencefalográfico no domínio da frequência em condições sensoriais diversas mostrou que adolescentes com escoliose idiopática se valem de estratégias corticais para manter o equilíbrio postural que são diferentes daquelas verificadas em seus pares do grupo de controle. Tais alterações subcorticais e corticais podem causar uma disfunção no controle sensório-motor. Mas não se sabe ao certo se os danos subcorticais e corticais são a causa ou a consequência da escoliose idiopática.

Dor e escoliose

A escoliose idiopática é uma deformação macroscópica que geralmente não produz lesão. No entanto, estudos recentes mostraram que a presença de dor nas costas é maior em adolescentes com escoliose idiopática (50-78%) do que em adolescentes sem escoliose (28-48%). A ligação entre a dor nas costas e a dimensão da escoliose (ângulo de Cobb) não é clara.

A dor nas costas leve parece estar associada a um ângulo de Cobb pequeno. Diante de uma escoliose torácica severa e da má percepção dela, a dor aumenta. Em adolescentes, fatores como a velocidade do crescimento, a flexibilidade muscular e a saúde mental têm relação com o desenvolvimento de dor nas costas. As rápidas mudanças físicas que ocorrem na adolescência podem influenciar a estabilidade da postura e favorecer dores nas costas. É possível que o alinhamento alterado do corpo e a ação assimétrica dos músculos do tronco causem dor nas costas devido à presença de tensões anômalas nas superfícies articulares e nos discos intervertebrais.

Nesses casos, é essencial verificar se a dor aumenta ou diminui após a correção da escoliose (ver parágrafo sobre a reequilibração da avaliação em RPG). A deformação morfológica macroscópica pode gerar instabilidade, que, por sua vez, causa danos articulares nas vértebras. Essa lesão articular pode adicionar uma adaptação postural antálgica à escoliose preexistente. Por causa disso, conclui-se que é muito importante realizar um diagnóstico diferencial quando há uma escoliose antálgica e quando há uma escoliose antálgica adicionada a uma escoliose preexistente. A prevalência (61% contra 35%), a gravidade e a persistência da dor são maiores em adultos com escoliose idiopática (37%) do que em adultos sem deformidade espinhal

(25%). Em síntese, a escoliose, e mais especificamente a escoliose idiopática, desencadeia deformidades morfológicas que influenciam a saúde física e psicológica dos jovens. A escoliose idiopática é multifatorial e implica em alterações nas funções muscular, respiratória e de integração sensório-motora.

Danos no sistema nervoso parecem causar distúrbios musculares e sensoriais. Depois, assimetrias posturais e nos músculos do tronco podem cooperar na piora da escoliose sob influência dos picos de crescimento. A fisioterapia específica para escoliose é recomendada para que se possam reeducar as funções musculares, respiratórias e sensório-motoras. Ela melhora a postura e previne a progressão da escoliose. A RPG tem demonstrado sua eficácia no tratamento de diversas patologias espinhais na medida em que reduz significativamente a dor no pescoço e nas costas e melhora a postura e as funções musculares e respiratórias.

As posturas de tratamento da RPG parecem agir inclusive na atividade do córtex motor. A RPG específica para escoliose foi desenvolvida com o objetivo de fornecer uma avaliação orientada à investigação das causas biomecânicas e neuromusculares da escoliose, bem como de estabelecer um tratamento personalizado e global que considere todas as deficiências ligadas à escoliose.

RPG ESPECÍFICA PARA ESCOLIOSE

Um dos princípios fundamentais da RPG é o cuidado reservado às funções de coordenação estática e dinâmica, já que delas dependem a morfologia (postura) e o equilíbrio. Cada uma delas tem a própria fisiopatologia. Os músculos estáticos, por serem predominantemente tônicos, tendem ao relaxamento e à hipotonia (fraqueza). Segundo Souchard (2015), a função de coordenação estática se distingue graças a três sistemas integrados de coordenação neuromuscular (Siconem): um sistema de extensão, assegurado principalmente pelos músculos extensores (Siconem posterior, Figura 6.6A); um sistema de suspensão, assegurado pelo Siconem anterior (Figura 6.6B); por último, um sistema de controle do equilíbrio por meio das tensões recíprocas dos músculos antagonistas-complementares (ou sinérgicos). A RPG também é um método proprioceptivo de inibição e facilitação sensório-motora. A inibição é provocada pelo reflexo miotático inverso durante o alongamento muscular. A facilitação sensorial, por sua vez, decorre da manutenção ativa das correções durante as posturas de tratamento.

A RPG específica para escoliose nos ajuda particularmente a entender a organização neuromusculoesquelética tetradimensional da escoliose e seu impacto na morfologia e nas funções respiratória e de integração sensório-motora. A abordagem propõe posturas de tratamento globais ativas que permitem que se trabalhe ao mesmo tempo os músculos estáticos (em contração isotônica excêntrica) e dinâmicos (em contração isométrica), com o objetivo de normalizar a morfologia e a função. A RPG específica para escoliose propõe uma correção tetradimensional da coluna raquídea e do tronco, bem como a reeducação das funções muscular, respiratória e de integração sensório-motora.

A RPG específica para escoliose se baseia nos seguintes princípios:
- A escoliose idiopática é uma deformação macroscópica tetradimensional da coluna vertebral e do tronco que afeta a morfologia. É necessário, por isso, valer-se de uma abordagem em que a postura seja corretiva.
- A morfologia depende da resistência fibro e viscoelástica dos músculos da estática e do tônus. Os

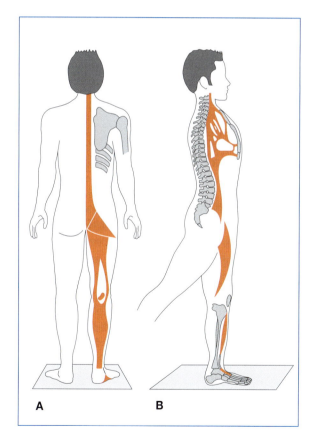

Figura 6.6 (A) Sistema de extensão (sistema integrado de coordenação neuromuscular posterior); (B) sistema de suspensão (sistema integrado de coordenação neuromuscular anterior).

músculos espinhais são estáticos e, com sua fisiopatologia, tendem a aumentar seu tônus e a se retraírem, favorecendo o achatamento articular e a deformação da coluna vertebral.

- As deformidades do tronco associadas à escoliose idiopática podem alterar os gestos e o equilíbrio.
- Para garantir o equilíbrio e a harmonia dos gestos, os músculos agem de modo sinérgico e se organizam em sistemas integrados de coordenação neuromuscular.
- A organização dos músculos em sistemas integrados de coordenação neuromuscular faz que qualquer alongamento analítico seja ineficaz. Desse modo, para evitar compensações posturais à distância, toda a cadeia de coordenação neuromuscular deverá ser alongada.
- A escoliose idiopática caracteriza-se pela multifatorialidade e, portanto, requer uma abordagem multifatorial. Envolve as funções muscular, respiratória e de integração sensorial. A reeducação de tais funções é parte integrante do tratamento com RPG específico para escoliose.
- A integração das mudanças sensório-motoras na postura e no movimento é mais simples em sequências de movimento orientadas à realização de tarefas. A RPG específica para escoliose contempla exercícios de integração estática e dinâmica a fim de promover a integração das correções posturais às atividades da vida cotidiana.

Avaliação da escoliose em RPG

A avaliação da escoliose em RPG (crianças, adolescentes, adultos) é feita sistematicamente com base em:
- exame clínico inicial, que compreende a identificação da escoliose, o exame específico em RPG e a avaliação estética e funcional;
- avaliação radiológica para confirmar o diagnóstico de escoliose;
- identificação do risco de progressão (fatores de risco) e do prognóstico.

EXAME CLÍNICO

Identificação da escoliose

Geralmente a detecção da escoliose ocorre por meio da observação visual da postura, de medições clínicas da giba e da avaliação do deslocamento do tronco.

Os seis sinais clínicos elencados a seguir devem nos guiar na percepção da presença de uma escoliose: assimetria dos ombros; assimetria dos ângulos do talhe; assimetrias da caixa torácica; giba maior do que 5 graus medidos com o escoliômetro; deslocamento do tronco entre C7 e S1 de ao menos 10 mm medidos com o fio de prumo; assimetrias da pelve no plano frontal.

Em geral, a dor nas costas é o principal motivo que leva pessoas adultas a fazerem uma visita ao especialista. No entanto, é importante saber se o indivíduo já conhece a escoliose (escoliose do adulto) ou não (escoliose "de novo", do latim *ex novo*). A identificação da escoliose "de novo" importa para que se possa encaminhar a pessoa, sob suspeita de osteoporose, a um médico especialista.

Exame específico em RPG

A RPG específica para escoliose prevê uma avaliação estandardizada que se baseia em um algoritmo específico: a tabela de escolha de posturas (Tabela 6.1). Assinalando-a com "x" ou outros símbolos, compreende-se a qual família ou famílias de posturas (abertura ou fechamento do ângulo coxofemoral) o paciente deverá ser conduzido para realizar o tratamento específico para escoliose.

Podemos chegar a um resultado correspondente ao sistema integrado de coordenação neuromuscular (Siconem) anterior — linhas 1 ou 2 — ou posterior — linhas 3 ou 4. A avaliação se subdivide em quatro partes distintas: interrogatório, fotografia geral, exame de retração e reequilibração.

Nas linhas 2 e 4 da Tabela 6.1, a presença de ombros "enrolados" está relacionada ao agravamento da escoliose.

Interrogatório

O interrogatório determina diversas coisas: a presença ou não da sintomatologia na abertura ou no fechamento do ângulo coxofemoral; a história do surgimento da escoliose; a história pessoal, familiar e médica do paciente. Se o indivíduo relatar dor, a entrevista focalizará particularmente a cadeia de coordenação neuromuscular em questão.

Quando há a presença de dor na posição em pé ou deitada, assinalamos um "x" nas linhas 1 e 2 da tabela, indicando a necessidade de tratar o Siconem anterior. Se, ao contrário, a dor aumenta em posição sentada ou ereta com flexão anterior do tronco, devemos assinalar as linhas 3 e 4, para tratar o Siconem posterior. Além disso, uma escala quantitativa para classificar a magnitude da dor (Escala Visual Analógica ou *Numerical Pain Rating Scale*) pode ser útil.

Tabela 6.1 Tabela para a escolha de posturas: algoritmo						
Família	Foto geral	Interrogatório	Exame local da retração		Reequilibração	Resultados - Caminhos
			Morfo	Radio		
1. AbCF braços adu Siconem ant.						
2. AbCF braços abd Siconem ant.						
3. FeCF braços adu Siconem post.						
4. FeCF braços abd Siconem post.						
Desequilíbrio C7-S1 C0-S1	___cm D G		Teste de Adams gibosidade		Compensações à distância - caminhos Impossibilidade ooo Ponto-chave ȏ Ponto notável o Diagonais	

AbCF: abertura de ângulo coxofemoral; FeCF: fechamento de ângulo coxofemoral; braços adu: braços em adução; braços abd: braços em abdução; Siconem ant: sistema integrado de coordenação neuromuscular anterior; Siconem post: sistema integrado de coordenação neuromuscular posterior. Símbolos das compensações à distância – caminhos de tratamento: impossibilidade significativa resistência sem possibilidade de correção das curvas escolióticas; ponto--chave, elementos que corrigem a escoliose; ponto notável, elementos que agravam a escoliose; diagonais, compensações à distância durante a correção das curvas escolióticas (a espessura da flecha indica a importância da compensação). Notas do curso "RPG superior aplicada à escoliose", 2016.

Fotografia geral

A fotografia geral é utilizada para identificar a tipologia morfológica da pessoa: anterior, posterior ou mista.

Por exemplo, uma pessoa com a chamada "morfologia anterior" ("x" assinalado nas linhas 1 ou 2) terá uma acentuação das curvas vertebrais no plano sagital, ombros bastante "enrolados" e membros inferiores valgos (Figura 6.7A). Por sua vez, uma "pessoa posterior" ("x" assinalado nas linhas 3 ou 4) apresentará uma diminuição das curvas vertebrais sagitais, ombros mais altos e um varismo dos membros inferiores (Figura 6.7B). Finalmente, uma pessoa com um quadro "misto" terá características de ambas as tipologias morfológicas.

Exame da retração (exame morfológico e radiológico)

Esta parte da avaliação baseia-se na observação da curva ou das curvas escolióticas em posição ereta. Permite identificar a musculatura que pode ser responsável pela alteração postural localmente associada ao tipo de escoliose (músculo do Siconem anterior ou posterior). O exame morfológico deve ser confirmado pelo exame radiológico e, desse modo, reportado na tabela de escolha de posturas. Por exemplo, quando se observa uma escoliose torácica com hipocifose (Figura 6.7B), um "x" será assinalado na linha 3, indicando a retração dos músculos espinhais (Siconem posterior).

Teste de reequilibração ou rebalanceamento

Esta etapa da avaliação visa identificar o alvo terapêutico para cada sessão de tratamento. Os testes de reequilibração servem para:

- determinar se a escoliose é maior e desequilibrada na posição em pé ou sentada;
- verificar a capacidade de correção e a importância das compensações posturais à distância criadas durante a correção (destorção 3D) de cada curva escoliótica;
- avaliar a eficácia e ação da correção das alterações posturais das extremidades (membros superiores e inferiores) no agravamento ou na redução da escoliose.

Tais rebalanceamentos são realizados na posição em pé e sentada, com os braços em adução (tensão espe-

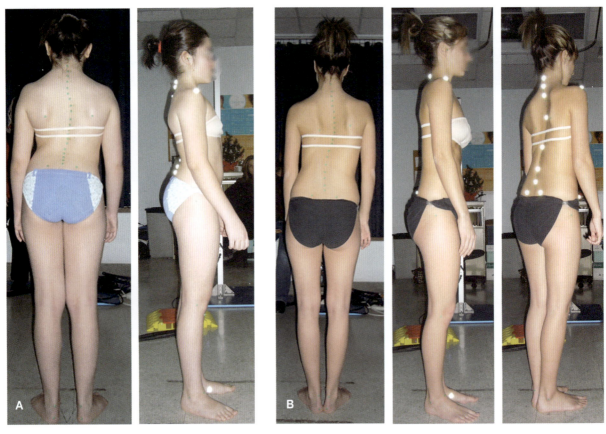

Figura 6.7 Fotografia geral. **(A)** Tipologia anterior; **(B)** tipologia posterior.

cífica da cadeia de coordenação superior da cintura escapular) e com os braços em abdução (tensão específica da cadeia de coordenação anterointerna do ombro), como mostra a Figura 6.8. Utiliza-se uma escala de avaliação qualitativa de 3 níveis: um "x" significa baixa resistência com compensações posturais menores; dois "xx" indicam resistência moderada com compensações posturais de médias a graves; três "xxx" ou o símbolo "ooo" indicam, respectivamente, a reprodução da dor ou uma resistência significativa sem possibilidade de correção.

Os resultados serão interpretados da seguinte maneira: uma menor correção em posição ereta indica uma maior rigidez do Siconem anterior, enquanto uma menor correção em posição sentada indica uma maior rigidez do Siconem posterior.

Se a correção das curvas escolióticas diminuir com os braços em adução, seja na posição em pé ou sentada, deve-se assinalar um "x" respectivamente nas linhas 1 e 3 da Tabela 6.1. Se a correção ocorrer com os braços em abdução, assinala-se o "x" nas linhas 2 e 4.

Ainda são realizados diversos testes específicos em posição sentada: nos membros inferiores em abdução, alongados ou flexionados, para verificar respectivamente a atuação dos músculos adutores, isquiotibiais e pelvitrocanterianos na piora da escoliose (Figura 6.9).

Os testes de reequilibração também são utilizados para identificar as compensações à distância durante a correção da ou das curvas escolióticas (diagonais), dos elementos que corrigem (pontos-chave) ou agravam (pontos notáveis) a escoliose. Por meio de símbolos, essas informações são incluídas na tabela de escolha de posturas como indicações, "caminhos" de tratamento (Tabela 6.1). Os testes são importantes porque direcionam melhor a escolha da postura ou das posturas de tratamento para a correção da morfologia (postura), bem como da posição (em pé ou sentada) mais adequada para a realização dos exercícios de integração estática e dinâmica.

A avaliação específica em RPG é complementada por outras medições clínicas objetivas, como o deslocamento do tronco nos planos frontal e sagital (fio de

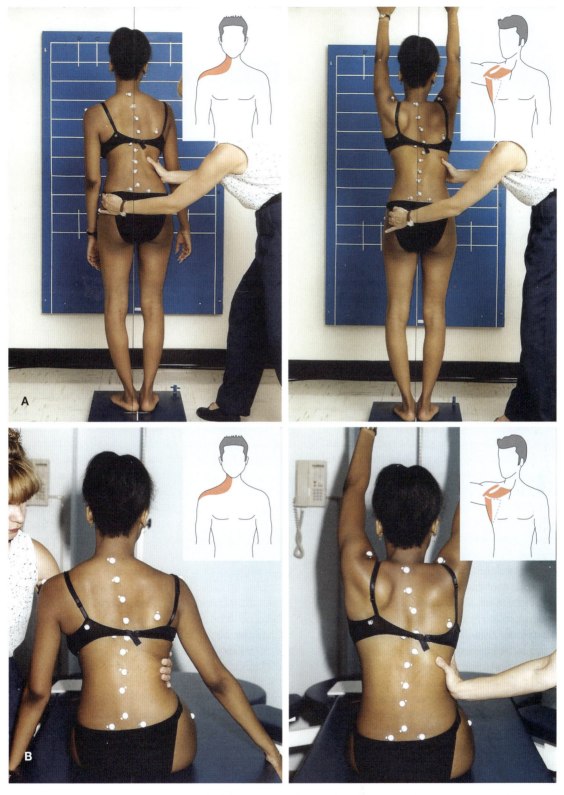

Figura 6.8 Reequilibração em pé e sentada. **(A)** Braços em adução pela cadeia de coordenação neuromuscular superior da cintura escapular; **(B)** braços em abdução pela cadeia de coordenação neuromuscular anterointerna dos ombros durante a correção da escoliose torácica direita.

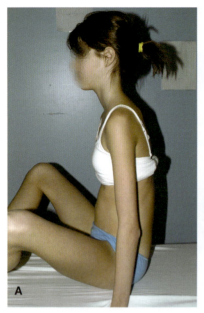 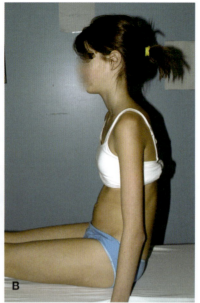 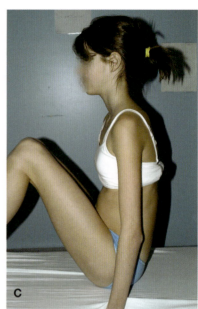

Figura 6.9 Avaliação em posição sentada. **(A)** Membros inferiores em abdução, **(B)** alongados e **(C)** dobrados.

prumo), a giba (escoliômetro ou aplicativos de *smartphone*), a flexibilidade geral na flexão anterior (distância da ponta dos dedos em relação ao solo) e as dimensões anatômicas em posição sentada ou em pé para determinar a velocidade de crescimento. Compila-se a tabela de escolha de posturas a cada sessão, observando as medidas objetivas da giba e do deslocamento do tronco antes e depois de cada tratamento.

Avaliação estética

A principal preocupação dos adolescentes com escoliose idiopática — sobretudo das meninas — é a aparência. Fotografá-los é simples, e as fotografias podem ser tiradas antes e depois do tratamento, de acordo com uma série de sequências que permitem observar as mudanças decorrentes das intervenções ou do agravamento da escoliose. Permitem ainda que esses adolescentes visualizem o efeito da RPG na postura e na aparência, o que os encoraja a aderir ao tratamento, potencializando sua eficácia. No entanto, para garantir uma boa reprodutibilidade das medições, as fotografias devem ser tiradas seguindo um procedimento padronizado (distância pessoa-câmera, altura da câmera, pés no chão) (Figura 6.10A). É recomendável tirar fotografias no plano frontal anterior, posterior e de lado (esquerdo e direito) (Figura 6.10B).

Avaliação funcional

Na avaliação específica em RPG, também podem ser incluídos testes clínicos das funções musculares (flexibilidade, força e resistência), respiratórias (espirometria e ecografia do músculo diafragma) e do equilíbrio (equilíbrio monopodálico com olhos abertos e fechados, teste de Romberg, Fukuda-Utenberger e outras medidas estabilométricas).

O teste de caminhada de 6 minutos também pode ser útil para verificar a resistência funcional dos jovens. Recomenda-se observar a forma de caminhar ou os gestos habitualmente realizados pela pessoa (atividades cotidianas, esporte, instrumento musical etc.), a fim de orientar o percurso reabilitativo durante os exercícios de integração dinâmica.

Avaliação radiológica

Em geral, a avaliação radiológica utiliza imagens no plano frontal (posterior ou anterior) e sagital, em posição ereta estandardizada, abrangendo também as cristas ilíacas (índice de Risser) e as cabeças femorais (abertura ou fechamento da cartilagem trirradiada). Os raios X e as tomodensitometrias podem ajudar a identificar eventuais anomalias ósseas que estão na origem da escoliose.

A radiografia é feita aproximadamente após quatro ou seis meses. Na RPG específica para escoliose, são utilizadas ainda outras mensurações radiológicas: relação das flechas (R = F/H) para medir a escoliose (Figura 6.11A); quatro níveis da pelve (Figura 6.11B) para pesquisar uma causa biomecânica superior ou inferior.

Capítulo 6 • A RPG específica para escoliose 87

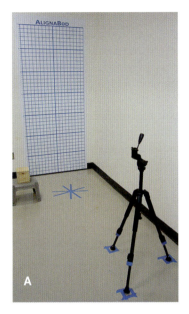
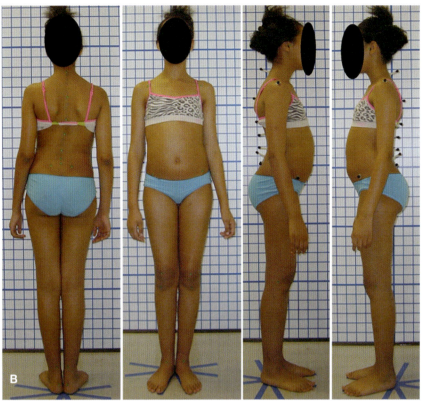

Figura 6.10 Fotografias.
(A) Instalação estandardizada;
(B) fotos em 4 posições.

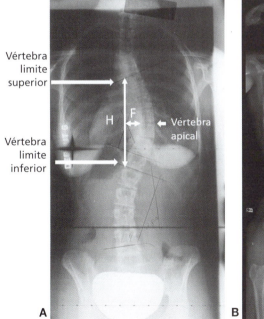
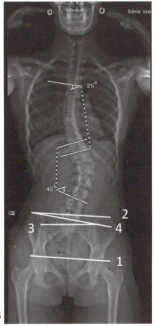

Figura 6.11 Mensurações radiológicas na RPG específica para escoliose: **(A)** Relação das flechas; **(B)** quatro níveis da pelve: **1)** nível do acetábulo, **2)** nível da crista ilíaca, **3)** nível da base de sacro e **4)** nível da limitante inferior da 5ª vértebra lombar. A linha **4** é a mais inclinada, indicando a possibilidade de uma causa biomecânica superior. As linhas **1** e **2** são apenas levemente inclinadas, indicando uma causa inferior adicional.

FATORES DE RISCO DE PROGRESSÃO E PROGNÓSTICO

Através da análise dos fatores de risco de progressão e do potencial de crescimento é possível entender o risco evolutivo da escoliose e reformular o prognóstico, o que nos permite fazer uma gestão precoce do problema em crianças e adolescentes. De acordo com a literatura, os fatores de risco de progressão mais importantes são (Tabela 6.2): idade, gravidade da escoliose (ângulo de Cobb), maturidade óssea (índice de Risser), velocidade de crescimento e puberdade, frouxidão ligamentar, deslocamento frontal do tronco C7-S1, rotação vertebral, tipo de curva escoliótica e antecedentes familiares. Outros fatores que podem contribuir são: dismetria dos membros inferiores, anomalia óssea, dor. Até a motivação e a adesão ao tratamento por parte do jovem e de sua família podem influenciar positiva ou negativamente a eficácia das intervenções. Resultados melhores foram registrados em pessoas que aderiram ao tratamento. Identificar os obstáculos que impedem a plena adesão ao tratamento e assegurar informações educativas sobre escoliose promovem uma melhor aliança terapêutica. É a soma dos fatores positivos e negativos que orienta o processo decisório.

Alguns padrões preditivos de progressão da escoliose, baseados em diversos critérios radiológicos surgidos na primeira visita, estão em processo de validação. Tais padrões poderiam ser utilizados para distinguir jovens com maior risco de progressão, para os quais seriam prescritos tanto o colete quanto a fisioterapia específica para escoliose, de jovens com menor risco, que receberiam somente o tratamento com fisioterapia.

Em síntese, a RPG específica para escoliose propõe uma avaliação estandardizada que identifica percursos biomecânicos e neuromusculares relativos à organização da escoliose, com o objetivo de oferecer um tratamento personalizado.

Tratamento de RPG específico para escoliose

O tratamento de RPG específico para escoliose respeita os princípios fundamentais do método: individualidade, causalidade e globalidade. O tratamento se baseia na organização neuromusculoesquelética própria do indivíduo e em todas as causas biomecânicas e neuromusculares decorrentes da escoliose. Além disso, consiste em posturas de tratamento globais ativas, que permitem alongar gradualmente todos os músculos que constituem os Siconem, anterior de suspensão e posterior de extensão. O tratamento também prevê exercícios de integração sensório-motora para conservar as correções da postura e melhorar o equilíbrio estático e dinâmico.

Seus objetivos são:
- evitar a progressão da escoliose;
- corrigir a morfologia em suas quatro dimensões;
- eliminar as componentes de dor, se necessário;
- incorporar as correções posturais às atividades da vida cotidiana, a fim de melhorar a função motora.

O tratamento de RPG se baseia nos seguintes princípios:
- As correções acompanham a respiração durante a fase expiratória e o trabalho no tórax permite atuar especificamente nas curvas escolióticas.
- O objetivo terapêutico se baseia nos resultados e indicações da tabela de escolha de posturas (Tabela 6.1).
- O posicionamento inicial das posturas, seja deitado ou sob carga, é feito por meio de uma leve tração passiva (decoaptação articular) e as correções específicas da escoliose.
- A globalidade dos estiramentos (posturas de tratamento) ocorre por meio da aplicação gradual de

Tabela 6.2 Fatores de risco para a progressão da escoliose

Fatores	Positivos	Negativos
Idade	<14 anos	>14 anos
Ângulo (Cobb)	<20°	>20°
Idade óssea (Risser)	≥3	<3
Pico de crescimento	Fase de declínio	Fase de ascensão
Velocidade de crescimento	Lenta	Rápida
Afrouxamento ligamentar	Ausente	Presente
Escoliose desequilibrada:		
Plano frontal	C7/S1: 0 cm	C7/S1: >1 cm
Obliquidade da pelve	Ausente	Presente
Tipo de curva	Torácica ou dupla	Toracolombar
Rotação vertebral	Mínima	Expressiva
Hereditariedade	Ausente	Presente
Causa irreversível (malformação, dano neurológico)	Ausente	Presente
Problemas sobrepostos (evolução, tônus, fraqueza, dor, ILMI)	Ausentes	Presentes
Motivação/adesão	Presente	Ausente

tensão no Siconem anterior ou posterior e possibilita o estiramento analítico dos músculos afetados pela escoliose.

- A cronologia do trabalho muscular específico: a deformação escoliótica se manifesta por meio da contração ou retração dos músculos da concavidade (ofensivos) e da resistência dos músculos da convexidade (defensivos); o tratamento seguirá, desse modo, uma organização neuromuscular espaço-temporal que parte dos músculos da convexidade e vai até os músculos da concavidade e da coordenação neuromuscular (nas regiões cervical, torácica e lombar), requerendo uma contração excêntrica dos músculos da concavidade.
- O alongamento (ou estiramento muscular) se realiza graças à contração muscular isométrica na posição mais excêntrica.
- O tempo de alongamento é suficientemente longo e a resistência (contração-relaxamento) é mantida por cerca de três segundos, possibilitando a *fluage* muscular (*creep*).
- As pausas são necessárias, sobretudo quando estão sendo realizadas posturas em carga.
- A progressão deve ser qualitativa, para corrigir as compensações à distância (diagonais, pontos-chave e pontos notáveis identificados durante os testes de reequilibração), evitando o agravamento da curva ou das curvas escolióticas.
- O fisioterapeuta deve dar um *feedback* ao paciente, guiando manualmente as correções e os movimentos a serem feitos; o paciente deve sentir a tensão muscular para induzir a liberação tônica ou facilitar a contração muscular.
- Deve haver um trabalho ativo para manter as correções.

- Realizam-se integrações estáticas e dinâmicas (exercícios de autocorreção) para modificar o esquema corporal e motor.
- Aplicam-se as noções de neurologia: a inibição causada pelo reflexo miotático inverso durante os estiramentos e a facilitação sensório-motora durante o trabalho ativo.

O tratamento com RPG é definido com base nos resultados ou nas indicações da tabela de escolha de posturas. Na presença de dor, a postura de tratamento preferível será aquela em que a dor é reproduzida pelos testes de reequilibração. Para o tratamento morfológico da escoliose, as posturas de tratamento (abertura ou fechamento do ângulo coxofemoral) serão selecionadas de acordo com o tipo de escoliose e o Siconem (anterior ou posterior) a que pertencem os músculos envolvidos (Tabela 6.3). A Figura 6.12 apresenta as posturas de tratamento em abertura ou fechamento coxofemoral correspondentes, respectivamente, à necessidade de trabalhar os sistemas integrados de coordenação neuromuscular anterior (de suspensão) e posterior (de extensão).

Se o resultado na tabela de escolha de posturas corresponder às linhas 1 ou 2, indicam-se soluções em abertura de ângulo coxofemoral, que podem ser realizadas em posição decúbito supina, em pé contra a parede ou em pé no centro. Mas, quando a linha escolhida é a 2 (por exemplo, na escoliose torácica), prefere-se a postura em decúbito supino com os braços em abdução. Se o resultado na tabela de escolha de posturas corresponder às linhas 3 ou 4, indicam-se posturas de tratamento em fechamento do ângulo coxofemoral. Para a linha 4, a postura

Tabela 6.3 Tipos de escoliose, envolvimento muscular e posturas de tratamento

Tipos de escoliose	Músculos	Posturas de tratamento
Torácica com hipocifose	Espinhais	FACF
Torácica com hipercifose	Espinhais, sistema suspensor do diafragma	FACF AACF
Toracolombar ou lombar	Espinhais, psoas, quadrado lombar e diafragma (com presença de uma lordose diafragmática)	FACF AACF
Escoliose dupla maior	Espinhais, psoas, quadrado lombar e diafragma (com presença de uma lordose diafragmática)	FACF AACF
Escoliose tripla maior com componente cervical	Espinhais nucais, torácicos e lombares, psoas, quadrado lombar e diafragma (com presença de uma lordose diafragmática), escalenos, esternocleidomastoídeo Em caso de retificação da curvatura cervical: longo do pescoço, grande reto anterior do pescoço	FACF AACF

FACF: fechamento do ângulo coxofemoral; AACF: abertura do ângulo coxofemoral.

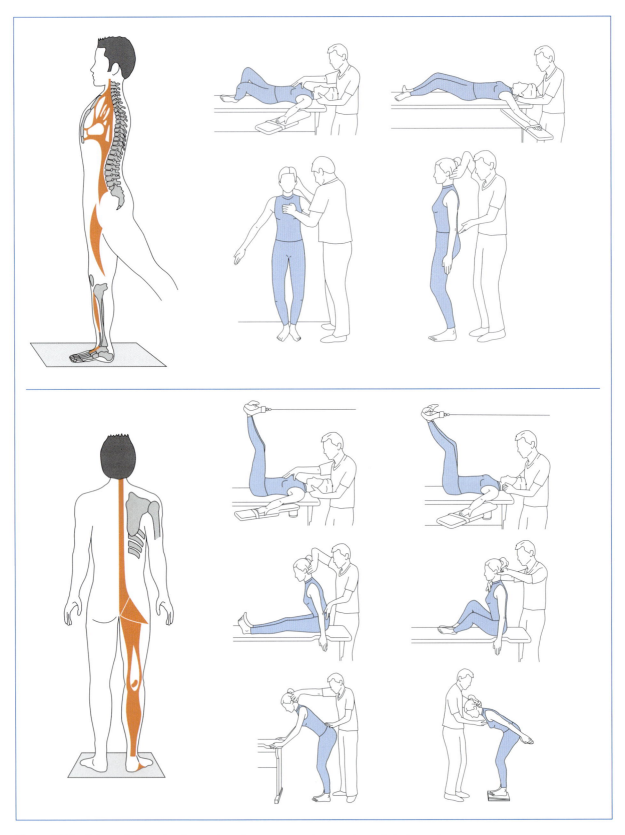

Figura 6.12 Sistemas integrados de coordenação neuromuscular e posturas de tratamento.

escolhida será realizada em decúbito supino com os braços em abdução.

Na maior parte dos casos, o tratamento dos pacientes é iniciado com uma postura em abertura de ângulo coxofemoral em decúbito supino, o que permite agir sobre o Siconem anterior de suspensão e sobre grande parte do Siconem posterior de extensão. Entre as vantagens das posturas de tratamento em decúbito supino (abertura e fechamento), podemos citar o fato de deixarem livres ambas as mãos do fisioterapeuta, permitirem decoaptações precisas nas vértebras, tratarem problemas cervicais e dores no pescoço ou nas costas e promoverem uma consciência corporal maior, com o apoio do corpo sobre a maca e do calço de hipercorreção que se pode adicionar sob a giba. No entanto, existem algumas contraindicações em relação a tais posturas de tratamento. Em primeiro lugar, não se tem uma boa visão das costas, o que dificulta o monitoramento cuidadoso da correção da escoliose. Além disso, a escoliose, enquanto patologia da estática e do controle do equilíbrio, sofre a influência da ação da gravidade, de modo que devemos incluir também posturas em carga, em posição em pé ou sentada, a fim de melhorar a correção antigravitária da escoliose e o controle do equilíbrio. A posição em pé ao centro é preferível para corrigir a postura e o controle do equilíbrio durante as integrações estáticas. Por sua vez, a posição em pé contra a parede pode ser uma postura transitória para jovens com escoliose neurológica com alteração do controle do equilíbrio, ou na presença de um dado que aponta para os membros inferiores (ponto-chave e ponto notável). A postura em pé com flexão anterior do tronco raramente é utilizada, salvo quando há elementos que sugerem uma significativa rigidez dos membros inferiores.

Tratamento das funções respiratórias e musculares na RPG específica para escoliose

CONTROLE DO TÓRAX

O tratamento de RPG se inicia com a respiração. Os exercícios respiratórios concentram-se na fase expiratória, a fim de promover uma flexibilidade maior do diafragma e dos elementos fibro-mediastinais suspensores encontrados no centro frênico. A utilização da fase expiratória é mais indicada, uma vez que terá efeito sobre a retração do diafragma e dos músculos inspiratórios acessórios (incluindo os músculos espinhais), agravando as deformações do tronco. Além

disso, alguns autores observaram uma diminuição da pressão expiratória máxima, que permanece normal em adolescentes com escoliose idiopática de leve a moderada. A diminuição da pressão expiratória máxima pode ser resultante da retração dos músculos inspiratórios, que limitam a capacidade dos músculos expiratórios de produzir força expiratória suficiente. Como a expiração é um fenômeno passivo decorrente do relaxamento fibro-elástico dos músculos diafragma e inspiratórios acessórios, é importante, evidentemente, que eles tenham seu alongamento aumentado. A contração concêntrica dos músculos abdominais (expiratórios principais) ajudará a manter o alongamento dos músculos inspiratórios e a excursão ideal do diafragma, melhorando, dessa maneira, a pressão expiratória máxima.

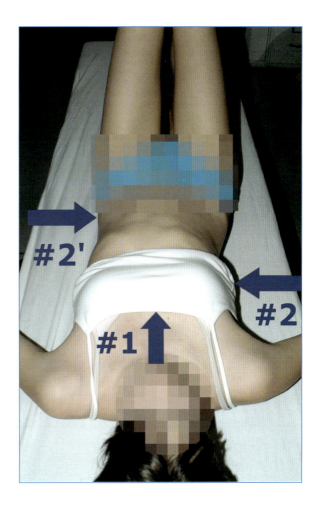

Figura 6.13 Controle do tórax. Tempo 1: recifose torácica; tempo 2: manutenção da correção da curva torácica no músculo oblíquo externo direito e 2 segundos de manutenção da correção da curva lombar no músculo oblíquo interno esquerdo.

Os exercícios respiratórios são utilizados com objetivos específicos para cada área do tórax, visando à correção da deformação escoliótica (Figura 6.13).

O tempo número 1 da expiração atua na recuperação da cifose fisiológica da região torácica e no alongamento dos elementos fibro-mediastinais suspensores do centro frênico.

Já o tempo número 2 tem como finalidade manter as correções manuais da curva torácica e lombar. Na presença de uma escoliose torácica, o oblíquo externo irá se associar aos músculos grandes dentados e romboides para manter a destorção durante a expiração. Na presença da escoliose lombar, por causa da orientação de suas fibras, o oblíquo interno contribuirá para a manutenção das correções da lateroflexão no lado convexo e, indiretamente, da destorção, com a ajuda da mão do fisioterapeuta. Essas correções ativas específicas aumentam a flexibilidade torácica e são utilizadas em toda a postura de tratamento.

POMPAGEM ASSIMÉTRICA PARA CORREÇÃO DA CURVA ESCOLIÓTICA

A postura de abertura ou fechamento do ângulo coxofemoral em decúbito supino se inicia com a pompagem assimétrica das curvas escolióticas, a fim de corrigir, o máximo possível, a coluna vertebral em 3D (Figura 6.14). No que diz respeito à correção da curva torácica com hipocifose, a derrotação deve preceder a delateroflexão para permitir a recuperação da cifose torácica. Já na presença de uma escoliose com cifose torácica, é a delateroflexão que precede a derrotação. A pompagem assimétrica da curva ou das curvas escolióticas revelará as compensações posturais à distância (diagonais observadas durante os testes de reequilíbrio).

POSTURAS EM ABERTURA DE ÂNGULO COXOFEMORAL EM DECÚBITO SUPINO

A postura de abertura do ângulo coxofemoral em decúbito supino se inicia com os membros inferiores em flexão/abdução (alongamento dos adutores púbicos), após a pompagem assimétrica da escoliose, e termina com os membros inferiores alongados sobre a maca (alongamento dos músculos psoas e quadrado lombar), com a manutenção da correção da curva ou das curvas escolióticas. Essa postura focaliza a flexibilização da cadeia de coordenação neuromuscular inspiratória e a correção do pescoço, tórax, ombros (altos ou "enrolados") e membros inferiores. É particularmente indicada na presença de cervicalgia, acompanhada do Siconem anterior.

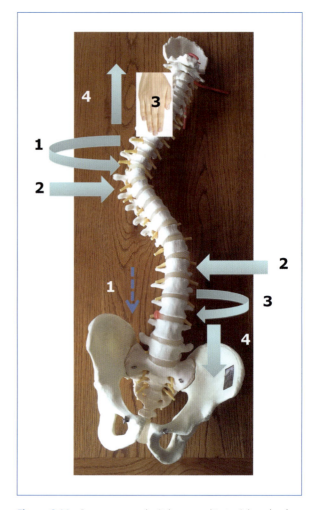

Figura 6.14 Pompagem assimétrica na região torácica e lombar.

A postura de abertura do ângulo coxofemoral viabiliza um trabalho específico nos músculos psoas (Figura 6.15) e quadrado lombar (Figura 6.16) em contração isométrica na posição mais alongada dos músculos da convexidade e da concavidade.

POSTURA SENTADA

Considerando o envolvimento dos músculos espinhais na escoliose, a postura sentada é a mais indicada, já que coloca sob tensão todo o Siconem posterior. Essa postura se inicia com o posicionamento da pelve usando calços de compensação de 5mm de espessura cada um, a fim de realinhar, se necessário, a coluna vertebral (Figura 6.17). Em seguida, os calços serão gradualmente removidos. Com base nos testes de reequilibração, a postura começará com os membros inferiores em abdução

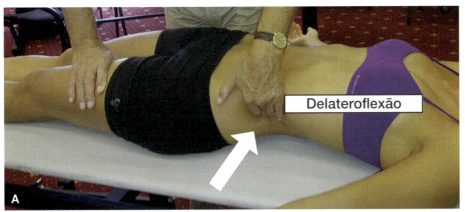
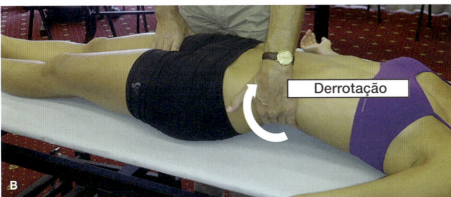

Figura 6.15 Tratamento específico dos músculos psoas. **(A)** Psoas no lado da convexidade: correção em delateroflexão lombar através de uma contração isométrica na posição mais alongada; **(B)** psoas no lado da concavidade: correção em derrotação lombar através de uma contração isométrica na posição mais alongada. Notas do curso "RPG superior aplicada à escoliose", 2016.

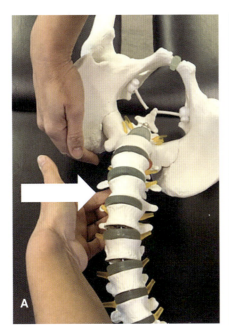
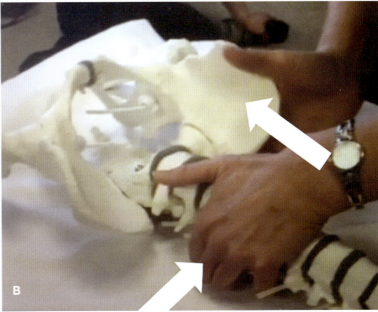

Figura 6.16 Trabalho específico dos músculos quadrados lombares. **(A)** Quadrado lombar no lado da convexidade: correção da curva lombar (delateroflexão) mantendo as apófises transversas e apoiando-se na asa ilíaca homolateral; **(B)** quadrado lombar no lado da concavidade: manutenção da correção da curva lombar apoiando-se nas apófises transversas e na asa ilíaca contralateral. A contração deve ser leve, a fim de evitar o agravamento do lado da convexidade.

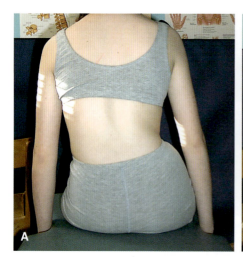
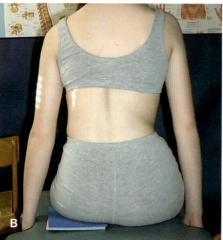

Figura 6.17 Posicionamento da pelve em posição sentada. (A) Postura sentada natural; (B) postura sentada corrigida com calços de compensação sob o ísquio do lado da convexidade toracolombar.

(Figura 6.18A), alongados ou flexionados, ou ainda em posição intermediária, diante de uma expressiva rigidez dos músculos isquiotibiais (Figura 6.18B). Essa postura permite monitorar as costas e corrigir a curva escoliótica de modo mais preciso, contra a gravidade. Favorece o trabalho ativo e a integração estática das correções. A aplicação de tensão começa com a correção da curva lombar, à qual gradualmente serão somadas a correção da curva torácica e uma tração global. A postura sentada viabiliza um trabalho específico nos músculos espinhais da convexidade e da concavidade, com a destorção das curvas e o tensionamento global. Finalmente, por meio de uma contração isométrica, concentraremos

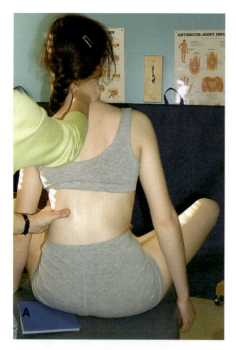
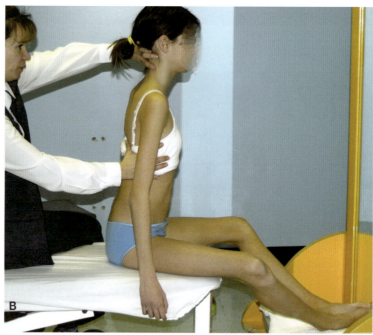

Figura 6.18 Posição sentada. (A) Posicionamento dos membros inferiores em flexão/abdução em uma curva toracolombar esquerda. O estiramento específico dos músculos espinhais lombares pela concavidade ocorre através da destorção da curva lombar e da aplicação de tensão contra resistência (contração-liberação), em posição isométrica cada vez mais alongada pela tração do pescoço. (B) Posicionamento dos membros inferiores em posição sentada alterada, para reduzir a rigidez dos músculos isquiotibiais numa menina com curva torácica direita. O estiramento específico dos músculos espinhais torácicos pela concavidade ocorre por meio da destorção da curva torácica e de uma contração isométrica contra resistência em posição cada vez mais alongada, ocasionada pela tração do pescoço.

nossa ação nos músculos espinhais da concavidade em alongamento (Figura 6.18).

Tratamento da função de integração sensório-motora na RPG específica para escoliose

Define-se como integração sensório-motora a capacidade do sistema nervoso central de elaborar informações sensoriais para a execução de movimentos coordenados. A integração sensório-motora depende da integridade das estruturas subcorticais e corticais, bem como dos sistemas musculoesqueléticos e sensoriais (visuais, proprioceptivos e vestibulares). Esses sistemas desempenham um importante papel na construção do esquema corporal (representação interna da postura) durante a fase de crescimento. As crianças e os adolescentes com escoliose idiopática sofrem com deficiências nas funções musculares e de integração sensório-motora, fato que compromete a postura e o controle do equilíbrio. Essas deficiências ou alterações também podem contribuir para o desenvolvimento de um esquema corporal incorreto.

O objetivo da reeducação sensorial é a integração das correções posturais nas atividades da vida cotidiana.

A integração sensório-motora na RPG se baseia na neuroplasticidade e na aprendizagem motora, para viabilizar a reorganização do cérebro em resposta às mudanças musculares e posturais.

A integração sensório-motora será facilitada pela eliminação daquilo que se coloca como obstáculo à correção (rigidez muscular, dor, percepção errada do sistema corporal) e pela repetição de sequências de movimentos orientados para tarefas. A integração sensorial dos resultados obtidos após posturas RPG é essencial para que se tenha um efeito gradual e duradouro na modificação da postura e do esquema corporal. Os exercícios de integração RPG são estáticos e dinâmicos.

INTEGRAÇÕES ESTÁTICAS

O objetivo das integrações estáticas é permitir que a pessoa tratada mantenha a correção postural obtida ao fim da sessão, sem esforço e com um senso de equilíbrio confortável e conveniente (a pessoa se sente "normal"). Esses exercícios são realizados na posição em pé e sentada, com os olhos abertos e a mão do fisioterapeuta posicionada sobre o occipital para conduzir o desequilíbrio ponderal, lentamente, partindo do lado da correção, ao reequilíbrio (Figura 6.19A).

As compensações posturais e o *feedback* manual, visual (espelho) ou cognitivo, serão gradualmente eliminados. Depois, as correções passarão a ser mantidas com os olhos fechados, a fim de promover a reeducação proprioceptiva. Os exercícios de autocorreção recomendados devem ser realizados de modo gradual para evitar o agravamento de uma curva escoliótica ou das curvas vertebrais sagitais.

INTEGRAÇÕES DINÂMICAS

O objetivo das integrações dinâmicas é reaprender o movimento do modo mais harmônico possível (Figura 6.19B).

As integrações dinâmicas podem ser mais localizadas, na presença de dor, ou mais globais para a correção da escoliose (por exemplo, a reeducação do movimento do membro superior sem o agravamento da escoliose torácica ou uma reeducação para caminhada que auxilia o segmento corporal não harmônico, Figura 6.19C).

Esse tipo de integração visa à realização sempre mais harmônica e rápida do movimento, sem esforço ou dor. No início, as compensações são aceitáveis, mas, depois, devem ser gradualmente reduzidas.

CAUSAS DE ATRASOS NA INTEGRAÇÃO

Ao fim de cada sessão, o fisioterapeuta verifica se a correção obtida (integração) foi eficaz e se o paciente está ou não está confortável. Em caso de atraso na integração, as causas principais podem estar relacionadas ao perfil da pessoa tratada (empenhada ou estressada demais), ao fisioterapeuta (falta de globalidade e/ou causalidade, erro na escolha de posturas, manualidade, persistência da dor ou rigidez dos músculos ofensivos ou falta de trabalho ativo) ou à dimensão do resultado ao fim da sessão. Um resultado excessivamente espetacular pode gerar maior instabilidade, motivo pelo qual os exercícios de integração são ainda mais importantes, uma vez que reduzem ao mínimo a perda de correção entre sessões.

A RPG específica para escoliose e o uso do colete

Quando necessário, a RPG e o colete são utilizados como tratamentos complementares. A finalidade do colete é impedir que a curva progrida para além de 40-50 graus. Para ser eficaz, deve corrigir de 30-50% da curva inicial e ser usado por pelo menos 12,9 horas por dia, alcançando um percentual de sucesso de 90-93%. O colete oferece uma boa correção no plano frontal, mas é pouco eficaz nos planos sagital e horizontal e na ação sobre as compensações criadas

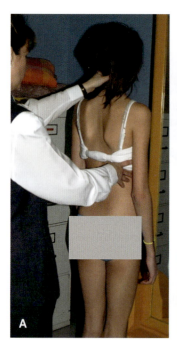 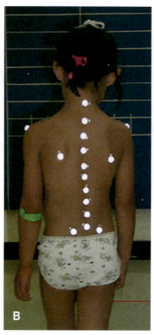 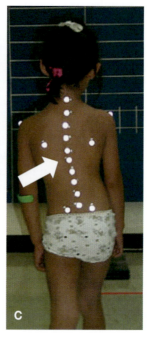

Figura 6.19 Integração estática e dinâmica.
(A) Integração estática: posição em pé ao centro com *feedback* manual e visual. A postura correta deve ser gradualmente integrada sem *feedback* ou esforço.
(B) O passo anterior esquerdo corrige a escoliose torácica esquerda, que é agravada pelo passo direito.
(C) Integração dinâmica na marcha: a facilitação corretiva ocorrerá no lado da convexidade durante o passo anterior direito.

na cervical ou nos cíngulos escapular e pélvico. Além disso, interfere na mobilidade, na função respiratória e na saúde psicológica dos jovens.

A sua ação é passiva e isso explica por que não há melhora na postura nem no controle motor. A RPG, por sua vez, representa um trabalho ativo e tem a vantagem de melhorar a funcionalidade respiratória, a postura e a mobilidade. A RPG, com o colete, pode maximizar o efeito, melhorando a morfologia (postura e aparência) e a correção das curvas escolióticas.

O colete ideal deveria ser evolutivo e manter, com o passar do tempo, as melhorias alcançadas com a RPG (flexibilidade muscular, correção postural, redutibilidade das curvas etc.). A depender da idade do surgimento da escoliose, e quando não há evidências de sua progressão, jovens com uma escoliose de leve a moderada devem realizar um percurso fisioterapêutico específico por meio da RPG, que tem um impacto menor na saúde física e psicológica deles. Isso é particularmente verdade à luz do estudo de Weinstein et al. sobre a eficácia do colete, que mostrou que esse instrumento evita que a escoliose progrida para mais de 50 graus em um dentre três pacientes tratados (intervalo de confiança de 95%: de 2 a 6 pacientes). É recomendável, no entanto, a realização de avaliações clínicas frequentes e um acompanhamento radiológico regular, para que se possa conduzir o jovem a locais especializados em escoliose e incluir no tratamento o uso do colete, se necessário.

Em síntese, as posturas de tratamento e os exercícios de integração sensório-motora são selecionados de acordo com os resultados da tabela de escolha de posturas. As posturas globais ativas são personalizadas e permitem tratar, ao mesmo tempo, os músculos da estática envolvidos na deformação morfológica (espinhais, diafragma, psoas e quadrado lombar) e os músculos dinâmicos (abdominais), para manter as correções e melhorar a função respiratória. O trabalho global ativo de aplicação de tensão nos Siconem anterior e posterior possibilita agir sobre as compensações posturais à distância e eliminar os obstáculos à correção, tais como a rigidez ou a inibição muscular.

As correções posturais e as modificações do esquema corporal e motor são acompanhadas das integrações estáticas e dinâmicas.

FUNDAMENTOS BIOMECÂNICOS E CIENTÍFICOS DA RPG NA ESCOLIOSE

Os fundamentos biomecânicos do método RPG aplicado à escoliose são apresentados em dois livros, que elucidam sua fisiopatologia e explicam detalhadamente a abordagem RPG segundo o tipo de escoliose e as deformações morfológicas associadas a ela.

Alguns estudos examinaram o percurso avaliativo. Um deles demonstrou uma boa reprodutibilidade entre examinadores (kappa entre 0,42 e 0,76) no que diz respeito à avaliação das cadeias de coordenação neuromuscular associadas a alterações posturais em adolescentes com escoliose idiopática.

Fortin et al. (2013) reportaram uma significativa diferença entre as medidas da postura de adolescentes com escoliose idiopática, registradas na posição em pé e sentada com os membros inferiores alongados, através de um instrumento clínico de avaliação da postura com fotografias. Tais resultados confirmaram as observações visuais de melhoramento ou deterioração da postura do tronco em pé e sentado. Por sua vez, Dupuis et al. (2018) usaram um modelo para desenvolver um índice de rigidez do tronco e quantificar a redutibilidade da curva torácica obtida durante o teste de reequilibração (força externa aplicada pelo fisioterapeuta), assim como a capacidade do paciente de corrigir a própria postura.

Os resultados desse estudo mostram uma redução média de 26% e de 33% da curva torácica inicial pela ação, respectivamente, da correção manual e da autocorreção. O modelo prevê também compensações posturais (em relação às curvas frontais, às curvas sagitais e à rotação vertebral). Esse modelo e índice de rigidez podem ajudar na definição de objetivos terapêuticos personalizados para correção postural.

Temos conhecimentos de apenas três estudos que verificaram o efeito da RPG no tratamento da escoliose. Tais estudos foram realizados 1) em casos individuais; 2) em 46 jovens adultos com diversos problemas posturais na coluna vertebral, os quais foram tratados com RPG ou com exercícios para a simetria do tronco (grupo de controle); 3) em 20 adolescentes com escoliose idiopática torácica entre 10 e 20 graus. A pesquisa de D'Ario et al. (2015) obteve uma diminuição de 15 graus no ângulo de Cobb. Dimitrova e Rohleva (2014), por sua parte, registraram uma melhora significativa em diversos índices de postura no tronco (deslocamento entre C7 e S1, assimetria escapular e curva escoliótica), além de dados relativos à resistência dos músculos abdominais e espinhas no grupo RPG, quando comparado ao grupo de controle, após um acompanhamento cuja duração variou entre 4 e 12 meses.

Um estudo randomizado verificou a significativa redução média de 5,3 graus do ângulo de Cobb no grupo RPG, enquanto os adolescentes que não foram tratados não apresentaram uma melhora comparável. Esses resultados são coerentes em relação àqueles obtidos por Monticone et al. (2014) e por Mollon e Rodot (1986), que demonstraram como, para escolioses inferiores a 25 graus, exercícios de fisioterapia específica para escoliose similares aos exercícios de RPG podem ser mais benéficos do que a fisioterapia *standard* ou a observação, para estabilizar ou reduzir consideravelmente a curva em pelo menos 5 graus ao fim da fase de crescimento. Os resultados preliminares de um estudo randomizado realizado em 22 jovens, que comparou o tratamento experimental de RPG ao tratamento *standard* (observação ou colete), mostraram uma diminuição do ângulo de Cobb maior no grupo RPG que recebeu tratamento uma vez por semana durante seis meses.

Os resultados da análise por intenção de tratar (ITT, na sigla em inglês) foram de –3,5 + 6,5 graus (IC de 95%: –8,1 graus) para o grupo RPG e 0 ± 4 graus (IC de 95%: –2,5°, 2,8°) para o grupo de tratamento *standard*. Os resultados da análise *per-protocol* (n = 7 para o grupo RPG e 8 para o grupo do tratamento *standard*) foram –6 ± 6 graus (IC de 95%: –11°, –0,4°) para o grupo RPG e 0 ± 4 graus (IC de 95%: –3,7°, 3,4°) para o grupo do tratamento *standard*. Entre os participantes com boa sujeição ao tratamento, houve uma diminuição de 2 pontos na escala numérica da dor e o deslocamento do tronco apresentou uma melhora de 10 ± 16 mm.

O estudo continuará com um número maior de participantes, para verificar a eficácia da RPG específica para escoliose em sua progressão (ângulo de Cobb) e em outros aspectos importantes para a saúde física e psicológica.

CONCLUSÕES

A RPG específica para escoliose propõe um modelo de compreensão da organização neuromusculoesquelética tetradimensional da patologia, o qual se baseia no conhecimento da fisiologia e do risco evolutivo da escoliose, bem como das deficiências a ela associadas.

A RPG específica para escoliose oferece uma avaliação estandardizada, através da qual é possível identificar percursos biomecânicos e neuromusculares relativos à organização da escoliose, visando proporcionar um tratamento personalizado.

As posturas de tratamento globais ativas viabilizam o desenvolvimento de um trabalho contemporâneo nos músculos da estática e nos músculos da dinâmica, para corrigir a morfologia e melhorar a coordenação motora.

Os exercícios de integração estática e dinâmica são utilizados para estimular a integração do esquema corporal correto e a melhora do controle motor nas atividades cotidianas.

Mesmo que a RPG tenha demonstrado sua eficácia no tratamento da dor, da postura e das funções musculares e respiratórias no que diz respeito a diversas

CASOS CLÍNICOS

RESULTADOS DE TRATAMENTO

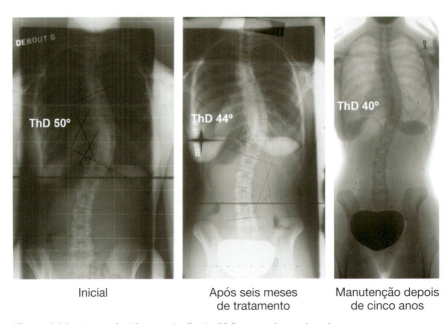

Figura 6.20 Jovem de 16 anos. Avaliação RPG para evitar a cirurgia.

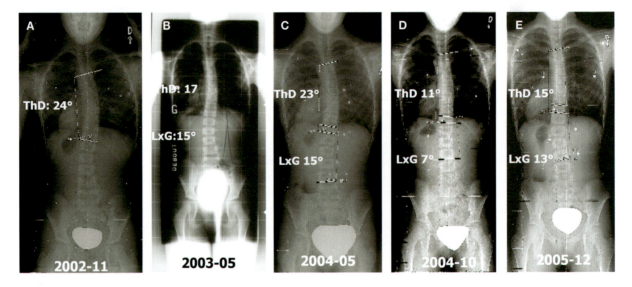

Figura 6.21 Jovem de 9 anos. Escoliose idiopática de 24 graus, Risser 0, trirradiado aberto. Série radiológica: (A) inicial; (B) depois de 6 meses de tratamento com boa colaboração; (C) agravamento do ângulo de Cobb diante da falta de colaboração e continuidade rigorosa; (D) retorno ao acompanhamento rigoroso com boa colaboração; (E) ângulo de Cobb final, que mostra a manutenção de uma boa correção, apesar dos picos de crescimento.

Capítulo 6 • A RPG específica para escoliose 99

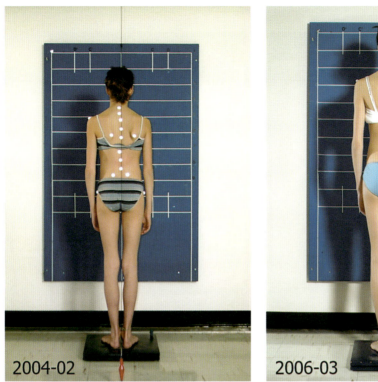
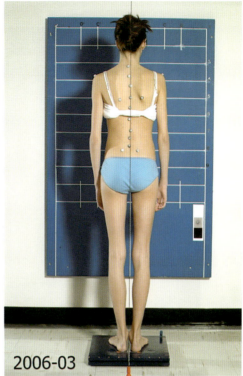

Figura 6.22 Fotografia de costas para demonstrar o crescimento em dois anos.

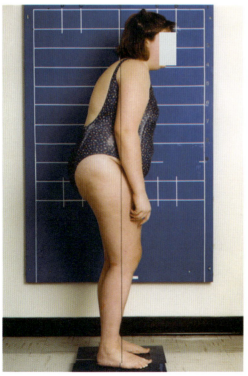
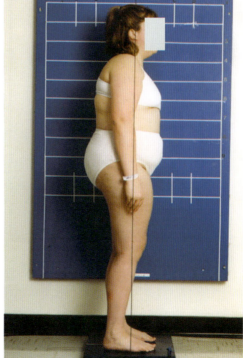

Inicial　　　　　　　　　　　　　　Depois de três meses de tratamento

Figura 6.23 Jovem de 15 anos: postura pós-cirurgia e depois de três meses de tratamento.

100 Capítulo 6 • A RPG específica para escoliose

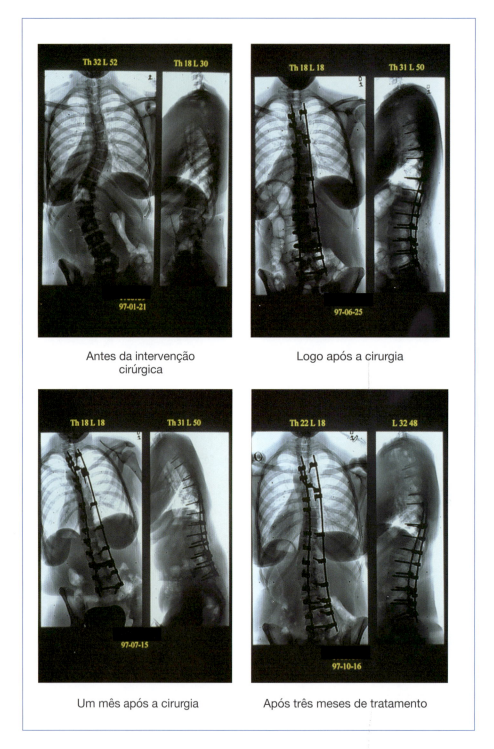

Figura 6.24 Radiografias pré e pós-tratamento cirúrgico em uma adolescente. A cirurgia reduziu quantitativamente a escoliose. No entanto, um mês após a intervenção, a jovem apresentou uma descompensação na postura, uma inclinação lateral esquerda e uma flexão anterior do tronco, com rigidez muscular e um problema de integração sensório-motora. Para realinhar o tronco, prescreveu-se inicialmente um calço de 11 cm sob o pé esquerdo. Depois de cinco tratamentos, a jovem pôde passar a usar um calço de 1,5 cm. Após três meses de tratamento, as compensações posturais desapareceram e a jovem obteve um alinhamento do tronco melhor, sem calço.

patologias espinhais, as evidências científicas atuais sobre a ação da RPG na escoliose ainda são modestas.

É necessário, portanto, que estudos futuros com um alto nível de evidência sejam realizados, de modo a demonstrar a eficácia da RPG específica para escoliose no que concerne à progressão dos problemas e a outros aspectos determinantes na saúde física e psicológica das crianças, adolescentes e adultos.

Leituras recomendadas

- Abdelaal AAM et al. "Changes in pulmonary function and functional capacity in adolescents with mild idiopathic scoliosis: observational cohort study". *J Int Med Res.* 2018; 46(1): 381-91.
- Allard P et al. "Effect of body morphology on standing balance in adolescent idiopathic scoliosis". *Am J Phys Med Rehabil.* 2004; 83(9): 689-97.
- Arbanas J et al. "Fibre type composition of the human psoas major muscle with regard to the level of its origin". *J Anat.* 2009; 215(6): 636-41.
- Assaiante C et al. "Body schema building during childhood and adolescence: a neurosensory approach". *Neurophysiol Clin.* 2014; 44(1): 3-12.
- Bonetti F et al. "Effectiveness of a 'Global Postural Reeducation' program for persistent low back pain: a non-randomized controlled trial". *BMC Musculoskeletal Disorders.* 2010; 11: 285.
- Burwell RG et al. "Pathogenesis of adolescent idiopathic scoliosis in girls — a double neuro-osseous theory involving disharmony between two nervous systems, somatic and autonomic expressed in the spine and trunk: possible dependency on sympathetic nervous system and hormones with implications for medical therapy". *Scoliosis.* 2009; 4(24): 1-40.
- Bylund P et al. "Muscle fiber types in thoracic erector spinae muscles. Fiber types in idiopathic scoliosis and other forms of scoliosis". *Clin Orthop Relat Res.* 1987; 214: 222-8.
- Calvo-Munoz I, Gomez-Conesa A, Sanchez-Meca J. "Prevalence of low back pain in children and adolescents: a meta-analysis". *BMC Pediatr.* 2013;13:14.
- Chappell F, William B. "Rates and reasons for non-adherence to home physiotherapy in paediatrics: Pilot study". *Physiotherapy.* 2002; 88(3): 138-47.
- Cheung J et al. "A preliminary study on electromyographic analysis of the paraspinal musculature in idiopathic scoliosis". *Eur Spine J.* 2005; 14(2): 130-7.
- Cheung PWH, Wong CKH, Cheung JPY. "An insight into the health-related quality of life of adolescent idiopathic scoliosis patients undergoing bracing, observation, and previously braced". *Spine* (Filadélfia 1976). 2019; 44(10): e596-e605.
- Danielsson AJ, Romberg K, Nachemson AL. "Spinal Range of motion, muscle endurance, and back pain and function at least 20 years after fusion or brace treatment for adolescent idiopathic scoliosis". *Spine* (Filadélfia 1976). 2006; 31(3): 275-83.
- D'Ario L et al. "Conservative Treatment of Idiopathic Scoliosis through the Global Postural Re-Education". *J Clin Case Rep.* 2015: 5.
- Dimeglio A, Canavese F. "The immature spine: growth and idiopathic scoliosis". *Ann Transl Med.* 2020; 8(2): 22.
- Dimitrova E, Rohleva M. "Global postural reeducation in the treatment of postural impairments". *J. Kinesiol.* 2014; 4(1): 72-75.
- Domenech J et al. "Abnormal activation of the motor cortical network in idiopathic scoliosis demonstrated by functional MRI". *Eur Spine J.* 2011; 20(7): 1069-78.
- Domenech J et al. "Motor cortical hyperexcitability in idiopathic scoliosis: could focal dystonia be a subclinical etiological factor?" *Eur Spine J.* 2010; 19(2): 223-30.
- Dupuis S et al. "Global postural re-education in pediatric idiopathic scoliosis: a biomechanical modeling and analysis of curve reduction during active and assisted self-correction". *BMC Musculoskelet Disord.* 2018; 19(1): 200.
- Duval-Beaupere G. "Les repères de maturation dans la surveillance des scolioses". *Rev Chir Orthop Reparatrice Appar Mot.* 1970; 56(1): 59-76.
- Edery P et al. "New disease gene location and high genetic heterogeneity in idiopathic scoliosis". *Eur J Hum Gen.* 2011; 19: 865-9.
- Feldman DE et al. "Risk factors for the development of low back pain in adolescence". *Am J Epidemiol.* 2001; 154(1): 30-6.
- Fendri K et al. "Microarray expression profiling identifies genes with altered expression in Adolescent Idiopathic Scoliosis". *Eur Spine J.* 2013; 22(6): 1300-11.
- Fernandez-Bermejo E et al. "Adolescent idiopathic scoliosis and joint laxity. A study with somatosensory evoked potentials". *Spine* (Filadélfia 1976). 1993; 18(7): 918-22.
- Fernandez-de-la-Penas C et al. "One-year follow-up of two exercice interventions for the management of patients with ankylosing spondylitis. A randomized controlled trial". *Am J Phys Med Rehabil.* 2006; 85(7): 559-67.
- Fortin C et al. "Cortical dynamics of sensorimotor information processing associated with balance control in adolescents with and without idiopathic scoliosis". *Clin Neurophysiol.* 2019; 130(10): 1752-61.
- Fortin C et al. "Differences in standing and sitting postures of youth with idiopathic scoliosis from quantitative analysis of digital photographs". *Phys Occup Ther Pediatr.* 2013; 33(3): 313-26.
- Fortin C et al. "Inter-rater reliability of the evaluation of muscular chains associated with posture alterations in scoliosis". *BMC Musculoskelet Disord.* 2012; 13: 80.
- Fortin C et al. "Pilot study for a randomized controlled clinical trial on the effect of global postural re-education in the treatment of idiopathic scoliosis: a feasibility study, no 14. Encontro Internacional SOSORT 2019". São Francisco 2019.

- Fortin C et al. "Reliability of a quantitative clinical posture assessment tool among persons with idiopathic scoliosis". *Physiotherapy*. 2012; 98: 64-75.
- Fortin C et al. "Trunk imbalance in adolescent idiopathic scoliosis". *Spine J*. 2016; 16(6): 687-93.
- Geissele ME et al. "Magnetic resonance imaging of the brain stem in adolescent idiopathic scoliosis". *Spine* (Filadélfia 1976). 1991; 16(7): 761-63.
- Guillaumat M et al. "Scoliose idiopathique en période de croissance". Paris, Éditions techniques-*Encycl Méd Chir* 1991; 15874 A10: 18.
- Gurfinkel V et al. "Postural muscle tone in the body axis of healthy humans". *J Neurophysiol*. 2006; 96(5): 2678-87.
- Herman R et al. "Idiopathic scoliosis and the central nervous system: A motor control problem". *Spine* (Filadélfia 1976). 1985; 10(1): 1-14.
- Hoogmartens MJ, Basmajian JV. "Postural tone in the deep postural muscles of idiopathic scoliosis patients and their siblings". *Electromyogr Clin Neurophysiol*. 1976; 16: 93-114.
- Kapandji IA. "Physiologie articulaire". Tome 3: *Tronc et rachis*. Paris, Maloine 2007.
- Kjaer P et al. "Prevalence and tracking of back pain from childhood to adolescence". *BMC Musculoskelet Disord*. 2011; 12: 98.
- Kouwenhoven JW, Castelein RM. "The pathogenesis of adolescent idiopathic scoliosis: review of the literature". *Spine* (Filadélfia 1976). 2008; 33(26): 2898-908.
- Landman Z et al. "Prevalence and predictors of pain in surgical treatment of adolescent idiopathic scoliosis". *Spine* (Filadélfia 1976). 2011; 36(10): 825-9.
- Lanthier J et al. "Increased EEG alpha peak frequency in adolescents with idiopathic scoliosis during balance control in normal upright standing". *Neuroscience Letters*. 2020. In press.
- Le Berre M et al. "Clinical balance tests, proprioceptive system and adolescent idiopathic scoliosis". *Eur Spine J*. 2017; 26(6): 1638-44.
- Lenke LG et al. "Adolescent idiopathic scoliosis. A new classification to determine extent of spinal arthrodesis". *J. Bone Joint Surg*. 2001; 83-A(8): 1169-81.
- Levac D et al. "Documenting the content of physical therapy for children with acquired brain injury: development and validation of the motor learning strategy rating instrument". *Phys Ther*. 2011; 91(5): 689-99.
- Lieber RL et al. "Structural and functional changes in spastic skeletal muscle". *Muscle Nerve*. 2004; 29(5): 615-27.
- Lin T et al. "Extent of depression in juvenile and adolescent patients with idiopathic scoliosis during treatment with braces". *World Neurosurg*. 2019; 126: e27-e32.
- Lonstein JE, Carlson JM. "The prediction of curve progression in untreated idiopathic scoliosis during growth". *J. Bone Joint Surg Am*. 1884; 66: 1061-71.
- Machado S et al. "Sensorimotor integration: basic concepts, abnormalities related to movement disorders and sensorimotor training-induced cortical reorganization". *Rev Neurol*. 2010; 51(7): 427-36.

- Mahaudens P et al. "Gait in thoracolumbar/lumbar adolescent idiopathic scoliosis: effect of surgery on gait mechanisms". *Eur Spine J*. 2010; 19(7): 1179-88.
- Mannion AF et al. "Paraspinal muscle fiber type alterations associated with scoliosis: an old problem revisited with new evidence". *Eur Spine J*. 1998; 7(4): 289-93.
- Matur Z, Öge AE. "Sensorimotor integration during motor learning: transcranial magnetic stimulation studies". *Arch Neuropsychiatry*. 2017; 54: 358-63.
- McDonald MT et al. "Level of adherence to prescribed exercise in spondyloarthritis and factors affecting this adherence: a systematic review". *Rheumatol Int*. 2019; 39(2): 187-201.
- McIntire KL et al. "Trunk rotational strength asymmetry in adolescents with idiopathic scoliosis: an observational study". *Scoliosis*. 2007; 2:9
- Meier MP et al. "Fiber transformations in multifidus muscle of young patients with idiopathic scoliosis". *Spine* (Filadélfia 1976). 1997; 23(20): 2357-64.
- Mollon G, Rodot JC. "Scolioses structurales mineures et kinésithérapie. Étude statistique comparative des résultats". *Kinésithérapie Scientifique*. 1986; 244: 47-56.
- Monticone M et al. "Active self-correction and task-oriented exercises reduce spinal deformity and improve quality of life in subjects with mild adolescent idiopathic scoliosis. Results of a randomised controlled trial". *Eur Spine J*. 2014; 23: 1204-14.
- Moreno MA et al. "Effect of a muscle stretching program using the Global Postural Re-education method on respiratory muscle strength and thoracoabdominal mobility of sedentary young males". *J. Bras Pneumol*. 2007; 33(6): 679-86.
- Nault ML et al. "A predictive model of progression for adolescent idiopathic scoliosis based on 3D spine parameters at first visit". *Spine* (Filadélfia 1976). 2020; 45(9): 605-611.
- Negrini S et al. 2016 "SOSORT guidelines: orthopaedic and rehabilitation treatment of idiopathic scoliosis during growth". *Scoliosis Spinal Disord*. 2018; 13:3.
- Ng JK et al. "Relationship between muscle fiber composition and functional capacity of back muscles in healthy subjects and patients with back pain". *J. Orthop Sports Phys Ther*. 1998; 27(6): 389-402.
- Oliveri M et al. "Fast increase of motor cortical inhibition following postural changes in healthy subjects". *Neurosci Lett*. 2012; 530(1): 7-11.
- Patten SA et al. "Functional variants of POC5 identified in patients with idiopathic scoliosis". *J. Clin Invest*. 2015; 125(3): 1124-8.
- Perdriolle R et al. "Mechanical process and growth cartilages. Essential factors in the progression of scoliosis". *Spine* (Filadélfia 1976). 1993; 18(3): 343-9.
- Perdriolle R, Vidal J. "Thoracic idiopathic scoliosis curve evolution and prognosis". *Spine* (Filadélfia 1976). 1985; 10(9): 785-91.
- Pillastrini P et al. "Effectiveness of global postural reeducation in patients with chronic nonspecific neck pain: Randomized Controlled Trial". *Phys Ther*. 2016. 96(9): 1408-16.

- Reuber M et al. "Trunk muscle myoelectric activities in idiopathic scoliosis". *Spine* (Filadélfia 1976). 1983; 8(5): 447-56.
- Sahrmann SA. "Diagnosis and treatment of movement impairment syndromes". St Louis (MO), Mosby Inc 2002.
- Sanders AE et al. "Clinically significant psychological and emotional distress in 32% of adolescent idiopathic scoliosis patients". *Spine Deform*. 2018; 6(4): 435-40.
- Saraiva BMA et al. "Impact of scoliosis severity on functional capacity in patients with adolescent idiopathic scoliosis". *Pediatr Exerc Sci*. 2018; 30(2): 243-50.
- Sato T et al. "Back pain in adolescents with idiopathic scoliosis: epidemiological study for 43,630 pupils in Niigata City, Japan". *Eur Spine J*. 2010; 20(2): 274-9.
- Seidel O et al. "Motor learning in a complex balance task and associated neuroplasticity: a comparison between endurance athletes and nonathletes". *J. Neurophysiol*. 2017; 118(3): 1849-60.
- Silva EM, Andrade SC, Vilar MJ. "Evaluation of the effects of Global Postural Reeducation in patients with ankylosing spondylitis". *Rheumatol Int*. 2012; 32(7): 2155-63.
- Sirca A, Kostevc V. "The fibre type composition of thoracic and lumbar paravertebral muscles in man". *J. Anat*. 1985; (141): 131-7.
- Skalli W et al. "Early detection of progressive adolescent idiopathic scoliosis: a severity index". *Spine* (Filadélfia 1976). 2017; 42(11): 823-30.
- Souchard PhE. *Deformações morfológicas da coluna vertebral*. Guanabara Koogan 2016.
- Souchard PhE. "Os tratamentos neurológicos em reeducação postural global RPG: especificidades e unificação entre proprioceptivo de inibição e proprioceptivo de facilitação. Ensaio". Instituto Philippe Souchard 2019.
- Souchard PhE. *RPG: Reeducação Postural Global – O método*. São Paulo, GEN Guanabara Koogan 2012.
- Souchard PhE, Ollier M. *As escolioses*. São Paulo, É realizações 2001.
- Stokes IA. "Analysis and simulation of progressive adolescent scoliosis by biomechanical growth modulation". *Eur Spine J*. 2007; 16(10): 1621-8.
- Toledo PCV et al. "Efeitos da Reeducação Postural Global em escolares com escoliose". *Fisioterapia e Pesquisa*. 2011; 18(4): 329-34.
- Tones M, Moss N, Polly DW. "A review of quality of life and psychosocial issues in scoliosis". *Spine* (Filadélfia 1976). 2006; 31(26): 3027-38.
- Tsiligiannis T, Grivas T. "Pulmonary function in children with idiopathic scoliosis". *Scoliosis*. 2012; 7(1): 7.
- Veldhuizen AG, Wever DJ, Webb PJ. "The aetiology of idiopathic scoliosis: biomechanical and neuromuscular factors". *Eur Spine J*. 2000; 9: 178-84.
- Vermeire E et al. "Patient adherence to treatment: three decades of research. A comprehensive review". *J. Clin Pharm Ther*. 2001; 26(5): 331-42.
- Yagci G, Demirkiran G, Yakut Y. "In-brace alterations of pulmonary functions in adolescents wearing a brace for idiopathic scoliosis". *Prosthet Orthot Int*. 2019; 43(4): 434-9.
- Wang D et al. "Abnormal cerebral cortical thinning pattern in adolescent girls with idiopathic scoliosis". *NeuroImage*. 2012; 59(2): 935-42.
- Wang D et al. "Altered topological organization of cortical network in adolescent girls with idiopathic scoliosis". *PLoS One*. 2013; 8(12): e83767.
- Weinstein SL. "Adolescent idiopathic scoliosis: natural history". *The Pediatric Spine: Principles and Practice*. 2001. 2: 355-69.
- Weinstein SL et al. "Adolescent idiopathic scoliosis". *Lancet*. 2008; 371: 1527-37.
- Weinstein SL et al. "Effects of bracing in adolescents with idiopathic scoliosis". *N Engl J Med*. 2013; 369: 1512-21.
- Zetterberg C et al. "Electromyography of the paravertebral muscles in idiopathic scoliosis". *Acta Orthop Scand*. 1984; 55: 304-9

7

A importância do diafragma na RPG

Enza Mulè, Davide Bianchini

FONTES EMBRIOLÓGICAS DO DIAFRAGMA

O diafragma se desenvolve durante a embriogênese da terceira semana — isto é, do mesoderma — à sétima semana, estabelecendo-se como uma separação definitiva entre a cavidade torácica e a cavidade abdominal. Essa barreira, composta por músculos e um tendão, é formada a partir da coalescência de quatro componentes embrionários: septo transverso, membranas pleuroperitoneais, mesentério dorsal do esôfago e mesoderma das paredes do corpo (componente muscular dos somitos cervicais C3-C5).

Do septo transverso se origina o tendão central primitivo do diafragma, que migra de uma posição cranial em relação ao coração primitivo a uma posição mais caudal, fundindo-se com o mesentério dorsal do esôfago e com as membranas pleuroperitoneais, separando a cavidade pleuropericárdica da cavidade peritoneal e dando origem, assim, ao diafragma primitivo.

A maior parte do componente muscular do diafragma provém das membranas pleuroperitoneais, enquanto sua porção medial se origina do mesentério dorsal do esôfago. As fibras musculares periféricas, por sua vez, derivam da parede do corpo.

Na quarta semana, o septo transverso posiciona-se em frente aos somitos cervicais, e os componentes nervosos do 3º, 4º e 5º segmento cervical da medula espinhal se expandem no septo, para avançar dentro do pericárdio fibroso.

Já a partir da sexta semana, o diafragma posiciona-se na região dos somitos torácicos e, então, alguns feixes dorsais são levados até a 1ª lombar, fixando-se na margem inferior da caixa torácica e formando a estrutura característica em cúpula. Paralelamente, os nervos

frênicos seguem um curso descendente, até atingirem, nos adultos, um comprimento de cerca de 30 cm. O mesentério dorsal do esôfago origina a parte medial do diafragma e, interiormente, os mioblastos originam os feixes musculares, os pilares diafragmáticos.

Durante a fase de desenvolvimento aparecem dois orifícios no diafragma: um para a passagem do esôfago e outro para a passagem da veia cava inferior. Além disso, forma-se uma arcada fibrosa que permite a passagem da aorta abaixo do diafragma. Esse espaço é conhecido como mediastino.

É evidente, diante de tudo isso, que a complexa estrutura em questão não esgota sua função no território torácico isoladamente, mas constrói uma ponte que interliga as regiões lombar, dorsal, cervical e das costelas.

ESTRUTURA ANATÔMICA DO DIAFRAGMA

O diafragma é uma tênue camada (2-4 mm) de tecido músculo-tendinoso em forma de cúpula, que separa a cavidade torácica da cavidade abdominal. Essa estrutura pode ser subdividida em três porções:

- Costoesternal: compreende toda a área da caixa torácica, origina-se da superfície interna das últimas seis costelas e facilita um *continuum* mecânico entre tórax e coluna vertebral. É constituída por três arcadas aponeuróticas estendidas entre a superfície lateral do corpo de L2, a apófise transversa de L1 e a parte superior da 12ª até a 10ª costela. São, em ordem: arcada do psoas, arcada do quadrado lombar (ou ligamento arqueado do diafragma) e, mais lateralmente, a 1ª arcada de Senac. Localizam-se na charneira dorsolombar, um ponto central para a ação muscular tônica do diafragma, do psoas, do quadrado lombar e do transverso do abdome.

- Lombar: dois pilares de fibras musculares densas (às vezes quatro, quando há outros dois pilares acessórios miúdos) saem da porção póstero-superior da cúpula diafragmática para se inserir na face anterolateral dos corpos vertebrais e dos discos entre L1 e L3 (às vezes, L4), à direita, e entre L1 e L2 (às vezes, L3), à esquerda.
- Cervical: a região cervical garante um ponto fixo de grande importância para a função estática de suspensão, permitindo, assim, a dupla função diafragmática de controle do equilíbrio estático e de dinâmica respiratória.

Essas três porções anatômicas convergem para formar o tendão central, que conecta firmemente o centro frênico, com a interposição do pericárdio, à região cervical média. Em termos anatômicos, distinguem-se aí dois sistemas suspensores.

Sistema suspensor do diafragma

O denso e fibroso "tendão do diafragma" (expressão usada na RPG para designar todos os elementos mediastinais suspensores do centro frênico) tem origem na fáscia aponeurótica pré-vertebral que, por sua vez, localiza-se na superfície anterior cervicotorácica, saindo da base do crânio até a T4 e inserindo-se no centro frênico. Sua função é frear e, em certa medida, impedir a descida do centro frênico durante a inspiração.

Sistema suspensor do tórax e da cúpula pleural

É formado pelos escalenos e pelos esternocleidooccipitomastoídeos, que sustentam o peso da caixa torácica e elevam as primeiras costelas na inspiração de grande amplitude. Uma expansão aponeurótica, chamada de ligamento escaleno-pleural, estende-se da borda interna da bainha do escaleno anterior à face anterior da cúpula pleural (estrutura proveniente da fáscia endotorácica). Quando se faz presente, o quarto escaleno — dito escaleno pequeno — tem origem em C6 e C7 e vai até a primeira costela, contra o escaleno anterior, e envia fibras à cúpula pleural. É um verdadeiro "tensor da pleura", nem sempre presente.

Trata-se ainda de um sistema ligamentoso passivo que conecta a raque cervical inferior, a primeira costela e a cúpula pleural. Essa área de inserção cérvico-pleural garante ao sistema pleuropulmonar a estabilidade e, ao mesmo tempo, a mobilidade correta na execução dos cerca de 20 mil ciclos respiratórios diários (Figura 7.1).

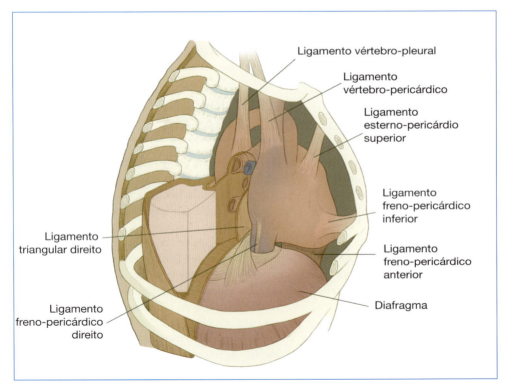

Figura 7.1 Sistema de suspensão cérvico--torácico-frênico.

Relações anátomo-fasciais com órgãos e vísceras

As relações tensionais entre o diafragma e os órgãos ocorrem graças ao tecido conjuntivo ou fáscia, que proporciona:

- suporte estrutural (graças à sua matriz, forma o "esqueleto" e as cápsulas dos órgãos);
- proteção dos órgãos (além de envolvê-los, separa-os uns dos outros, articulando-os, porém, de modo que possam se mover e deslizar entre si e as estruturas contíguas);
- várias funções metabólicas, entre as quais a nutrição e a reparação tecidual.

CAVIDADE TORÁCICA

As pleuras ligam pulmão, pericárdio e cúpula diafragmática à superfície interna da caixa torácica, à qual são fortemente aderidas.

A porção periférica pleurocostal desse complexo é bastante móvel e elástica para permitir que o tórax se expanda em sentido laterolateral, póstero-anterior e ínfero-superior, favorecendo a ventilação. Para que isso aconteça, a área central mediastinal fornece um ponto fixo que impede que os pulmões se movimentem lateralmente e, ao mesmo tempo, que o coração e os grandes vasos sofram deslocamentos durante os movimentos corporais. Isso é possível graças à pleura mediastinal, que une os órgãos do mediastino desde o esterno até a coluna vertebral, pela ação do ligamento pulmonar, do ligamento interpleural e do ligamento suspensor da cúpula pleural.

CAVIDADE ABDOMINAL

No abdome, três diferentes camadas miofasciais constituídas pelo oblíquo externo, o oblíquo interno e o transverso do abdome se sobrepõem e se interconectam.

A aparência geral é a de um "colete lombar" robusto. Sua parede visceral é revestida pelo peritônio, que envolve e conecta todos os órgãos e as vísceras abdominais. Funciona como uma "correia de transmissão" das tensões mecânicas provenientes dos movimentos do tronco ou da ação de pistão do diafragma. Esse conceito fica mais claro quando se considera que a coluna visceral é suspensa, na parte de cima, por ligamentos que vão do fígado, do estômago, do cólon e do baço até a superfície inferior das cúpulas diafragmáticas, enquanto, na parte de baixo, reveste as fossas ilíacas, terminando na aponeurose sacro-reto-gênito-púbica perineal.

FISIOLOGIA E MECÂNICA DO DIAFRAGMA

A existência do ser humano é garantida pelo equilíbrio das funções ditas hegemônicas (de *hegemon*: líder), isto é, a circulatória, a digestiva e a respiratória, que são essencialmente vegetativas. O diafragma desempenha uma tarefa essencial para a sobrevivência: a função inspiratória, cuja ativação pode ser tanto voluntária quanto automática.

A ação inspiratória do diafragma é realizada pela parte costal, cujas fibras musculares têm orientação craniocaudal. A ativação ou o aumento da tensão das fibras do diafragma gera uma força voltada para o "tendão central", no sentido caudal, e para as costelas inferiores, no sentido cranial. A tração caudal da parte central do tendão, feita pelas fibras musculares, expande o tórax com uma ação de pistão, aumentando o volume intratorácico (Lei de Boyle) (Figura 7.2).

O mesmo princípio explica por que, durante a inspiração, a cúpula do diafragma desce, empurrando os órgãos abdominais para baixo e, consequentemente, aumentando a pressão intra-abdominal. A elevada pressão é transmitida através da área de aposição do diafragma ao tórax, empurrando as costelas inferiores para cima e para fora e resultando na expansão da caixa torácica.

A pressão dentro do espaço interpleural, já negativa, diminui ainda mais, causando uma aspiração que expande os pulmões. Então, o movimento de descida do diafragma é freado tanto pela tensão do tendão do diafragma e dos órgãos mediastinais quanto pela oposição dos órgãos abdominais, que funcionam como base de apoio.

A frenagem estabiliza o tendão central, que se torna um ponto fixo após a contração diafragmática. Como já foi demonstrado, o diafragma se contrai contra as forças elásticas resistentes e retorna à condição de repouso constante ao fim de cada expiração tranquila. A expiração ocorre em parte por efeito do retorno elástico da caixa torácica e em parte pela ação dos músculos do abdome, que são impulsionados no sentido das vísceras. A eficácia dessas ações diminui em condições fisiológicas de hiperinsuflação, com aumento dos volumes pulmonares e, em caso de patologia, nos enfisemas pulmonares. Para simplificar, a contração diafragmática tem dois efeitos inspiratórios sobre a caixa torácica inferior:

- o primeiro diz respeito à área de aposição, que determina o aumento da pressão abdominal, pro-

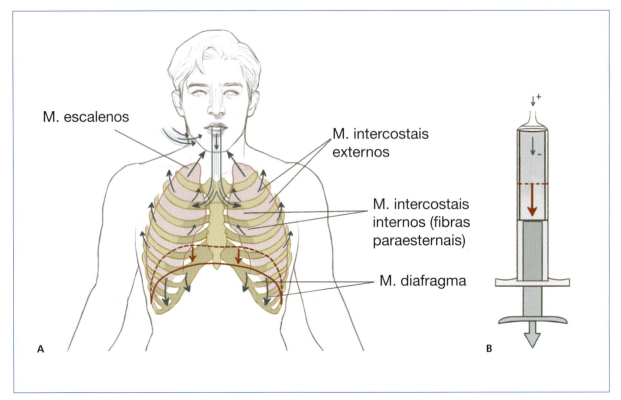

Figura 7.2 Mecânica da inspiração. **(A)** A contração dos músculos primários da inspiração (diafragma, escalenos e intercostais) aumenta o volume intratorácico, expande os pulmões e reduz a pressão alveolar. A pressão alveolar negativa atrai o ar para os pulmões, enquanto o diafragma realiza sua descida; **(B)** Mecanismo análogo utilizando a lei de Boyle dentro de um pistão. Quando se aumenta o volume dentro do pistão, a pressão do ar no interior diminui. Como a pressão do ar cai de alta a baixa, o ar é aspirado para a câmara.

duzindo uma força que age sobre a caixa torácica inferior e reduzindo a área de aposição;
- o segundo é chamado de "componente insercional"; essa força é aplicada na direção das fibras, em sentido cranial, e é fonte de inspiração para as costelas, fazendo que se movam para cima e para fora.

Alguns autores mostraram que o tamanho das fibras musculares do diafragma tem uma correlação direta com o volume pulmonar. Cada variação do pulmão é acompanhada por uma variação do tamanho e da força do diafragma. Desse modo, a ação sobre a caixa torácica está ligada ao volume pulmonar. Falamos que a inspiração se realiza a partir da porção costal do diafragma, a qual, em termos mecânicos, está em série com os músculos e acessórios e cuja contração pode causar a descida do diafragma e a elevação da caixa torácica. Ao contrário, a porção crural está mecanicamente em paralelo com a porção costal e, contraindo-se, provoca a descida do diafragma sem a elevação da caixa torácica.

Do ponto de vista histológico, as fibras dos músculos respiratórios, definidos esqueléticos, têm uma composição fibrosa similar àquelas dos músculos dos membros, cuja componente fibrosa é um fator importante para sua resistência e propriedade contrátil. As fibras musculares do diafragma são adequadas para essa tarefa: no ser humano adulto, até 55% delas são de tipo I, resistentes à fadiga, oxidativas de contração lenta. As fibras musculares restantes são de tipo II, sensíveis à fadiga, de contração rápida. Durante a respiração normal estão ativas sobretudo as fibras musculares de tipo I, enquanto as fibras de tipo II são mobilizadas quando a frequência respiratória aumenta.

A respiração é um trabalho de resistência, assim como aquele realizado pelo coração. A contração repetitiva do diafragma aproxima a extremidade mais móvel da extremidade fixa e é possível distinguir três níveis de amplitude:
- respiração de pequena amplitude, em condição de repouso, realizada pelo diafragma, escalenos e

intercostais, que pode ser associada a um volume corrente equivalente a 0,5 L: a estrutura móvel do diafragma é o centro frênico, que diminui de 1,5 a 3 cm, enquanto as últimas costelas e a região lombar ficam bloqueadas;

- respiração de média amplitude, em condição de atividade moderada, realizada pelo diafragma com a descida do centro frênico até o ponto em que é freado: prevê a participação das últimas seis costelas, que se elevam no sentido mediolateral, com o envolvimento dos escalenos, dos intercostais e dos esternocleidomastoídeos;

- respiração de grande amplitude, em condição de esforço intenso, realizada pela porção posterolateral dos hemidiafragmas: as regiões dorsal baixa e lombar alta formam uma lordose (lordose diafragmática), com envolvimento dos músculos espinhais; enquanto a porção central do diafragma é fixa, e as últimas seis costelas, móveis, se elevam vigorosamente.

Relação diafragma-tórax

Durante a respiração, o tórax muda de forma, variando a dimensão do movimento das estruturas entre esterno e costelas e entre costelas e vértebras. Todas as articulações do tórax participam da variação desse diâmetro.

As articulações costovertebrais têm uma função primária. É necessário definir com atenção o movimento das costelas para que se possa compreender a ação dos músculos do tórax. Essas articulações realizam movimentos angulares, nos três graus de liberdade. A liberdade de rotação máxima se verifica com a elevação ou a depressão do corpo das costelas, que gera cerca de 15 graus de rotação na região costovertebral, de modo que a costela correspondente seja levantada e abaixada.

As articulações costovertebrais e costotransversais formam, juntas, uma charneira. Durante a inspiração, o corpo da costela se eleva de forma perpendicular ao eixo de rotação, que geralmente é paralelo aos processos transversos associados, com aumento do diâmetro anteroposterior ou mediolateral do tórax (Figura 7.3).

Ao contrário, o deslocamento caudal das costelas está associado, em geral, à diminuição dos diâmetros anterolaterais e mediolaterais da caixa torácica, com o abaixamento do corpo das costelas. Durante a inspiração forçada, o movimento das costelas está associado a uma leve extensão do trato torácico; já na expiração forçada, o movimento das costelas é acompanhado por uma leve flexão do trato torácico. Mui-

tos estudos mostraram que os músculos intercostais movimentam a caixa torácica. De fato, em pacientes com lesão nos nervos intercostais por tuberculose pulmonar ou em pacientes com hemiplegia, observa-se a diminuição do movimento costal no lado comprometido.

Interações musculares com o diafragma durante a inspiração em repouso

A função respiratória requer uma complexa interação muscular com todo o sistema axial. Todos os músculos da respiração estão envolvidos no controle postural; na estabilidade e no movimento do tronco, das regiões craniocervicais, dos membros superiores e inferiores; no controle da intensidade do gesto respiratório durante atividades como cantar, rir, bocejar, prender a respiração.

Na realidade clínica, estudos eletromiográficos precisos demonstraram que muitos outros músculos, inseridos sobre a parede torácica, se contraem ritmicamente durante a respiração em repouso. Isso inclui os escalenos ditos "acessórios", os músculos intercostais externos e paraesternais.

Existe um grupo de músculos inspiratórios "obrigatórios", ativos durante a respiração em repouso. Entre eles estão os escalenos, ativados durante a fase inspiratória em repouso, em posição ereta e supina, inclusive quando o volume pulmonar é muito pequeno. A contração bilateral dos escalenos aumenta o volume intratorácico, elevando as costelas superiores e o esterno.

Os músculos intercostais ocupam os espaços intercostais e se distribuem em três camadas. A ação específica desses músculos durante a respiração não é muito conhecida, uma vez que eles são inacessíveis e não podem ser ativados isoladamente.

Os efeitos respiratórios de tais músculos foram avaliados nos últimos anos por meio de um método indireto: o Teorema da Reciprocidade de Maxwell.

Segundo a aplicação do teorema, a vantagem mecânica de um músculo específico que atua sobre a parede torácica poderia ser determinada medindo a variação do comprimento do próprio músculo durante a insuflação do sistema respiratório. Um músculo com elevada vantagem mecânica encurta mais do que um com baixa vantagem mecânica.

No ser humano, os intercostais externos têm uma grande vantagem mecânica inspiratória, maior nas regiões dorsal e superior do tórax. Diminui em direção ventrocaudal, até se reverter em uma vantagem mecânica expiratória na porção ventral dos espaços caudais.

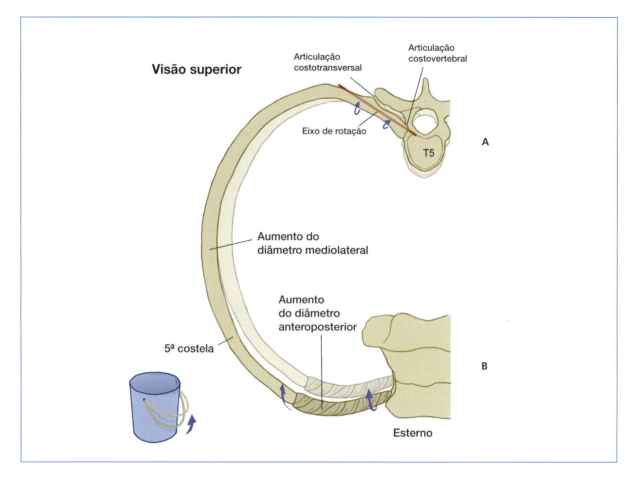

Figura 7.3 Visão superior da 5ª costela, que mostra o mecanismo de "alça de balde" da elevação das costelas durante a inspiração. **(A)** Movimento de rotação do braço curto da costela em torno do eixo de rotação na região vertebral; **(B)** movimento de rotação e elevação da porção condral das costelas.

As fibras dos músculos intercostais interósseos têm uma grande vantagem mecânica expiratória e a eficácia dessa ação se mantém em todo o tórax, diminuindo em direção cranioventral. As fibras dos músculos intercostais internos, paraesternais, têm uma grande vantagem inspiratória. A eficácia dessa ação diminui em direção craniocaudal, enquanto o músculo triangular do esterno apresenta uma vantagem mecânica expiratória significativa.

Interação muscular com o diafragma durante a inspiração forçada

Durante a respiração de média ou grande amplitude, a ativação dos músculos definidos como acessórios da inspiração ou da inspiração forçada é solicitada. Muitos estudos analisaram a ativação eletromiográfica dos escalenos em relação aos esternocleidomastoídeos, definindo estes últimos como acessórios inspiratórios com uma vantagem mecânica inferior.

Os esternocleidomastoídeos não estão ativos durante a respiração em repouso, sendo mobilizados na inspiração forçada, durante, por exemplo, uma insuflação pulmonar máxima.

Esses mesmos músculos exercem uma ação *pump-handle* sobre a caixa torácica, elevando a 1ª costela e o esterno e permitindo a consequente redução da pressão transtorácica com um deslocamento em direção ao interior da caixa torácica lateral e do abdome (Tabela 7.1).

Os músculos inspiratórios acessórios podem aumentar ou diminuir o volume intratorácico.

Os músculos da inspiração forçada podem ser recrutados em repouso para compensar o cansaço e a fraqueza em condições patológicas, com redução da força dos volumes pulmonares.

Tabela 7.1 Músculos da inspiração forçada (ou músculos acessórios da inspiração) e modo de ação	
Músculo	**Modo de ação**
M. dentado posterior superior M. elevador das costelas	Ergue as costelas, aumentando o volume intratorácico
M. dentado posteroinferior	Fixa as últimas costelas para promover a contração do diafragma na fase inicial da inspiração
M. esternocleidomastoídeo	Com ponto fixo superior, eleva a porção superior do esterno e do tórax, aumentando o volume intratorácico
M. grande dorsal	Com ponto fixo umeral, eleva a porção inferior do tórax, aumentando o volume intratorácico
M. iliocostal do tórax e do pescoço	Estica a coluna vertebral, aumentando o volume intratorácico
M. peitoral menor	Com a escápula fixa, ergue as costelas superiores, aumentando o volume intratorácico
M. peitoral maior (costoesternal)	Com ponto fixo umeral e abdução igual ou superior a 90 graus, ergue as costelas medianas e o esterno, aumentando o volume intratorácico
M. quadrado lombar	Fixa as últimas costelas para promover a contração do diafragma na fase inicial da inspiração forçada

Interação muscular com o diafragma durante a expiração forçada

Diz-se que a expiração em repouso é um mecanismo passivo. A expiração forçada, por sua vez, necessita de uma contração muscular ativa para obter a redução do volume intratorácico. Os músculos abdominais, o músculo transverso do abdome e os intercostais internos, interósseos, são músculos agonistas para a expiração forçada (Tabela 7.2).

Os músculos abdominais têm, por um lado, a função de rotadores e flexores do tronco e, por outro, a função postural e respiratória. Intervêm tanto na atividade da expiração forçada e na tosse quanto no deslocamento da caixa torácica, agindo sobre as costelas inferiores em sentido caudal e em direção ao interior. Além disso, contribuem de modo significativo na inspiração por meio de sua atividade tônica, facilitando de modo direto a contração do diafragma e impedindo que ele sofra um encurtamento excessivo durante a inspiração. Por outro lado, o aumento da pressão abdominal gerada pela contração dos músculos abdominais durante a expiração faz que o diafragma se mova em sentido cranial, na máxima expiração, até atingir um ponto ótimo em sua curva de comprimento-tensão. Consequentemente, o músculo poderá iniciar uma contração forte no próximo ciclo de inspiração. A intensidade da ativação desses músculos predomina em posição ereta em relação à posição supina, por causa da ativação dos músculos antigravitários. A carga postural e o alongamento gravitacional são fatores a ser considerados no recrutamento dos músculos abdominais para a sincronização da função postural e respiratória.

PAPÉIS E FUNÇÕES DO DIAFRAGMA

Função postural

O desenvolvimento ontogenético nos mostra que o diafragma desempenha uma dupla função como músculo respiratório e de controle postural a partir de cerca de 6 meses de idade, quando a respiração abdominal se articula com a respiração do tórax.

A estabilidade e o controle postural do tronco envolvem ambas as cavidades, torácica e abdominal. Pela ação inspiratória do diafragma, os músculos intercostais se ativam para mover e estabilizar a caixa torácica durante o ciclo respiratório, enquanto a contração do diafragma gera uma pressão abdominal positiva que exerce uma força caudal sobre as vísceras, influenciando as propriedades biomecânicas dos espinhais e a estabilidade da coluna vertebral na região lombar.

Tabela 7.2 Músculos da expiração forçada e modo de ação

Músculo	Modo de ação
Músculos abdominais: M. reto do abdome M. oblíquo interno do abdome M. oblíquo externo do abdome M. transverso do abdome	A) Flexionam o tórax sobre a pelve e abaixam as costelas, reduzindo o volume intratorácico B) Comprimindo a parede abdominal e as vísceras, aumentam a pressão intra-abdominal; empurram o diafragma relaxado, reduzindo o volume intratorácico
M. transverso do abdome	Com ponto fixo lombar, puxa a linha alba para trás, comprime as vísceras (resultando na subida do diafragma), abaixa as últimas seis costelas, reduzindo o volume intratorácico
M. intercostais internos	Abaixam as costelas, reduzindo o volume intratorácico

A função de estabilidade postural do tronco não está relacionada somente com o aumento da pressão intra-abdominal, mas também com a ação mecânica direta que o diafragma exerce sobre o esqueleto axial. Isso ocorre por meio da contração das fibras crurais, em L2 e L4, associada à ativação dos músculos do assoalho pélvico e abdominais.

Os movimentos diafragmáticos não respiratórios — isto é, os movimentos posturais — constituem um terço dos movimentos do diafragma, os quais, na respiração tranquila, podem aumentar depois de uma perturbação postural, aplicando, por exemplo, uma carga na extremidade de um membro inferior.

Estudos eletromiográficos demonstraram que, durante movimentos repetitivos de grande amplitude do membro superior, a ativação da porção costal e crural do diafragma se inicia 20 ms antes do início da atividade do deltoide, o que não ocorre, porém, nos movimentos mais distais, como os do pulso ou do polegar. Além disso, a atividade do diafragma acontece independentemente da fase respiratória.

Em resposta ao movimento repetitivo do membro superior, o diafragma pode atuar no suporte mecânico do tronco com a manutenção da pressão intra-abdominal elevada, por meio da contração tônica (sustentada pelo diafragma crural) ou, em alternativa, mediante uma modulação fásica de sua atividade em associação com forças reativas, resultante de cada movimento. Para manter a respiração, a atividade do diafragma deve ser modulada de acordo com a frequência respiratória ou a inspiração deve ser gerada por outros músculos.

O diafragma, o assoalho pélvico e o transverso do abdome regulam a pressão intra-abdominal e fornecem estabilidade postural lombo-pélvica anterior, mantendo a geometria circular dos músculos abdominais a partir da tensão da fáscia tóraco-abdominal. A atividade do transverso do abdome, cujas fibras são majoritariamente orientadas para o plano transversal, cria um efeito de imobilidade circunferencial em toda a região lombar, resultando, assim, em uma compressão mínima ou nula da coluna lombar, envolvendo também as articulações sacroilíacas.

A pouca cooperação entre diafragma, músculos abdominais, músculos do assoalho pélvico e músculos espinhais profundos é a principal causa de disfunções da coluna vertebral e do comprometimento da estabilidade. Em pessoas com lombalgia crônica, perde-se a sincronia entre o movimento respiratório do diafragma e a sua função estabilizadora. A disfunção dessa sincronização gera a sobrecarga dos segmentos espinhais, comprometendo a estabilidade da coluna, com uma redução significativa da contração do diafragma.

Os músculos espinhais estabilizadores intrínsecos produzem uma rigidez espinhal em coordenação com a pressão intra-abdominal, dando estabilidade dinâmica à raque. Eles constituem o "núcleo profundo" e funcionam de acordo com um "mecanismo de controle *feed-forward*", que precede qualquer movimento intencional.

O aumento da pressão intra-abdominal é um parâmetro que influencia a mecânica e a estabilidade da coluna vertebral durante as atividades de elevação estática e dinâmica. Segundo um estudo cinemático, as ações de redução da carga e estabilização da pressão intra-abdominal são específicas da postura e da tarefa.

O efeito estabilizador da pressão intra-abdominal e da coatividade dos abdominais em posição ereta é eficaz apenas para atividades mínimas ou quase ausentes. Ao contrário, a ação de redução da carga da pressão intra-abdominal parece eficaz nas atividades de levantamento de peso, enquanto a função estabilizadora desaparece.

Função cardíaca

A função respiratória não envolve apenas a troca de gás dos pulmões com o sistema circulatório e vice-versa, mas atua também como moduladora constante do controle cardiovascular.

O diafragma pode influenciar o movimento do coração através de suas conexões com os ligamentos freno-pericárdicos. De fato, a redução de seu movimento pode reduzir a contratilidade cardíaca e causar a redução da circulação do sangue em todo o corpo. A correlação entre respiração e circulação é a variabilidade da frequência cardíaca, que está em sincronia com a respiração.

A variabilidade da frequência cardíaca é um reflexo confiável que modula o ritmo normal do coração e promove o funcionamento preciso dos sistemas simpático e parassimpático. Cada ciclo respiratório reflete o equilíbrio entre esses dois sistemas, com uma oscilação entre o parassimpático e o simpático na inalação e vice-versa na expiração, estando a variabilidade da frequência cardíaca associada a uma melhor absorção do oxigênio.

Função linfática

O diafragma é uma bomba linfática que contém cerca de 60% de todos os linfonodos presentes no corpo humano. Shields afirma que a respiração diafragmática estimula a limpeza dos linfonodos, criando uma pressão negativa que arrasta a linfa no sistema linfático. Aparentemente a absorção linfática depende, primeiro, da ritmicidade e da contração do diafragma e, depois, da pressão intraperitoneal e da postura do indivíduo.

A linfa que passa pelo diafragma entra no tronco parasternal-mediastínico e no duto torácico para, finalmente, entrar no sistema venoso. Além disso, é importante lembrar da cisterna do quilo (cisterna de Pecquet), que se localiza abaixo da região crural diafragmática e funciona como centro de coleta da linfa proveniente dos membros inferiores e da porção inferior do tronco.

Papel do diafragma na êmese, na deglutição e como barreira antirrefluxo

De Troyer demonstrou que, enquanto o diafragma costal expande a caixa torácica inferior, o diafragma crural não modifica sensivelmente as dimensões dela. Pickering e Jones sustentam que o diafragma deva ser visto como dois músculos distintos, costal e crural.

Ao que tudo indica, o diafragma crural tem um papel respiratório menor, mas está fortemente relacionado à êmese e à deglutição e atua como uma barreira antirrefluxo gastroesofágico. O processo fisiológico da êmese requer a complexa integração dos músculos das vias aéreas superiores, do abdome, do trato gastrointestinal e dos músculos abdominais. Assim como para a distensão esofágica e para a deglutição, os perfis de ativação do diafragma crural e costal divergem durante a fase expulsiva do vômito.

Na fase das ânsias de vômito, o diafragma se contrai fortemente como um músculo único, junto com os abdominais. Isso aumenta a pressão gástrica, mas o conteúdo do estômago não consegue atravessar o diafragma facilmente por causa do aumento simultâneo da pressão da junção esofagogástrica decorrente da contração crural. Passando à fase expulsiva, o diafragma crural e o diafragma costal separam-se em suas atividades. A porção crural se estende para permitir a expulsão do conteúdo gástrico e a contração da porção costal aumenta a pressão abdominal, empurrando o conteúdo para fora.

A divergência da atividade crural e costal do diafragma também pode ser observada durante a deglutição e a distensão esofágica. Para que o bolo alimentar transite facilmente no estômago, o diafragma crural para brevemente de se contrair com o resto do diafragma durante a inspiração, permitindo assim o trânsito do bolo.

Ainda não está muito claro qual é o mecanismo específico que modula a inibição reflexa do diafragma crural durante a distensão esofágica. Estudos sobre vagotomia sugerem que a inibição seletiva das fibras crurais possa decorrer de uma via reflexa caudal, que gera um padrão respiratório central na medula.

A descida do diafragma costal cria um gradiente de pressão tóraco-abdominal que facilita o refluxo do ácido. O ritmo respiratório da porção crural mantém o esôfago parado e se opõe à ação diafragmática costal, a qual pode empurrar ritmicamente o ácido do estômago ao esôfago. Mittal et al. verificaram um aumento significativo da frequência de refluxo espontâneo do ácido após uma miotomia da porção crural do diafragma. Sustentando essa noção, alguns estudiosos descobriram que as fibras crurais mais profundas do diafragma não são inervadas pelo nervo frênico, mas pelo nervo vago, na sua componente sensorial e motora. De fato, o refluxo esofágico pode se beneficiar de tratamentos que tenham efeito sobre as fibras profundas do diafragma e do nervo vago.

Função fonatória

O sistema respiratório desempenha um papel central na fonação durante os atos de conversar ou cantar. O sistema fonatório do ser humano é um todo instrumental, do qual o diafragma é o fole, a laringe é a palheta e a área bucal são as claves. As relações funcionais entre o diafragma e a caixa torácica durante a fonação e as diferenças com a respiração normal ainda não estão claras. Sabe-se que, durante a expiração e a respiração normal, o diafragma e a caixa torácica se movem de modo sincronizado para reduzir o volume pulmonar.

Durante a fonação, podem ser identificadas duas unidades funcionais que a auxiliam, facilitando o controle da pressão subglótica. A primeira unidade é constituída pelo diafragma anterior e pela caixa torácica; a segunda, pelo diafragma médio e posterior. Durante a expiração e a fonação, o grau de excursão do diafragma diminui de modo significativo da porção posterior e média para a porção anterior. O sistema respiratório regula a pressão subglótica que se manifesta quando as cordas vocais se fecham para a fonação.

Durante uma conversa, o gradiente de pressão nas cordas vocais é quase constante, se o volume e o tom de voz também forem constantes.

Para obter um gradiente de pressão, faz-se necessário o equilíbrio entre a força de retorno elástico da caixa torácica e a força produzida pelos músculos respiratórios. Quando, diante de um volume pulmonar alto, as forças de retorno elástico superam a pressão subglótica, provavelmente a caixa torácica e o diafragma anterior são estabilizados na posição de inspiração para reduzir a pressão.

Contrariamente, ao fim do tempo máximo de fonação, com volume pulmonar baixo, os músculos expiratórios da caixa torácica e os abdominais são ativados e apertam o pulmão através da compressão da caixa torácica e dos órgãos abdominais. Hixon et al. forneceram provas indiretas que mostram como o volume pulmonar muda durante a fonação devido ao esvaziamento ativo da caixa torácica e do abdome.

Assim, o controle da pressão subglótica seria obtido principalmente pela contração simultânea dos músculos expiratórios presentes na caixa torácica e na parede anterolateral do abdome. Isso mostra como a contração dos abdominais pode ser fundamental para otimizar a função inspiratória do diafragma e para impedir a dissipação da pressão realizada pelos músculos da caixa torácica sobre os abdominais. Esse modelo de utilização dos músculos respiratórios parece ser adequado para a produção de discursos com duração prolongada, em que são demandados um controle preciso da pressão subglótica e inspirações repentinas entre as frases.

DEFASAGEM DAS TROCAS RESPIRATÓRIAS

Para compreender o conceito de defasagem das trocas é preciso considerar:

- A ação antigravitária do ato inspiratório em relação à ação gravitária do ato expiratório.
- A preponderância numérica dos músculos inspiratórios: diafragma (com função mista), intercostais, escalenos, esternocleidomastóideos, peitorais (principalmente o peitoral menor), que fazem parte da cadeia neuromuscular estática anterior. O trapézio superior (que, em sinergia com o subclávio, fixa a clavícula e a 1ª costela, facilitando a elevação da caixa torácica) é específico para a suspensão da cintura escapular e do membro superior. Finalmente, os espinhais, que agrupam os músculos posteriores da raque, integrantes da cadeia neuromuscular estática posterior.
- A necessidade do ser humano de executar tarefas em posição sentada ou ereta, graças à atuação dos músculos estáticos que garantem a função de elevação e de suspensão ou a função inspiratória acessória, que requer um ponto fixo inferior — a pelve, quando sentado; os pés, quando em posição ereta.
- A repetição das atividades estáticas constantes, que leva as fibras lentas à hipertonia e as fibras rápidas à hipotonia, tudo somado ao fator da idade. O núcleo portante, relativo ao diafragma e aos músculos respiratórios, é representado por uma alteração progressiva da mecânica respiratória, definida como defasagem das trocas respiratórias (Figura 7.4).

A troca respiratória assegura a dosagem correta de O_2 e CO_2 no sangue e requer o equilíbrio entre as fases inspiratória e expiratória. Enquanto o equilíbrio bioquímico necessita de uma inspiração de pequena amplitude, apenas a ação do diafragma e, em pequena medida, dos escalenos e intercostais é suficiente. A amplitude inspiratória é igual à expiratória e a troca sucessiva pode recomeçar a partir de um ponto de equilíbrio (caso A na figura). Pensemos agora no caso em que o corpo necessita de um aumento do volume das trocas por causa de uma grande solicitação de O_2, como ocorre durante a prática intensa de uma atividade aeróbica. Ou mesmo no caso de uma pessoa ansiosa, cujo padrão respiratório promovido por uma condição de rigidez dos músculos intercostais e do diafragma é superficial, acelerado e, consequentemente, em grande parte torácico alto. Em uma primeira fase em que os inspiratórios acessórios ainda possuem certa elasticidade, é possível atingir o ponto de equilíbrio através da simples descontração de tais músculos na fase expiratória (casos B e C da figura). No entanto, se a necessidade de aumentar a troca perdurar, os músculos inspiratórios, submetidos a um recrutamento constante que eleva pouco a pouco o seu tônus, caminham inevitavelmente rumo à hipertonicidade progressiva e à retração sem regressão. A cada dia os músculos vão se retrair mais, incontestáveis, e, por causa de sua incapacidade progressiva de relaxar, produzirão um déficit expiratório. Então, o único modo de aumentar o volume respiratório será tentar inspirar mais, retraindo-se em uma espiral patológica. As respirações vão se desfasar gradualmente para cima (casos D, E e F da figura), produzindo também, devido à retração muscular progressiva, a redução da amplitude inspiratória.

Principais causas da defasagem

Cada agressão, seja física ou psíquica, se traduz em um aumento defensivo do tônus neuromuscular que envolve particularmente os músculos da estática. O medo, por exemplo, trava a respiração. Consideremos um caso em que essa emoção se torne habitual. O hábito de prender e respirar de forma incorreta fará com que o diafragma fique cronicamente contraído, realizando uma respiração fragmentada e restrita. O bloqueio inspiratório diafragmático se tornará, então, a porta de acesso à defasagem das trocas. As respostas automáticas *fight-flight-freeze* (reação de lutar ou fugir), que se ativam em situações percebidas como perigosas, induzem a uma hiperativação do sistema ortossimpático, o que gera um aumento da frequência cardíaca e respiratória, bem como um afluxo de sangue maior nos músculos encarregados pela "fuga" ou pela "luta". Quando essa condição se cristaliza em um estresse crônico, os músculos estáticos da região cérvico-torácica e cérvico-braquial somatizam contraturas,

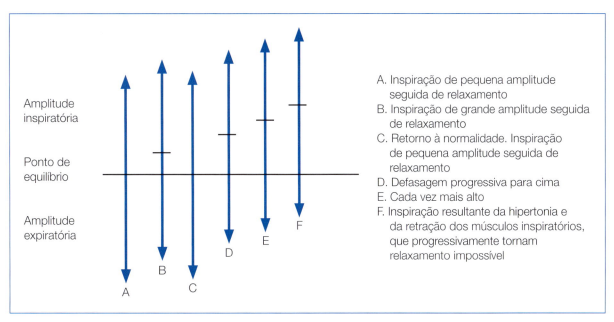

Figura 7.4 Modelo de defasagem das trocas. Em caso de esforço, o diafragma inicia uma contração mais forte e, em seguida, alguns músculos inspiratórios acessórios entram em jogo. Para que cada ação inspiratória encontre o ponto de equilíbrio ideal entre inspiração e expiração, é necessário que o tônus muscular seja distribuído em igual medida (**A,B,C**). O ponto de equilíbrio será deslocado cada vez mais na inspiração (**D,E,F**) e os músculos inspiratórios serão conduzidos à hipertonia, ao encurtamento e à perda da elasticidade.

tensões e retrações. Com o tempo, gerarão rigidez e sensibilidade dolorosa local, com uma alteração postural sistêmica, responsável pela alteração dos padrões respiratórios normais. Na presença de dor, entram em jogo os mecanismos corporais de defesa automáticos, cujo objetivo é justamente evitar a dor. Tudo indica que um desses mecanismos, a "cinesiofobia" (medo do movimento), pode reduzir a força dos músculos respiratórios de duas maneiras:

- direta: pacientes com dor cervical apresentam uma performance reduzida nos testes de função pulmonar com uma disposição preventiva da dor;
- indireta: causada pelo subsequente descondicionamento da musculatura cervical devido ao evitamento prolongado do movimento. Além disso, a imobilidade sempre causa a retração dos tecidos miofasciais.

O mecanismo da polia de reflexão, oferecida ao diafragma pela coluna visceral subjacente, assume um papel crucial no ato inspiratório. A coluna visceral é fundamental para manter a forma das duas hemicúpulas que fornecem uma alavanca apta a levantar as costelas inferiores. Essa compacidade visceral é possibilitada principalmente por quatro fatores:

- as estruturas de contenção osteomiofasciais;
- as relações entre as diferentes pressões intracavitárias entre órgãos, vísceras e cavidades;
- o efeito turgor, isto é, a capacidade de um órgão de ocupar o espaço máximo disponível graças a sua elasticidade e pressão vascular; o efeito turgor, unido aos gases ou líquidos presentes nas vísceras, reduz o espaço vago entre elas, aumentando a coesão;
- a ação em *feed-forward* dos músculos abdominais (sobretudo do transverso do abdome e do oblíquo interno), associada à descida e ao freio do centro frênico, em antecipação aos deslocamentos do tronco ou aos movimentos dos membros; esse mecanismo automático está na base da função estática do diafragma, aumenta a pressão endoabdominal, estabiliza a região lombopélvica, protegendo-a das forças de corte.

O períneo amortiza as variações de pressão e, com sua tonicidade ou contração, fornece uma força ascensional que se opõe à pressão proveniente da parte de cima durante a inspiração. À luz das dissecações, descobriu-se que os subcostais, músculos-ponte entre intercostais e pleuras (ditas tensores pleurais), tornam-se escleróticos nas afecções pleurais. Essas afecções originam um tecido cicatricial que, ao criar fixações, altera a mobilidade pleuropulmonar.

A melhor maneira de evitar a defasagem das trocas seria manter continuamente uma harmonia psicofísica ancorada por uma postura correta (Figura 7.5). Mas isso tudo é pura utopia, uma vez que a perfeição não existe e que nós não estamos isentos de "agressões" de natureza diversa. Para garantir a hegemonia da postura ereta, o sistema automático criará, então, adaptações, partindo da infinita variabilidade postural individual, balanceando os vários segmentos com o menor gasto energético possível e, preferencialmente, com ausência de dor.

O diafragma, junto com seu sistema suspensor, é o único músculo que contrabalanceia a ação dos músculos espinhais dorsais (conceito de "corda do arco", expressão usada na RPG) na manutenção do equilíbrio sagital. No trato cervical, os músculos espinhais são equilibrados, anteriormente, pelo reto da cabeça e pelo longo do pescoço, enquanto o trato lombar é equilibrado, posteriormente, pela massa espinhal comum e, anteriormente, pelo psoas maior; o trato dorsal é o único desprovido de músculos anteriores, com inserção vertebral direta, entre T5 e T11. A retração do tendão suspensor do diafragma nos espinhais dorsais estimula a hipercifose. Já a predominância tônica dos espinhais favorece a retificação dorsal (costas retas) (Figura 7.6). Pela regra do músculo "vencedor-vencido", atualizada como "ofensivo-defensivo", bem descrita nos livros de Souchard, compreende-se que:

A. Hipercifose dorsal: os espinhais não são realmente fracos, uma vez que também aumentarão seu tônus para preservar, complementarmente ao diafragma, a função hegemônica antigravitária.

B. Retificação dorsal: o sistema suspensor do diafragma é tracionado para cima pela elevação do tórax, consequência da ação dos espinhais que, por causa do longo dorsal e do sacro lombar, realizam uma tração para baixo e uma rotação do braço curto da costela, resultando na elevação do braço longo da mesma costela. Além disso, o tônus do diafragma aumentará pelo mesmo motivo apresentado em A, bem como pela resistência à tração oferecida pelo conjuntivo fibroso do tendão diafragmático.

A partir disso, compreendemos que, em ambos os casos (A e B), o diafragma se encontra em bloqueio inspiratório, o que desencadeará a retração dos músculos inspiratórios. O aumento do tônus na dupla músculo "vencedor-vencido" vai produzir na raque o aumento da componente de achatamento articular, com possível evolução para um quadro de alteração postural, lesão articular e dor (evolução do macro ao micro).

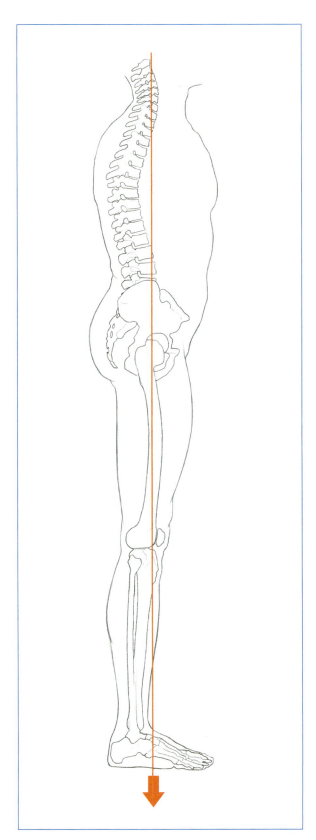

Figura 7.5   Postura ideal.

Qualquer postura antigravitacional que, afastando-se do eixo de carga correto, é realizada de forma repetitiva no nosso cotidiano, pode representar a antecâmara de descompensações posturais ligadas ao diafragma. Quando falamos em posturas habituais, nos referimos às posturas profissionais ou às que são realizadas durante o uso de instrumentos tecnológicos (tablet, computador, smartphone). O uso constante de tais aparatos, especialmente quando a ergonomia é negligenciada, força a cabeça a atitudes de anteposição e flexão anterior com predisposição à retificação cervical ou, em outros casos, à hiperlordose (Figura 7.7).

Reiterar uma postura incorreta pode gerar tanto limitação dos movimentos quanto dor. De fato, pessoas com hipercifose e ombros para a frente têm uma incidência crescente de dor interescapular, enquanto pessoas com cabeça projetada para a frente apresentam dor cervical, interescapular e de cabeça. Vários estudos enfatizaram as relações biomecânicas existentes entre cabeça, raque cervical, raque dorsal, tórax e diafragma, bem como sua consequente relação de causa e efeito com a funcionalidade respiratória, a mobilidade cervical e a dor crônica. Em pacientes com disfunções na raque cervical, foram observados os efeitos negativos da postura da cabeça em protração na relação entre cifose torácica e mobilidade cervical. A influência negativa da cifose dorsal na mobilidade cervical reduzida se dá por meio do aumento da anteposição da cabeça.

Quanto maior a antepulsão da cabeça, maior será o déficit na rotação geral e na flexão cervical. A cabeça representa 6% do peso total do corpo e, quando está fora do eixo vertical corporal — seja projetada para a frente ou em atitude de inclinação lateral em relação ao plano frontal (*tilt*) —, interfere na boa coordenação dos outros segmentos corporais que fazem parte da mesma cadeia cinemática. Causando perturbações na tridimensionalidade do tórax e alterações na orientação articular, na biomecânica e na eficiência muscular, reduz ainda a amplitude do movimento do costado inferior, principalmente durante a inspiração, nos planos sagital, frontal e horizontal, em oposição ao aumento da atividade do trato respiratório superior. Além disso, defeitos congênitos da caixa torácica ou defeitos ligados à idade, a traumas, à escoliose e também a alterações posturais momentâneas podem influenciar negativamente a funcionalidade adequada dos músculos respiratórios. A desvantagem mecânica do diafragma nos dismorfismos da raque tem base científica. Levantamentos da pressão parcial de CO_2 durante o sono, em pessoas normais e em pacientes

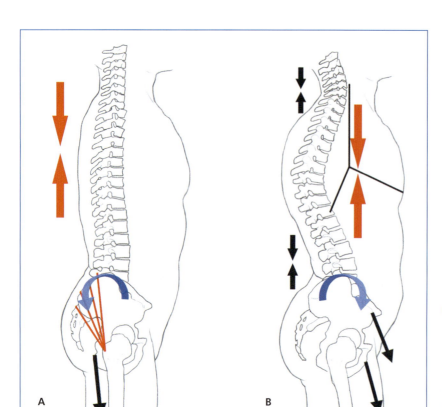

Figura 7.6 Retração do tendão suspensor do diafragma. (**A**) Comportamento de tipo posterior: retificação dorsal e retroversão da pelve, com retração dos músculos posteriores do quadril; (**B**) comportamento de tipo anterior: hipercifose dorsal, retração da cadeia neuromuscular anterior e anteversão da pelve.

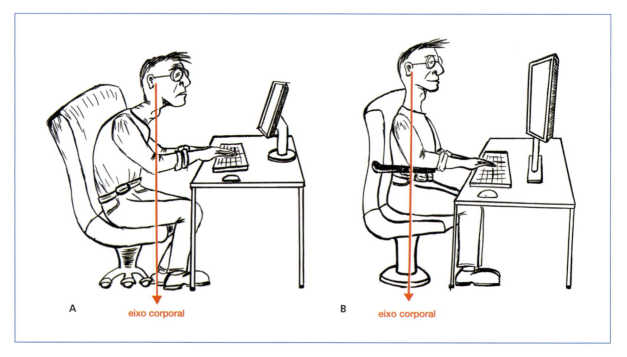

Figura 7.7 Os efeitos do alinhamento postural em posição sentada nas regiões craniocervical e lombar. (**A**) Postura sentada incorreta, com a retroversão da pelve na região lombar e a consequente anteposição da cabeça; (**B**) postura sentada correta, com alinhamento adequado dos vários segmentos corporais.

cifoescolióticos, revelaram que estes últimos apresentam uma expressiva hipoventilação na fase REM.

A desvantagem mecânica do diafragma requer desses pacientes uma maior mobilização dos inspiratórios acessórios, que são menos ativos durante essa fase do sono. Isso foi comprovado pela análise eletromiográfica da superfície do esternocleidomastoídeo de alguns desses pacientes durante a fase REM.

No caso de sujeitos sem patologia, nessa fase o diafragma reforça sua função para compensar a queda de atividades dos inspiratórios acessórios, coisa impossível de ocorrer em sujeitos cifoescolióticos.

A hipoventilação noturna pode reduzir a atividade muscular, aumentar a fatigabilidade e perpetuar essas anomalias durante o dia. Além disso, a comparação entre a flexão torácica, a mobilidade da caixa torácica e a ventilação voluntária máxima mostra-se coerente com as descobertas obtidas a partir de pacientes com espondilite anquilosante, que apresentam uma funcionalidade pulmonar deficitária.

Outra pesquisa mostrou a relação inversamente proporcional entre a postura com a cabeça projetada para a frente e a eficiência dos músculos respiratórios em pacientes com dor cervical crônica. Quanto maior a anteposição da cabeça, menor será a força expressa pelos músculos da respiração. A dicotomia entre anteposição da cabeça e músculos respiratórios nas cervicalgias evidencia:

- uma diminuição da força do flexor profundo e dos extensores do pescoço;
- uma hiperatividade e um aumento da fatigabilidade dos flexores superficiais do pescoço e, em particular, dos esternocleidomastoídeos e dos escalenos anteriores;
- uma limitação da amplitude de movimento (ADM);
- um aumento da projeção da cabeça para a frente;
- uma diminuição da propriocepção;
- dor.

A insuficiência da ventilação voluntária máxima é considerada indicativo de uma performance deficitária dos atos motores respiratórios decorrente da bradicinesia e da rigidez dos músculos respiratórios. Isso está em consonância com a hiperatividade e o aumento da fatigabilidade dos esternocleidomastoídeos e dos escalenos anteriores, clássico quadro de defasagem das trocas. Acredita-se que a distribuição da transmissão topográfica neural entre os intercostais, durante a respiração, seja influenciada pela vantagem mecânica inspiratória decorrente da contração dos esternocleidomastoídeos e dos escalenos anteriores. Se o diafragma não

funcionar, todos esses grupos musculares se tornarão hipertróficos.

REEDUCAR O DIAFRAGMA

A centralidade anatômica do diafragma reflete a sua importância no tratamento. Uma vez que é o "centro", o local de chegada de cada tensão e agressão, torna-se também o ponto de partida de um trajeto retroverso que vai do efeito à causa.

A primeira ação do tratamento consiste em liberar as tensões do diafragma para depois corrigir aquilo que está acontecendo na "periferia". O aspecto nuclear da reeducação diafragmática é a inversão do processo de defasagem das trocas, a fim de retomar o equilíbrio perdido e, desse modo, restituir flexibilidade a toda a estrutura muscular inspiratória, inclusive ao diafragma. O cerne dessa reeducação é a contração isotônica excêntrica do diafragma, que resulta em uma expiração que infla a barriga e mantém os abdominais distensos. Isso ocorre porque o diafragma é compelido a realizar, durante o tratamento, uma ação mecânica contrária à sua fisiologia.

Partindo da fisiopatologia, o diafragma pode assumir dois comportamentos diante de uma capacidade inspiratória e expiratória reduzida. No primeiro, caracteriza-se pela posição baixa em relação à posição neutra de repouso, com o aumento do diâmetro transversal das costelas durante a expiração e a redução da excursão expiratória. No segundo, mantém uma posição alta em relação à posição neutra de repouso, com a redução do diâmetro transversal das costelas e a redução da excursão inspiratória.

Nos dois casos temos um movimento inadequado do diafragma, que implica alteração na mecânica respiratória e que irá condicionar tanto o movimento da caixa torácica quanto o movimento intrínseco das vísceras. Do ponto de vista morfológico, estamos, respectivamente, diante de uma pessoa com massa visceral pletórica e de uma pessoa magra com morfologia esportiva.

A abordagem terapêutica, em ambos os casos, consiste em recuperar progressivamente a expiração, insistindo sobre o ponto de rigidez dos músculos inspiratórios para superá-lo. Em um tórax mais rígido, é necessário empregar manobras específicas do diafragma e flexibilizar as áreas em que há um maior bloqueio inspiratório.

As manobras específicas do diafragma são eficazes em caso de hérnia hiatal e refluxo gastroesofágico e têm o objetivo de restaurar o equilíbrio do sistema lin-

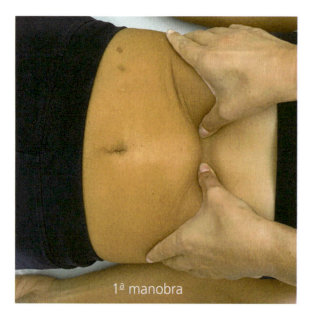 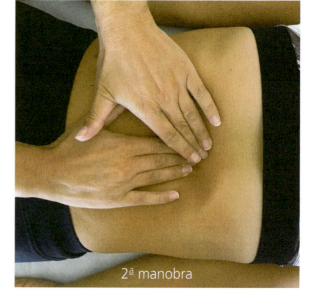

Figura 7.8 Manobras diafragmáticas.

fático e do retorno venoso no âmbito das posturas de Reeducação Postural Global.

As manobras específicas permitem liberar as tensões da porção crural e costal durante uma expiração lenta e controlada. Aplicam-se pressões leves e progressivas (1ª e 2ª manobras), partindo da margem inferior das últimas costelas até o umbigo e do processo xifoide até a ponta da 2ª costela (Figura 7.8). Essas manobras induzem ao movimento correto do diafragma, com a ativação e o encurtamento das fibras musculares esqueléticas da cúpula em sua parte ventromedial.

Facilitam o aumento simultâneo dos gradientes de pressão, que promovem a propulsão da linfa ao longo da rede, permitindo o esvaziamento e o reabastecimento da linfa da parte caudal à parte cranial do corpo. A respiração lenta e controlada influencia também a variação da pressão intratorácica e intra-abdominal. Favorece a circulação, aliviando o músculo cardíaco, com a manutenção constante da frequência cardíaca e da pressão sanguínea. Além disso, a respiração lenta aumenta o poder vagal na recuperação do batimento cardíaco e restabelece a ritmicidade do movimento do diafragma:

- facilita a ação de prensagem do fígado, na inspiração, empurrando o sangue para a veia cava inferior; chega ao sistema portal na expiração e permite que o fígado, como uma bomba, pegue o sangue de volta e o repurifique;
- influencia a função do baço, pelas suas relações diretas;
- influencia as alças intestinais com movimentos leves e constantes, permitindo a estimulação das funções de digestão e evacuação.

Efeitos da respiração isotônica excêntrica do diafragma

A respiração isotônica excêntrica ocorre por meio da contração do diafragma durante a expiração, promovendo:
- a diminuição do tônus do diafragma e a *fluage* de seus componentes miofasciais;
- a diminuição do tônus neuromuscular geral e a ativação do sistema parassimpático;
- a diminuição da componente de achatamento em vários segmentos da raque e a redução da intensidade dos sintomas;
- a correção morfológica dos paramorfismos e dos dismorfismos.

A fixação de uma determinada atitude postural é a resultante das retrações musculares específicas que ocorrem em um ou mais segmentos corporais.

A condição varia desde uma hiperlordose lombar simples até as deformações tetradimensionais da escoliose. Os tratamentos mais eficazes para corrigir a postura através da respiração são realizados em posição supina, o que possibilita anular o fator força de gravidade e manter a tração da raque inteira durante a sessão. Desse modo, obtém-se a *fluage* das estruturas

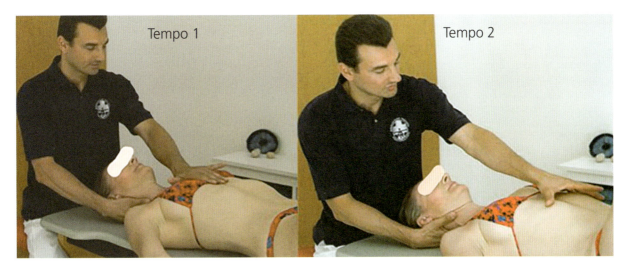

Figura 7.9 Contração isotônica excêntrica do diafragma facilitada pela ação manual do fisioterapeuta na porção torácica superior (**T1**) e costal inferior (**T2**).

miofasciais e a redução da componente de achatamento articular.

A contração isotônico-excêntrica do diafragma acontece expirando e inflando a barriga, enquanto o fisioterapeuta atua manualmente na porção torácica superior (Tempo 1) ou na porção costal inferior (Tempo 2), a depender do objetivo terapêutico (Figura 7.9). Em ambos os casos, adicionando a manualidade na região do segmento que requer maior equilíbrio, a correção pode abarcar a raque cervical (hiperlordose ou retificação e, frequentemente, inversão cervical), a raque dorsal (retificação, hipercifose e escoliose) e a raque lombar (retificação, hiperlordose e escoliose), realizando um balanceamento atento das áreas costais, particularmente daquelas bloqueadas em inspiração.

Além disso, na posição mais excêntrica, é possível utilizar contrações isométricas da musculatura retraída. Isso aciona o efeito inibitório neuromuscular, desencadeado pelo órgão tendinoso de Golgi, que se soma à *fluage*. Tais ações terapêuticas sempre são realizadas em contexto de globalidade, elemento imprescindível para que se alcance a modificação estável das cadeias neuromusculares responsáveis pela alteração postural "macro".

Do macro ao micro

Quando abordamos o tópico da defasagem das trocas, explicamos por que, na presença de uma alteração macro da postura, sempre ocorre um aumento da componente de achatamento. Pode acontecer de essa condição sobrecarregar um elemento de toda a estrutura, sobretudo se o tal elemento já estiver alterado, como uma vértebra em inversão, uma vértebra com maior lordose ou uma vértebra cuneiforme etc. Tal estrutura se tornará o alvo das forças vetoriais provenientes da periferia, piorando ainda mais a porção em que está inserida, eventualmente passando por um momento de torção e, por fim, causando uma lesão articular (micro).

Não é raro uma lesão articular gerar discopatia. Nesse caso, a ação mecânica exercida pelas inserções do diafragma na fáscia pré-vertebral tem, durante a expiração paradoxal, o efeito de facilitar a reabsorção do edema local decorrente da inflamação e de aspirar o disco protruso para dentro do seu álveo intervertebral.

Isso ocorre, na região cervical, graças à inserção direta do tendão do diafragma na fáscia pré-vertebral (Figura 7.10) e, na região lombar, graças à inserção compartilhada dos pilares diafragmáticos e do psoas.

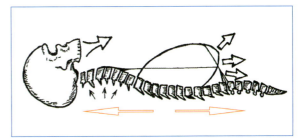

Figura 7.10 Efeito lordosante da ação isotônica excêntrica do diafragma no trato cervical e lombar.

Agradecemos a Eleonora Arcuri pela realização das Figuras 7.1, 7.2, 7.3, 7.4, 7.5, 7.6, 7.7 e 7.10.

Leituras recomendadas

- Anraku M, Shargall Y. "Surgical conditions of the diaphragm: anatomy and physiology". *Thorac Surg Clin.* 2009; 19(4): 419-29.
- Arjmand N, Shirazi-Adl A. "Role of intra-abdominal pressure in the unloading and stabilization of the human spine during static lifting tasks". *Eur Spine J.* 2006; 15(8): 1265-75.
- Barbieri M, Carinc P. *Embriologia.* Ambrosiana 2015.
- Barral JP. *Il torace.* Castello Editore 1999.
- Barral JP, Mercier P. *Manipolazione viscerale.* Castello Editore 1998.
- Berdal G, Halvorsen S, Van Der Heijde D et al. "Restrictive function is more prevalent in patients with ankylosing spondylitis than in matched population controls and is associated with impaired spinal mobility: a comparative study". *Arthritis Research & Therapy.* 2012; 14(1): R19.
- Bordoni B, Zanier E. "Anatomic connections of the diaphragm: influence of respiration on the body system". *J. Multidiscip Healthc.* 2013; 6: 281-91.
- De Troyer A. "Mechanical role of the abdominal muscles in relation to posture". *Respir Physiol.* 1983; 53(3): 341-53.
- De Troyer A, Boriek AM. "Mechanics of the respiratory muscles". *Compr Physiol.* 2011; 1(3): 1273-1300.
- De Troyer A, Kirkwood PA, Wilson TA. "Respiratory action of the Intercostal". *Physiol Rev.* 2005; 85: 717-56.
- De Troyer A, Loring SH. "Actions of the respiratory muscles. Handbook of Physiology". *The respiratory system, mechanics of breathing.* 2011.
- Dimitriadis Z, Kapreli E, Strimpakos N, Oldham JA. "Respiratory weakness in patients with chronic neck pain". *Man Ther.* 2013; 18(3): 248-53.
- Estenne M, Zocchi L, Ward M, Macklem PT. "Chest wall motion and expiratory muscle use during phonation in normal humans". *J Appl Physiol.* 1990; 68(5): 2075-82.
- Frank C, Kobesova A, Kolar P. "Dynamic neuromuscular stabilization & sports rehabilitation". *Int J Sports Phys Ther.* 2013; 8(1): 62-73.
- Geiger PC, Cody MJ, Macken RL et al. "Maximum specific force depends on myosin heavy chain content in rat diaphragm muscle fibers". *J Appl Phys.* 2000; 89(2): 695-703.
- Gold WM. "Pulmonary function testing". In: Murray JF, Nadel JA (org.). *Textbook of respiratory medicine.* Filadélfia, WB Saunders and Co 2000;781-881.
- Griegel-Morris P, Larson K, Mueller-Klaus K, Oatis CA. "Incidence of common postural abnormalities in the cervical, shoulder and thoracic regions and their association with pain in two age groups of healthy subjects". *Phis Ther.* 1992; 72(6): 425-31.
- Hamaoui A, Hudson AL, Laviolette L et al. "Postural disturbances resulting from unilateral and bilateral diaphragm contractions: a phrenic nerve stimulation study". *J Appl Physiol.* 2014; 117(8): 825-32.
- Hixon TJ, Mead J, Goldman MD. "Dynamics of the chest wall during speech production: function of the thorax, rib cage, diaphragm and abdomen". *J Speech Hear Res.* 1976; 19(2): 297-356.
- Hixon TJ, Mead J, Goldman MD. "Kinematics of the chest wall during speech production: volume displacement of the rib cage, abdomen and lung". *J Speech Hear Res.* 1973; 16(1): 78-115.
- Hodges PW, Butler JE, McKenzie DK, Gandevia SC. "Contraction of the human diaphragm during rapid postural adjustments". *J Physiol.* 1997; 505(Pt 2): 539-48.
- Hodges PW, Eriksson AEM, Shirley D, Gandevia SC. "Intra-abdominal pressure increases stiffness of the lumbar spine". *J Biomech.* 2005; 38(9): 1873-80.
- Hodges PW, Gandevia SC. "Activation of the human diaphragm during a repetitive postural task". *J Physiol.* 2000; 522(Pt 1): 165-75.
- Hudson AL, Gandevia SC, Butler JE. "The effect of lung volume on the coordinated recruitment of scalene and sternomastoid muscles in humans". *J Physiol.* 2007; 584(Pt 1): 261-70.
- Jalife J, Slenter VA, Salata JJ, Michaels DC. "Dynamic vagal control of pacemaker activity in the mammalian sinoatrial node". *Circulation Research.* 1983; 52(6): 642-56.
- Kahlaee AH, Ghamkhar L, Arab AM. "The association between neck pain and pulmonary function: a systematic review". *Am J Phys Med Rehabil.* 2017; 96(3): 203-10.
- Kambourlis AC. "Scoliosis and the respiratory system". *Paediatr Respir Rev.* 2006; 7(2): 152-60.
- Kapreli E, Vourazanis E, Billis E et al. "Respiratory disfunction in chronic neck pain patients: a pilot study". *Cephalalgia.* 2009; 29(7): 701-10.
- Kapreli E, Vourazanis E, Strimpakos N. "Neck pain causes respiratory dysfunction". *Med Hypoteses.* 2008; 70(5): 1009-13.
- Kocjan J, Adamek M, Gzik-Zroska B et al. "Network of breathing. Multifunctional role of the diaphragm: a review". *Adv Respir Med.* 2017; 85(4): 224-32.
- Kolar P, Sulc J, Kync M et al. "Stabilizing function of the diaphragm: dynamic MRI and synchronized spirometric assessment". *J Appl Physiol.* 2010; 109(4): 1064-71.
- Koulouris NG, Dimitroulis I. "Structure and function of the respiratory muscles". *Pneumon.* 2001; 14(2): 191-98.
- Kozlowska K, Walker P, McLean L, Carrive P. "Fear and the defense cascade: clinical implications and management". *Harv Rev Psychiatry.* 2015; 23(4): 263-87.
- Lee Tzu-Hsien. "Postural and muscular response while viewing different heights of screen". *Int J Occup Saf Ergon.* 2013; 19(2): 251-58.
- Legrand A, Schneider E, Gevenois PA, De Troyer A. "Respiratory effects of the scalene and sternomastoid muscles in humans". *J Appl Physiol.* 2003; 94: 1467-72.
- Lowen A. *Il linguaggio del corpo.* 15. ed. Feltrinelli 2013.
- Mezon BL, West P, Israels J et al. "Sleep breathing abnormalities in Kyphoscoliosis". *Am Rev Respir Dis.* 1980; 122(4): 617-21.
- Miller AD. "Respiratory muscle control during vomiting". *Can J Physiol Pharmacol.* 1990; 68(2): 237-41.

- Mittal RK, Sivri B, Schirmer BD et al. "Effect of crural myotomy on the incidence and mechanism of gastroesophageal reflux in cats". *Gastroenterology*. 1993; 105(3): 740-7.
- Montes AM, Gouveia S, Crasto C et al. "Abdominal muscle activity during breathing in different postural sets in healthy subjects". *J Bodyw Mov Ther*. 2017; 21(2): 354-61.
- Moriondo A, Solari E, Marcozzi C, Negrini D. "Diaphragmatic lymphatic vessel behavior during local skeletal muscle contraction". *Am J Physiol Heart Circ Physiol*. 2015; 308(3): H193-H205.
- Neumann DA. *Chinesiologia del sistema muscoloscletrico – Fondamenti per la riabilitazione*. Piccin 2019.
- Neumann DA, Garceau L. *Unpublished observations through cadaver dissection*. Marquette University 2016.
- Perlemuter L, Waligora J. *Cahiers d'anatomie*. Thorax-Masson 1996.
- Persaud TVN, Mark Torchia G, Keith Moore L. *Lo sviluppo prenatale dell'uomo: embriologia ad orientamento clinico*. Edra-Masson 2009.
- Pickering M, Jones JFX. "The diaphragm: two physiological muscles in one". *J Anat*. 2002; 201(4): 305-12.
- Quek J, Pua YH, Clark RA, Bryant AI. "Effects of thoracic kyphosis and forward head posture on cervical range of motion in older adults". *Man Ther*. 2013; 18(1): 65-71.
- Rochester DF. "The diaphragm: contractile properties and fatigue". *J Clin Invest*. 1985; 75(5): 1397-402.
- Sadler Thomas W, De Caro R, Galli S. *Embriologia medica di Langman*. Masson 2016.
- Sawicka EH, Branthwaite MA. "Respiration during sleep in kyphoscoliosis". *Thorax*. 1987; 42(10): 801-8.
- Shields JW. "Lymph, lymph glands, and homeostasis". *Lymphology*. 1992; 25(4): 147-53.
- Souchard PhE. *O diafragma: anatomia, biomecânica, bioenergética, patologia, abordagem terapêutica*. Summus Editorial 1989.
- Souchard PhE. *Rééducation Posturale Globale – Cahiers* tome 1. Ed. Le Pousoé 1989.
- Souchard PhE. *Respiração*. Summus Editorial 1989.
- Souchard PhE. *RPG: Reeducação Postural Global – O método*. São Paulo, GEN Guanabara Koogan 2012.
- Standring S. *Gray's Anatomy: The anatomical basis of clinical practice*. 41. ed. Elsevier 2015.
- Stecco C. *Functional atlas of the human fascial system*. Elsevier 2015.
- Sundberg J. "The science of the singing voice". *Northern Illinois University Press* 1987.
- Supinski G, Di Marco AF, Hussein F et al. "Analysis of the contraction of series and parallel muscles working against elastic loads". *Respir Physiol*. 1995; 87(2): 141-55.
- Szczygieł E, Węglarz K, Piotrowski K et al. "Biomechanical influences on head posture and the respiratory movements of the chest". *Acta Bioeng Biomech*. 2015; 17(2): 143-8.
- Szeto GP, Straker L, Raine S. "A field comparison of neck and shoulder postures in symptomatic and asymptomatic office workers". *Appl Ergon*. 2002; 33(1): 75-84.
- Traser L, Özen AC, Burk F et al. "Respiratory dynamics in phonation and breathing. A real-time MRI study". *Respir Physiol Neurobiol*. 2017; 236: 69-77.
- Urquart DM, Hodges PW. "Differential activity of regions of transversus abdominis during trunk rotation". *Eur Spin J*. 2005; 14(4): 393-400.
- Urquart DM, Hodges PW, Story IH. "Postural activity of the abdominal muscles varies between regions of these muscles and between body positions". *Gait Posture*. 2005; 22(4): 295-301.
- Vostatek P, Novak D, Rychnovsky T, Rychnovska S. "Diaphragm Postural Function Analysis Using Magnetic Resonance Imaging". www.plosone.org, 2013.
- Wallden M. "The Diaphragm – more than an inspired design". *J Bodyw Mov Ther*. 2017; 21(2): 342-9.
- Wilhelm FH, Gevirtz R, Roth WT. "Respiratory dysregulation in anxiety, functional cardiac, and pain disorders. Assesments, phenomenology, and treatment". *Behav Modif*. 2001; 25(4): 513-45.
- Williams PE, Catanese T, Lucey EG, Goldspink G. "The importance of stretch and contractile activity in the prevention of connective tissue accumulation in muscle". *J Anat*. 1988; 158: 109-14.
- Wirth B, Amstalden M, Perk M et al. "Respiratory dysfunction in patients with chronic neck pain – influence of thoracic spine and chest mobility". *Man Ther*. 2014; 19(5): 440-4.

A raque cervical. Fisiologia, fisiopatologia, princípios de tratamento

Rita Menezes, Philippe E. Souchard

INTRODUÇÃO

A raque cervical é a região mais complexa de toda a coluna vertebral.

Do ponto de vista da estática, garante a posição da cabeça, enquanto, no plano qualitativo, assegura a hegemonia da horizontalidade e da estabilidade do olhar.

Do ponto de vista da dinâmica, é o local de mobilidade máxima, que permite os movimentos da cabeça em todas as direções, em harmonia, na maioria das vezes, com os músculos oculomotores.

A raque cervical divide-se em dois níveis:
- um nível superior, constituído pelas articulações occipital-C1, C1-C2, cujo papel é fundamental nos ajustamentos posicionais da cabeça;
- um nível inferior, que tem origem nas articulações C2-C3 e que desce até a C7 (Figura 8.1). Sua função é, ao mesmo tempo, estática e dinâmica.

A grande mobilidade da raque, no entanto, expõe todo o sistema a desvios morfológicos expressivos (escoliose cervical com rotação das apófises espinhosas em direção à convexidade, retificações cervicais, antepulsão da cabeça etc.).

Essa mobilidade facilita a ocorrência de lesões articulares, em nível superior e inferior, gerando sintomas relevantes. Por outro lado, as compensações em interdependência regional ou global, ligadas aos sistemas integrados de coordenação neuromuscular, são importantes, quando se tentam fazer correções.

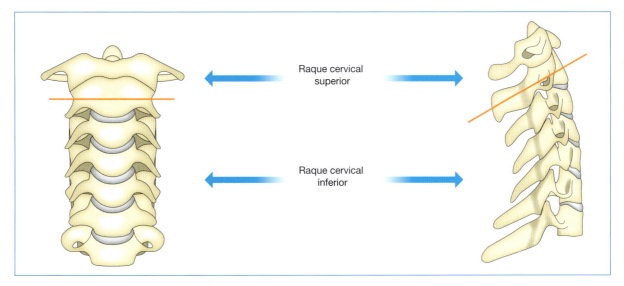

Figura 8.1 Raque cervical superior e inferior.

126 Capítulo 8 • A raque cervical. Fisiologia, fisiopatologia, princípios de tratamento

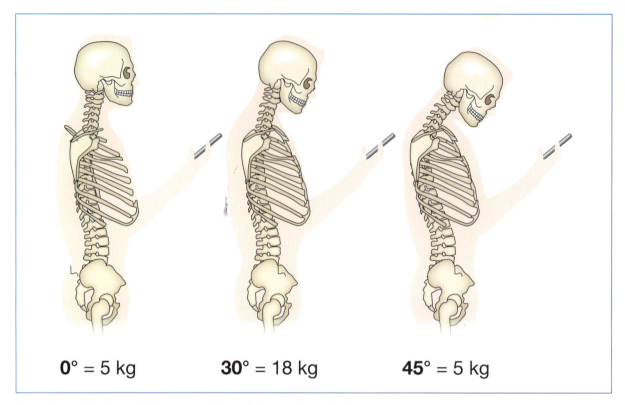

Figura 8.2 Linha de gravidade e peso cefálico relativo, em função da flexão anterior.

Finalmente, vale enfatizar que determinadas atividades profissionais requerem uma atenção visual constante ou repetitiva, diante de telas e em posição sentada, o que frequentemente causa a protração da cabeça e aumenta de modo considerável a atividade tônica dos músculos espinhais (Figura 8.2). Dessa maneira, a raque cervical merece toda a nossa atenção, precisão diagnóstica e intervenção manual de alta qualidade e adequada à sua fragilidade.

FISIOLOGIA DA RAQUE CERVICAL SUPERIOR

Além da capacidade de ajustar os movimentos respectivos da cabeça e do pescoço — em particular, por ação dos músculos cibernéticos da nuca (reto menor, reto maior, oblíquo superior, oblíquo inferior) —, a raque superior, formada pelas articulações do occipital com C1 e de C1 com C2, possibilita a inclinação da cabeça para o lado da contração com a rotação contralateral, graças à ação do músculo esternocleidooccipitomastoídeo. Trata-se de um movimento antigravitacional que permite levantar o olhar de modo assimétrico (Figura 8.3).

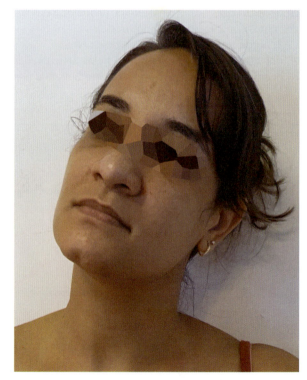

Figura 8.3 Movimento determinado pela contração do esternocleidooccipitomastoídeo de um lado.

FISIOLOGIA DA RAQUE CERVICAL INFERIOR

O ponto de partida superior é a articulação entre C2 e C3. A ação dos músculos espinhais localizados nessa região, associada à inclinação das apófises articulares (Figura 8.4), provoca a inclinação da cabeça e do pescoço, com uma rotação homolateral. Trata-se de um movimento gravitacional que permite o olhar assimétrico para baixo (Figura 8.5).

DEFORMAÇÕES MORFOLÓGICAS

Plano sagital

As retificações cervicais são extremamente frequentes (Figura 8.6). Ligam-se à retração do músculo longo do pescoço e, em menor medida, do reto anterior maior.

A ação antigravitacional é essencial para sustentar o occipital.

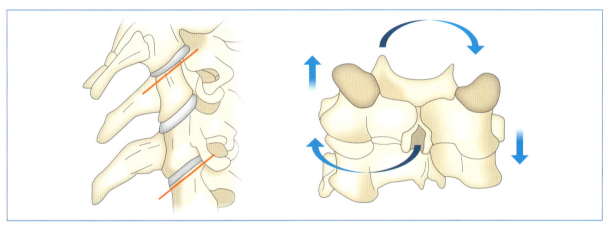

Figura 8.4 Raque cervical inferior; inclinação e rotação homolaterais do corpo vertebral.

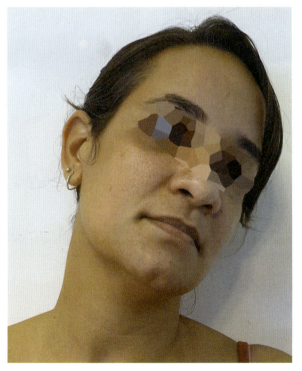

Figura 8.5 Movimento determinado pela inclinação posteroinferior das apófises articulares.

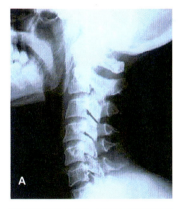
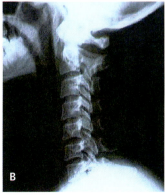

Figura 8.6 (A) Lordose cervical fisiológica; (B) retificação cervical.

Os músculos espinhais nucais e, em particular, o grande complexo permitem a sustentação do occipital e, dessa forma, o posicionamento normal da cabeça, respeitando a horizontalidade do olhar, ainda que seu peso anterior seja muito maior em relação ao ponto de apoio sobre C1.

Trata-se de uma alavanca cujo fulcro é interposto entre duas forças aplicadas sobre um mesmo apoio, em geral presente nas funções de ereção.

A raque cervical inferior é o eixo central de uma balança cuja massa anterior é mais pesada, o que justifica a necessidade de uma maior tração posterior estabilizadora do occipital e, consequentemente, de um reforço anterior análogo da raque cervical, a fim de evitar a hiperlordose.

Essas ações complementares podem garantir o equilíbrio das tensões recíprocas (Figura 8.7).

Assim, tal como os músculos espinhais, os músculos anteriores da raque cervical são antigravitacionais. No entanto, no caso de uma retificação cervical ou ainda de uma cifose cervical pós-traumática ou associada à antepulsão da cabeça, a raque cervical superior, graças à sua capacidade adaptativa, pode agir para preservar a horizontalidade do olhar (Figuras 8.8 e 8.9).

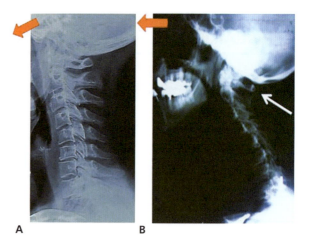

Figura 8.8 **(A)** Cifose cervical pós-traumática não compensada. Perda da horizontalidade do olhar; **(B)** cifose cervical com antepulsão da cabeça, de origem morfológica, com compensação em lordose específica da primeira vértebra cervical. Isso preserva a horizontalidade do olhar.

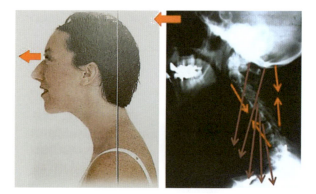

Figura 8.9 Organização da retração muscular da Figura 8.8B.

Plano frontal

No plano frontal podemos observar, às vezes, a presença de uma escoliose cervical ou de um desvio da cabeça (Figura 8.10A).

Combinação com rotações

Podem-se observar, até nas radiografias, desvios da cabeça que a raque cervical superior não conseguiu compensar e que correspondem aos desvios ilustrados na Figura 8.10B-C.

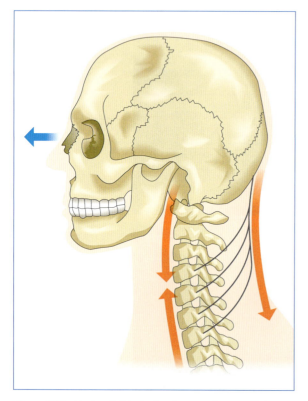

Figura 8.7 Horizontalidade do olhar no plano sagital.

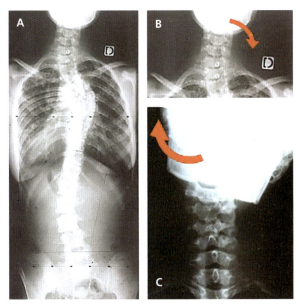

Figura 8.10 **(A)** Escoliose cérvico-dorso-lombar; **(B)** inclinação e rotação homolaterais da cabeça devido à raque cervical inferior; **(C)** inclinação e rotação contralateral da cabeça (esternocleidooccipitomastoídeo e raque cervical superior). Nos casos **(B)** e **(C)** não se observa mais a horizontalidade do olhar no plano frontal.

DIAGNÓSTICO

O exame morfológico deve ser realizado de frente, de costas e de perfil. Conforme o princípio já citado em outras seções deste livro, uma retração provoca o efeito de uma contração permanente, o que, de início, permite a identificação, a partir dos dismorfismos, dos principais músculos ou grupos musculares que estão em retração.

A observação de perfil deve, em primeiro lugar, avaliar a manutenção da horizontalidade do olhar.

Em caso de dor ou sintomas, deve-se fazer uma anamnese para conhecer a história da patologia e, mais especificamente, analisar os dados relativos ao seu estado atual. O paciente deve indicar a área dolorida e simular o movimento que não consegue realizar corretamente ou que provoca a dor ou o sintoma em questão.

O fisioterapeuta tentará, então, fazer reequilibrações corretivas primeiro na morfologia, nas diversas posições dos sistemas integrados de coordenação neuromuscular:

- em pé, com os braços em adução;
- em pé, com os braços em abdução;
- sentado, com os braços em adução;
- sentado, com os braços em abdução.

As tentativas de correção que se mostrarem impossíveis ou que causarem dor ou sintoma, em uma ou mais das quatro posições de base e que permitem associar os sistemas integrados de coordenação neuromuscular em todas as suas possíveis combinações, direcionam a escolha da postura ou das posturas de tratamento mais adequadas. Essa escolha é feita segundo o princípio de que a postura mais adequada é aquela em que o paciente apresenta as maiores dificuldades. As posturas de tratamento serão realizadas, naturalmente, em posição supina.

Em caso de lesão articular, depois de identificar a postura ou as posturas mais eficazes, realizam-se microtestes palpatórios nas zonas de patologia, já na posição inicial da própria postura (Figura 8.11).

Sabe-se que, na RPG, uma lesão articular responde à seguinte definição: "microrrestrição de mobilidade,

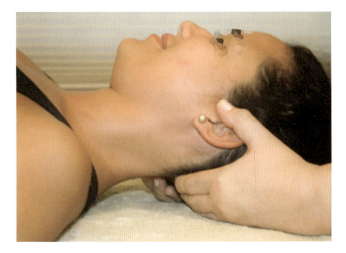
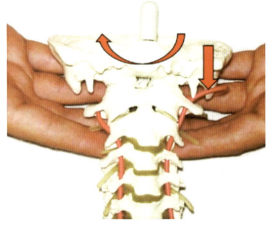

Figura 8.11 Microteste palpatório em caso de lesão. Em palpação posterolateral não é necessário tocar a primeira vértebra cervical. A dor no espaço entre o occipital e C2 indica lesão.

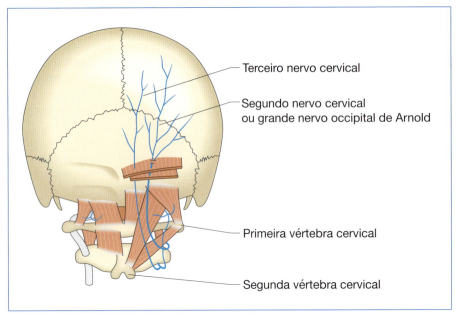

Figura 8.12 Organização em forma de "plexo" dos nervos cérvico-occiptais.

com modificação do eixo articular fisiológico, dor e componente de achatamento".

A mobilidade da raque cervical é tamanha que uma lesão pode aparecer mesmo antes de atingir o eixo morfológico normal ou, inclusive, além do eixo, no final da rotação ou do movimento de lateroflexão da cabeça e do pescoço, por exemplo.

Nesse caso, será necessário fazer contracorreções nas vértebras fixadas em situação de bloqueio.

SINTOMAS ASSOCIADOS

Vários sintomas podem ser observados e estão frequentemente associados a problemas oculomotores ou temporomandibulares, que devem ser tratados contemporaneamente.

Cefaleias

Os nervos occipitais saem dos espaços intervertebrais entre o occipital e C1, entre C1 e C2 e entre C2 e C3.

Sendo bilaterais, formam uma rede que pode ser assimilada a um plexo occipital (Figura 8.12). Na maioria dos casos, a dor é unilateral, mas, em função dessa organização "em plexo", também pode ser bilateral.

Lesões na raque cervical superior são muito frequentes. A necessidade de se adaptar, geralmente de forma permanente, a comportamentos cérvico-cefálicos morfologicamente contraditórios gera uma microrredução da mobilidade, o aparecimento de disfunções e, então, uma patologia lesional. Também pode sofrer influência direta de vários traumas, como no caso da "síndrome do chicote" (*whiplash*).

O nervo occipital maior de Arnold, proveniente do espaço intervertebral C1-C2, termina na parte mediana do osso parietal e completa a organização nervosa cérvico-cefálica. A região de sua origem na raque torna-o ainda um dos elementos mais frequentemente ligados à cefaleia cervicogênica lateral. É normalmente associado à dor dos nervos occipitais (Figura 8.13).

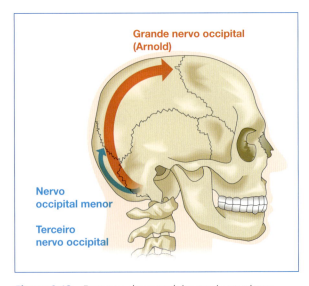

Figura 8.13 Esquema das nevralgias cervicocranianas.

Em geral, os nervos cranianos estão ligados à dor suborbitária ou trigeminal, o que muitas vezes nos coloca diante de uma projeção irradiada do sintoma e nos obriga, como já foi dito, a considerar também as possíveis implicações do sistema oculomotor e da articulação temporomandibular.

Vertigens

As vertigens que interessam ao campo de atuação da fisioterapia são de dois tipos: ortostáticas e óculo-vestíbulo-motoras.

Sabemos que o equilíbrio é garantido pelas informações proprioceptivas, pela vista e pelo sistema vestibular. Os músculos nucais são particularmente ricos desses receptores proprioceptivos.

VERTIGENS ORTOSTÁTICAS

Manifestam-se quando o paciente se coloca em posição sentada, partindo da posição deitada, ou em posição vertical, partindo de uma flexão anterior do tronco. Ligam-se, em particular, a distúrbios dos *inputs* proprioceptivos provenientes dos músculos profundos da nuca e, principalmente, dos músculos cibernéticos (Figura 8.14).

VERTIGENS ÓCULO-VESTÍBULO-MOTORAS

As vertigens óculo-vestíbulo-motoras estão ligadas aos movimentos da cabeça. Quando seguimos um objeto com os olhos, o sistema vestibular é informado — graças à contração do esternocleidooccipitomastoídeo e dos músculos oculomotores — da necessidade de modificar o controle do equilíbrio do corpo (Figura 8.15). Esse tipo de vertigem pode ser provocado pela alteração de tais informações diante de um distúrbio nas tensões dos músculos oculomotores ou do esternocleidooccipitomastoídeo.

ASSOCIAÇÃO DAS VERTIGENS ORTOSTÁTICAS E ÓCULO-VESTÍBULO-MOTORAS

Um distúrbio na tensão do esternocleidooccipitomastoídeo também pode alterar o equilíbrio cervical superior e, desse modo, as informações provenientes dos receptores proprioceptivos locais. A ação assimétrica permanente desse músculo ainda altera o eixo de ação cefálica, que em geral origina uma lesão cervical alta. A lesão cervical alta, por sua vez, condiciona as informações provenientes dos músculos cibernéticos e, em casos assim, o paciente apresenta ambos os tipos de vertigem.

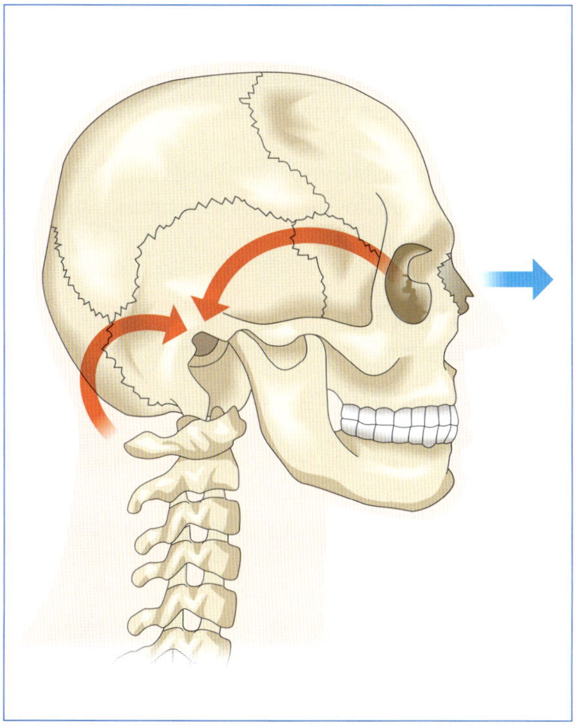

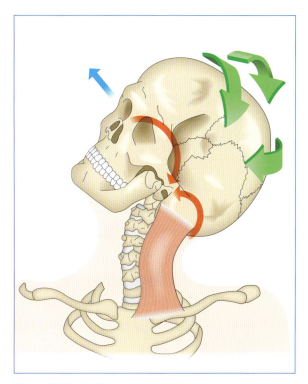

Figura 8.14 Vertigens ortostáticas.

Figura 8.15 Vertigens óculo-vestíbulo-motoras.

OUTROS TIPOS DE VERTIGEM

São mais raras e não se encerram nas características descritas acima. Um exemplo são as vertigens que se manifestam quando uma pessoa se deita. Também podem estar ligadas a disfunções mecânicas, as quais podemos corrigir ou sugerir que sejam avaliadas em um diagnóstico mais aprofundado, também por meio de exames adicionais.

SISTEMA VESTIBULAR

A complexidade do funcionamento da orelha interna leva-nos a considerar também o seu papel na presença de vertigens. No entanto, essa patologia é de natureza excepcional e não entra no âmbito de interesse da nossa profissão.

Hipoacusia – zumbido nos ouvidos

Essa patologia é mais frequente como resultado de traumas cranianos, especialmente no osso temporal, ou de patologias auditivas.

Em geral, quando interessam à fisioterapia, trata-se de lesões da raque cervical superior.

Patologias cervicais inferiores

DOR

Pode resultar de simples contraturas musculares ou de lesões articulares.

A palpação e os microtestes de mobilidade permitem determinar um diagnóstico diferencial (Figura 8.16; ver Figura 8.11).

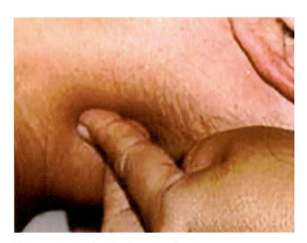

Figura 8.16 Palpação dos músculos da nuca.

NEVRALGIAS CERVICOBRAQUIAIS

As nevralgias cervicobraquias estão frequentemente associadas a uma discopatia (protrusão ou hérnia), mas também podem resultar de um conflito articular grave, sem o envolvimento específico do disco.

O fisioterapeuta conhece rigorosamente a anatomia e, em particular, os territórios radiculares que importam na presença dessa condição, uma vez que tais assuntos são abordados de modo aprofundado na formação profissional de base e avançada dos cursos universitários de fisioterapia. Esse conhecimento clarifica a diferença entre uma radiculopatia e uma dor referida, ou uma contratura, cujo tratamento é mais simples.

A palpação e o microteste das vértebras na região em que se apresenta a dor radicular permite identificar a relação entre a origem da disfunção articular e o seu percurso.

SÍNDROME DOS ESCALENOS E DA ARTÉRIA SUBCLÁVIA

Os músculos escalenos são tônicos e fibrosos, e a complexidade de sua função de vocação "estática" evidencia essa característica (Figuras 8.17 e 8.18).

Graças à sua peculiar pouca extensibilidade, esses músculos garantem a proteção da passagem do plexo braquial e da artéria subclávia entre os feixes do escaleno anterior e médio (Figura 8.19).

Sua fisiopatologia liga-se, portanto, à retração, que pode gerar também uma compressão justamente do plexo braquial e da artéria subclávia. As consequências podem ser extremamente graves: perda do pulso radial durante a abdução dos membros superiores, parestesia e até paresia.

TRATAMENTO

Correções morfológicas

Quando não há um *input* nociceptivo ou uma sintomatologia de origem cervical, o tratamento pode se concentrar somente nos desvios morfológicos, objetivando restaurar a normalidade. Não é necessário, portanto, fazer contracorreções.

No entanto, a correção é essencial para evitar o aparecimento de possíveis disfunções articulares futuras.

É necessário lembrar a frequência da protração da cabeça, associada à retificação da raque cervical,

Capítulo 8 • A raque cervical. Fisiologia, fisiopatologia, princípios de tratamento **133**

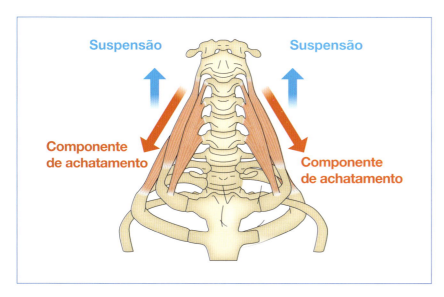

Figura 8.17 As várias funções "estáticas" dos músculos escalenos:
1. Garantir o ar residual, com a suspensão da primeira e da segunda costelas;
2. Atuar na suspensão do tórax;
3. Oferecer um ponto fixo superior à contração dos músculos intercostais;
4. Manter as tensões recíprocas para o equilíbrio lateral da raque cervical.

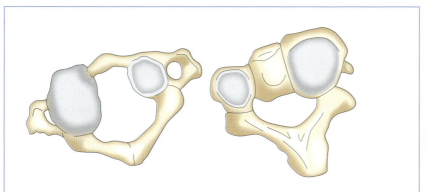

Figura 8.18 Efeito da componente de achatamento na região das apófises articulares, principalmente horizontais de C1 com C2, em ausência de disco intervertebral.

que pode requerer o uso de calços sob o occipital no início da sessão (Figura 8.20). Depois, os calços serão eliminados gradualmente, com base nos progressos observados durante a evolução da postura de tratamento.

Correções articulares

Em algumas situações, a correção articular é uma ação manual que se faz necessária e que deve ser executada com precisão na região da disfunção.

A correção é lenta e progressiva, realizada mantendo uma decoaptação articular constante por meio de uma tração axial, a partir do occipital (Figura 8.21).

As amplitudes articulares fisiológicas nunca são ultrapassadas.

A ação dos dedos do fisioterapeuta trabalha nas vértebras em disfunção articular, insistindo em particular na delateroflexão, derrotação, delordose ou relordose, indicadas para desbloquear a torção lesional.

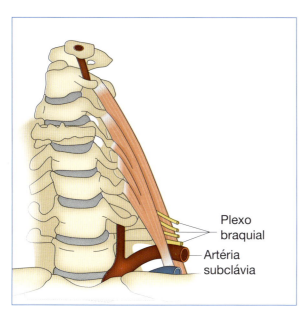

Figura 8.19 Desfiladeiro torácico (escalenos). Passagem do plexo braquial e da artéria subclávia.

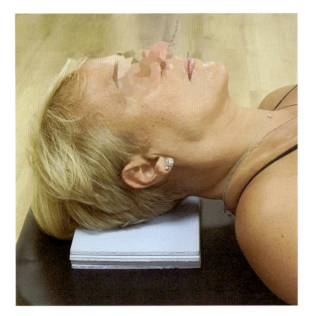

Figura 8.20 Calços sob o occipital, no início da sessão, em caso de antepulsão da cabeça.

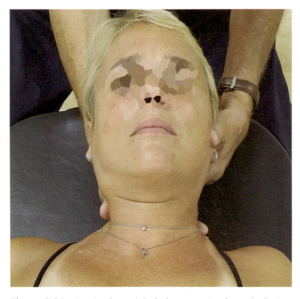

Figura 8.21 Tração do occipital, decoaptação das articulações das vértebras cervicais.

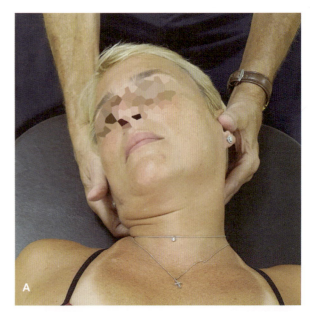

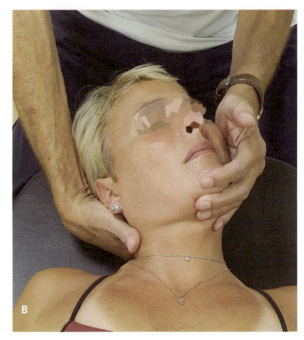

Figura 8.22 (A) Correção de uma lesão articular na raque inferior; (B) correção de uma lesão da raque cervical superior.

A cabeça é mantida no eixo do corpo, mas depois, progressivamente, vai sendo conduzida à posição que antes não conseguia alcançar devido ao bloqueio articular (Figura 8.22). Durante a progressão, se houver um bloqueio ou a presença de dor ou sintoma, a correção deve ser interrompida imediatamente, limitando-se o terapeuta a mantê-la, durante a contração isométrica, na posição mais alongada dos músculos retraídos ou contraídos responsáveis pelo bloqueio. Isso significa que o paciente age, fala, participa, controla e é sempre o protagonista de sua progressão. A aplicação de tensão global também é realizada de forma gradual, de modo a associar a correção morfológica à correção articular, segundo a individualidade e as compensações de cada paciente. Nenhum evento adverso foi relatado em tratamentos cervicais com RPG.

Tratamento em caso de discopatia

Sabemos que, no âmbito médico, os tratamentos conservadores dos profissionais de saúde são frequentemente recomendados antes que se considere recorrer, se necessário, a intervenções mais agressivas ou invasivas.

Isso também acontece com fisioterapeutas que trabalham com RPG e que se veem no dever de tratar, cada vez com mais frequência, problemas relativos ao disco intervertebral, tanto na região lombar inferior quanto na raque cervical ou, mais raramente, no trato dorsal.

Os resultados obtidos justificam a existência de uma confiança crescente no método, mesmo que, naturalmente, a patologia seja do interesse de diversos especialistas da área médica. Embora a individualidade que acompanha a patologia permaneça de máxima importância, é possível esquematizar em três fases os princípios de ação do método RPG:

- 1ª fase – Decoaptação articular através de uma tração manual delicada e prolongada, de maneira específica para esse tipo de patologia. Em uma discopatia cervical é possível realizar precisamente a decoaptação através de uma tração axial, graças a uma ação manual dupla: uma mão traciona longitudinalmente o occipital, no sentido da direção principal dos músculos nucais; a outra mão mantém o alongamento e a decoaptação articular com uma ação em direção oposta, apoiando a apófise espinhosa de C7 e, bilateralmente, a primeira costela (Figura 8.23).

- 2ª fase – Assim que percebe que obteve um estiramento muscular, uma decoaptação leve e uma descompressão do nível articular pretendido, o fisioterapeuta aplica uma pressão manual no tórax em abaixamento, para aumentar a amplitude expiratória. Essa ação visa "evocar" uma lordose de toda a raque cervical e uma "aspiração" do material herniado. A depender de cada caso, a pressão manual será exercida na parte superior do tórax, para agir particularmente nos escalenos, ou nas costelas inferiores, para promover a relordose no nível desejado das vértebras cervicais por meio dos elementos mediastinais suspensores do centro frênico. Essa ação é imediatamente compensada pela posteroflexão do occipital (Figura 8.24), aspecto que também deve ser corrigido pelo fisioterapeuta (Figura 8.25).

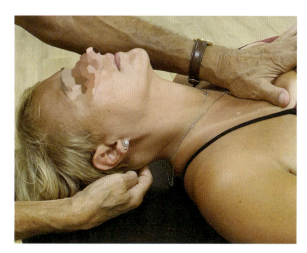

Figura 8.24 Compensação em posteroflexão.

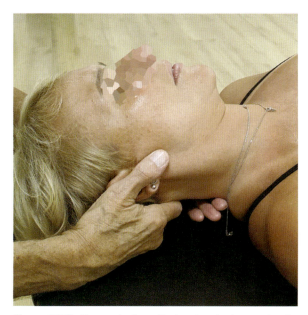

Figura 8.23 Decoaptação articular através de uma tração manual.

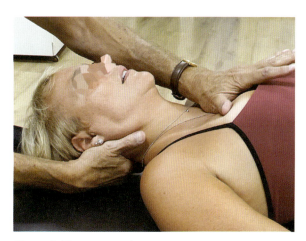

Figura 8.25 Correção da compensação.

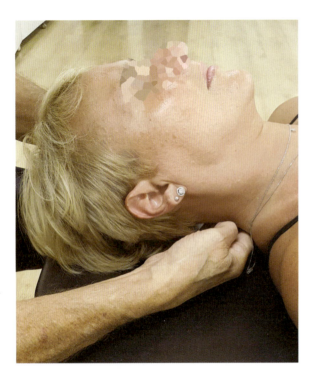

Figura 8.26 Ação dos dedos na destorção.

- 3ª fase – O espaço intervertebral que apresenta a discopatia será, obviamente, mais resistente à tentativa de recriar a lordose. Assim, é recomendável realizar, com os dedos, uma lordose e uma destorção da lesão vertebral, se necessário. Em todos os casos, isso ocorrerá na direção do deslocamento patológico posterolateral do disco (Figura 8.26). Para simplificar o conceito, trata-se de "abrir para, depois, fechar de novo".

Essas ações específicas para a discopatia fazem parte do quadro geral dos princípios de correção já previamente expostos.

Combinação com as correções morfológicas

A garantia de que o paciente não terá novamente as mesmas lesões articulares depende, principalmente, da correção das deformações morfológicas (Figura 8.27).

Tratamento específico dos músculos escalenos

A frequência dos casos em que a retração dos escalenos e as consequências dela decorrentes se fazem

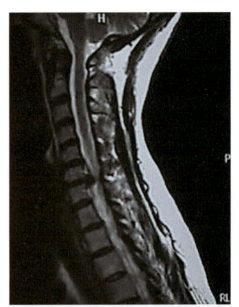
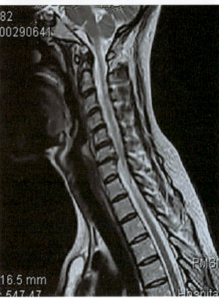

Figura 8.27 Correção bem-sucedida de uma hérnia de disco C6-C7 que, mesmo assim, deve continuar a ser tratada para alcançar a correção da cifose local.

presentes requer, em geral, uma ação específica nesse grupo muscular. Em tais circunstâncias, recomenda-se atuar, se necessário, para a recuperação do eixo fisiológico da raque cervical, tracionar o occipital e exercer, no sentido oposto, uma pressão sobre a primeira costela, a fim de estimular uma expiração paradoxal, inflando o abdome, o que permite a descida da parte superior do tórax (Figura 8.28).

A contração isométrica em posição excêntrica é obtida pedindo ao paciente que simule um esforço

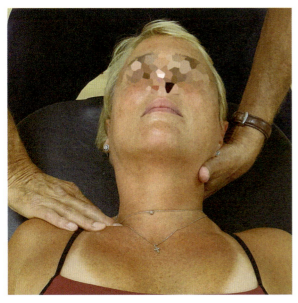 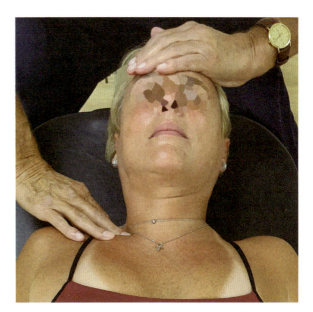

Figura 8.28 Tração do occipital, com apoio em sentido oposto na primeira costela.

Figura 8.29 Contração isométrica para os escalenos.

de antepulsão da cabeça (Figura 8.29) ou fazendo a inclinação lateral dela.

EXAME FINAL

Ao fim da sessão de tratamento, faz-se outra observação.

Em caso de lesão, repete-se também o interrogatório relativo à dor e realizam-se novos testes de reequilibração para determinar se os resultados das correções corresponderam às expectativas do fisioterapeuta e do paciente.

INTEGRAÇÕES

Integração estática

Ao fim de cada sessão ocorre a integração estática, mantendo o controle manual do occipital. O paciente deve estar em pé ou sentado, com os braços relaxados, alinhados ao longo do corpo. A escolha entre essas posições dependerá da postura de tratamento utilizada durante aquela mesma sessão. Utiliza-se o *feedback*, primeiro mantendo o paciente em uma posição de correção estável e, logo depois, provocando pequenos desequilíbrios para estimulá-lo a buscar, por si mesmo, uma sensação de apoio estável em ambos os pés e um equilíbrio em segurança. Também é possível transferir o peso das massas corpóreas que ainda são externas ao eixo gravitacional. Essa ação deve ser feita diante de um espelho, até que o paciente recupere sua estabilidade.

Integração dinâmica

Na sequência da integração estática é preciso realizar a integração dinâmica. O paciente será colocado em posição ortostática ou sentada, de acordo com as posturas de tratamento utilizadas na sessão. O objetivo é recuperar o controle proprioceptivo da mobilidade articular na região que foi corrigida. O movimento deve ser repetido mais vezes na amplitude que agora foi alcançada, sem sintomas, progressivamente, sem compensações e gradualmente mais rápido. Todos os dias o paciente deve repetir a integração dinâmica em casa, para recuperar, assim, os automatismos.

Leituras recomendadas

- Costa V, Ganança CF, Ganança MM et al. "Avaliação oculomotora em pacientes com disfunção vestibular periférica". *Rev Bras Otorrinolaringol.* 2006; 72(3): 407-13.
- Crago PE, Houck JC, Hazan Z. "Regulatory actions of human stretch reflex". *J Neurophysiol.* 1976; 39: 925-35.
- Davidoff RA. "Skeletal muscle tone and the misunderstood stretch reflex". *Neurology.* 1992; 42: 951-63.
- Evarts EV. "Motor cortex reflexes associated with learned movement". *Science.* 1973; 179(4072): 501-3.
- Ganança MM et al. "Vertigem de origem periférica". In: Borges DR, Rothschild HA. *Atualização terapêutica 2005:*

- *manual prático de diagnóstico e tratamento*. 22. ed. São Paulo, Artes Médicas 2005; 1335-36.
- Kapandji AI. *Fisiologia articular*. Tomo 3. 6. ed. Maloine, Editorial Médica Panamericana. Guanabara Koogan – Grupo Editorial Nacional 2008; 186-189, 236-237, 250-255.
- Kapandji AI. *O que é biomecânica*. Manole 2013; 315, 331-335.
- Latarjet M, Ruiz A. *Human anatomy*. Buenos Aires, Editorial Panamericana 1991; 385-6.
- Lockhart RD, Hamilton GF, Fyfe FW. *Anatomia humana*. Editorial Interamericana 1965; 273-274, 310-315.
- Masocatto NO, Da-Matta T, Prozzo TG et al. "Síndrome do desfiladeiro torácico: uma revisão narrativa. Thoracic outlet syndrome: a narrative review". *Rev Col Bras Cir*. 2019; 46(5): e2019-2243.
- Pastor I. *Terapia manual en el sistema oculomotor – técnicas avanzadas para la cefalea y los transtornos del equilibrio*. Elsevier Masson 2012; 105-230.
- Pillastrini P, Resende FLS, Banchelli F et al. "Effectiveness of global postural re-education in patients with chronic nonspecific neck pain: randomized controlled trial". *Phys Ther*. 2016; 96(9): 1408-16.
- Sanvito WL, Monzillo PH. *O livro das cefaleias*. Atheneu 2001; 77: 85-90.
- Silva WF, Costa Neto J, Cruz IS et al. "Neuralgia de Arnold. Relato de caso". *Migrâneas e Cefaleias*. 2002; 5(1).
- Souchard PhE. *Deformações morfológicas da coluna vertebral. Tratamento fisioterápico em Reeducação Postural Global – RPG*. Elsevier 2016; 4-7, 17-39, 43-46, 60-73, 113-119.
- Souchard PhE. *Reeducação Postural Global – Método do campo fechado*. 6. ed. Ícone Editora 2006; 20-27.
- Souchard PhE. *Rééducation Posturale Globale et lesions articulaires*. 2. ed. Le Pousoë 1992; 4-35.
- Souchard PhE, Ollier M. *As Escolioses – seu tratamento fisioterapêutico e ortopédico*. 2. ed. É Realizações 2005; 45-47.
- Tancredo A, Caputti F. "Neuralgia occipital maior e artrose da articulação lateral C1-C2". *Eur J Neurol*. 2004; 11: 573-4.
- Vallbo AB. "Human muscle spindle discharge during isometric voluntary contractions. Amplitude relations between spindle frequency and torque". *Acta Physiol Scand*. 1974; 90: 319-36

9

Disfunções dos movimentos oculares

Iñaki Pastor Pons

INTRODUÇÃO

A fisioterapia, como muitas outras áreas epistemológicas, requer quadros conceituais cuja organização permita, ao mesmo tempo, a compreensão da patologia por parte do fisioterapeuta e a estruturação da ação curativa e preventiva.

Nesse sentido, não existe exemplo melhor do que aquele que a Reeducação Postural Global (RPG) nos oferece em relação às disfunções do sistema oculomotor.

A aplicação do modelo conceitual do desequilíbrio das tensões recíprocas nos músculos extraoculares, de Philippe Souchard, é realmente genial, uma vez que esse é o melhor paradigma para descrever o controle da posição do olho e o alinhamento dos dois olhos.

As outras duas fisiologias da função estática, a extensão e a suspensão, têm uma responsabilidade menor nos olhos por causa das particularidades anatômicas desses órgãos. Além disso, as características histológicas das fibras dos músculos extraoculares — não sendo classificáveis como tônicas ou fásicas e sendo provenientes dos anfíbios — contribuem ainda mais para confirmar o fenômeno de tensão recíproca.

O equilíbrio neuromuscular da tensão recíproca recebe informações sensoriais visuais para criar um binômio perfeito e interdependente. Sua relação não deve ser subestimada. Os resultados clínicos excelentes obtidos a partir da aplicação da RPG nas disfunções do sistema oculomotor têm atraído o interesse crescente tanto dos fisioterapeutas quanto dos profissionais que se ocupam da visão.

ANATOMIA E BIOMECÂNICA DO SISTEMA OCULOMOTOR

O bulbo ocular é uma esfera suspensa em um espaço conhecido como órbita, a qual é formada por sete ossos do crânio: esfenoide, frontal, zigomático, maxilar, lacrimal, etmoide e palatino.

Nesse espaço, a esfera é capaz de movimentar-se sobre si mesma devido à ação da musculatura extraocular, sem entrar em contato com as paredes da órbita. Isso lhe permite uma grande liberdade no movimento, já que ela não sofre compressão nem atrito.

A órbita tem a forma de uma pirâmide quadrangular com a base anterior e o vértice posterior. Tem uma parede interna e uma externa, um teto e um pavimento. O vértice da órbita tem diversas aberturas para entrada e saída de estruturas nervosas e vasculares.

A parede interna é praticamente sagital, enquanto a parede externa tem um ângulo oblíquo de cerca de 45 graus. Isso deixa o bulbo ocular em uma posição de leve rotação interna-adução em relação à órbita, dado que em posição original está direcionado para a frente. Trata-se de um indício da frontalização evolutiva que os olhos tiveram no crânio, como ocorreu em outras espécies de mamíferos predadores.

A órbita é revestida pelo tecido conjuntivo na parte interna da cápsula de Tenon. As aponeuroses compõem quatro sistemas principais: uma estrutura geral das paredes ósseas em que há espaços abertos para saídas e entradas vásculo-nervosas; um revestimento do bulbo ocular com a conjuntiva na parte mais anterior; um revestimento para cada um dos músculos extraoculares; finalmente, uma estrutura fascial com expansões que, durante os diversos movimentos do bulbo, mantêm os músculos extraoculares estáveis na órbita. Essas expansões foram descritas como "polias dos músculos extraoculares". Algumas estruturas fasciais no fundo da órbita são prolongamentos do sistema membranoso intracraniano (dura-máter).

O bulbo ocular se movimenta e se posiciona dentro da órbita graças aos músculos extraoculares. Esses músculos são bastante peculiares. Na verdade, suas fibras pertencem mais ao mundo dos anfíbios do que dos mamíferos. São formados por várias camadas distintas: uma orbital, com expansões aponeuróticas na parte anterior da órbita, que funciona como uma segunda inserção anterior; uma global, que se insere dentro do bulbo ocular. Cada camada é constituída por fibras musculares diferentes.

Todo músculo extraocular tem a capacidade de deslocar o bulbo ocular na órbita por meio de uma ação dinâmica. Também pode impedir o movimento do olho na direção oposta à sua contração, funcionalidade que é considerada uma ação estática ou estabilizadora. A ação estática é fundamental, pois mantém a fixação visual em um alvo e, em consequência, define claramente aquilo que estamos vendo. Além disso, é necessária para que se possa ter uma referência estável do ambiente para o controle do equilíbrio.

Há seis músculos que movimentam o bulbo muscular na órbita e um que levanta a pálpebra (Figura 9.1). A maior parte deles tem origem em uma inserção comum no fundo da órbita, no tendão de Zinn, entre as asas dos esfenoides. Quatro músculos são chamados de retos e dois de oblíquos. De acordo com sua posição, encontramos o reto superior, o reto inferior, o reto medial e o reto lateral. O termo "reto" se refere ao percurso bastante direto que o músculo tem dentro da órbita. Esses músculos saem do fundo da órbita e caminham para envolver o bulbo ocular com seus quatro feixes. Os músculos oblíquos superiores têm uma inserção comum com os músculos retos, seguem a parede interna até a polia de fibrocartilagem e retornam, para, então, se inserirem na parte superior do bulbo ocular. O oblíquo inferior, único que tem uma origem anterior na órbita, sai do osso lacrimal em direção à parte inferior do olho.

O músculo reto medial é agonista no movimento de adução, enquanto o músculo reto lateral é na abdução. O reto superior tem a função de elevação e sua ação é particularmente eficaz no movimento de olhar para cima e para fora. O reto inferior tem a função de depressão, conduzindo o olhar sobretudo para baixo e para fora. O oblíquo superior abaixa o olhar no sentido interior, é inciclodutor e abdutor. O oblíquo inferior levanta o olhar no sentido interior, é exciclodutor e abdutor.

Um músculo extraocular realiza sua ação específica no bulbo ocular nos três planos espaciais. São os demais músculos extraoculares que determinam a contração de um músculo específico para gerar um determinado movimento. Essa atividade de grupo de músculos estabelece o plano do movimento em que a ação ocorrerá.

Há, na musculatura extraocular, forças ativas contráteis e forças passivas ligadas à viscoelasticidade do tecido. Para que o movimento seja possível, ambas as forças devem se impor. O excesso de resistência ativa ou passiva dos tecidos gera o aumento da energia necessária para realizar o movimento. Esse estresse mecânico, por sua vez, pode provocar uma sintomatologia oculomotora em caso de problemas para realizar o movimento.

CONTROLE MOTOR DO SISTEMA OCULOMOTOR

Com base na lei de Hering, os músculos de ambos os olhos, que trabalham de modo sinérgico para uma determinada ação, recebem a mesma quantidade de inervação. Cada vez que um comando chega a um músculo de um olho, um comando de mesma intensidade chega ao mesmo músculo do outro olho. Considerando a lei de Hering, no início da vida o controle motor parece ser monocular, afirmação que está em sintonia com o que afirmam as teorias de Helmholtz.

Os movimentos de um olho só são chamados de "ducções". Os movimentos dos dois olhos na mesma

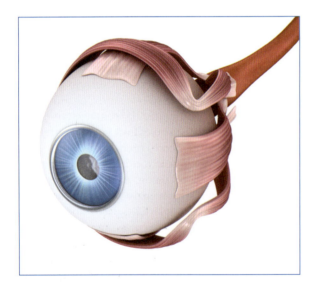

Figura 9.1 Esquema anatômico didático dos músculos extraoculares.

direção, de "versões". Em geral, as versões são movimentos de exploração do ambiente. A qualidade dos movimentos de versão permite o grau máximo de percepção visual, chamada de estereopse ou visão tridimensional.

Já os movimentos dos dois olhos no sentido contrário são chamados de "vergências". Se ambos se moverem para o interior, fala-se em convergência; ao moverem-se para o exterior, fala-se em divergência.

As vergências são, em certa medida, movimentos de exploração a diversas distâncias e, muito provavelmente, os movimentos filogeneticamente mais modernos, apresentando fragilidade diante do estresse contínuo na visão proximal. Isso faz que geralmente eles sejam os primeiros a manifestar sintomas.

No plano motor, a musculatura extraocular é inervada por três nervos cranianos: o terceiro nervo craniano ou nervo oculomotor comum; o quarto nervo craniano ou nervo troclear; o sexto nervo craniano ou nervo abducente. Dos três, é o terceiro nervo que inerva a maior parte dos músculos: reto medial, reto inferior, reto superior, oblíquo inferior e elevador da pálpebra. O quarto nervo inerva o músculo oblíquo superior. O sexto nervo, por sua vez, inerva o músculo reto lateral.

O controle motor central da oculomotricidade é sobretudo subcortical, destacando-se o papel da formação reticular mesencefálica (MRF) e da formação reticular pontina paramediana (PPRF) no controle do alinhamento ocular. Essas duas estruturas atuam como transmissores das informações proprioceptivas provenientes dos músculos extraoculares.

Há diversas classes funcionais de movimentos oculares: movimentos para estabilizar a imagem na retina durante os deslocamentos da cabeça e movimentos oculares que têm o objetivo de trazer e manter um objeto na fóvea.

Os primeiros são reflexos e automatizados para responder com alta velocidade e precisão. O reflexo vestíbulo-ocular estabiliza a imagem durante os movimentos da cabeça, que estimulam o sistema vestibular, seja com alterações lineares ou angulares.

O reflexo cérvico-ocular estabiliza a imagem por meio de uma mediação proprioceptiva dos mecanorreceptores do pescoço. O nistagmo optocinético, por sua vez, estabiliza a imagem durante os movimentos da cabeça em velocidades constantes e na presença de estímulos visuais, como o fluxo da paisagem vista através da janela de um trem.

Os movimentos que trazem e mantêm um objeto na fóvea podem ocorrer em alta velocidade, como os sacádicos; também podem seguir um objeto que se desloca lentamente, como os movimentos de rastreio ocular lento, ou um objeto próximo ou que está se aproximando, como os movimentos de convergência.

A função visual está intimamente ligada à atenção e à capacidade de inibir-se diante de estímulos visuais e somatossensoriais. Por causa dessa peculiaridade, o exame oculomotor e visual configura um ótimo teste cognitivo.

PAPEL DA PROPRIOCEPÇÃO EXTRAOCULAR NA OCULOMOTRICIDADE E NO CONTROLE POSTURAL

Na musculatura extraocular, assim como no restante dos músculos estriados, há numerosos receptores sensitivos. O destaque vai para o grande número e densidade de receptores proprioceptivos, em particular dos fusos neuromusculares, que são os receptores mais importantes nas terminações em paliçada (cilindros miotendinosos inervados). Não há, na musculatura extraocular, órgãos tendinosos de Golgi; em vez deles, há terminações em paliçada, que são abundantes e têm um funcionamento semelhante, não estando presentes nos demais músculos do corpo. As terminações em paliçada, presentes em todo o estrato dos músculos extraoculares, associam-se a algumas fibras musculares ligadas ao controle do alinhamento dos olhos. Nos últimos anos, estudos demonstraram que elas podem ser mais motoras do que sensitivas.

A informação proprioceptiva dos músculos extraoculares chega ao cérebro por meio do ramo oftálmico do quinto nervo craniano, o trigêmeo. No núcleo sensorial do trigêmeo, essa informação é transmitida por sucessivas conexões com o colículo superior ou com a formação reticular mesencefálica. A partir dessas e de outras conexões, as informações proprioceptivas são usadas no controle motor das capacidades de movimento ocular.

Com a descoberta da "teoria da cópia eferente" ou da "teoria das descargas corolárias", as informações proprioceptivas foram objeto de interpretações controversas. Estudos recentes, porém, têm atribuído grande importância à propriocepção no que diz respeito ao controle da posição e dos movimentos dos olhos.

A propriocepção que vem da musculatura extraocular liga-se ao desenvolvimento das propriedades dos neurônios visuais, com o controle do olhar nos músculos do pescoço, a percepção visual e o alinhamento dos olhos, sendo considerada uma informação importante também para o controle postural e para o equilíbrio do ser humano.

A peculiaridade da RPG para o sistema oculomotor evidencia-se no fato de propor uma verdadeira reeducação proprioceptiva e de investir em uma ação nos tecidos a fim de melhorar a qualidade, a extensão e a precisão do movimento ocular.

FISIOPATOLOGIA OCULOMOTORA

A posição do olho dentro da órbita é determinada pelo equilíbrio das forças de tensão recíproca entre os músculos extraoculares que ali estão inseridos, em analogia àquilo que ocorre com a posição de cada articulação no corpo, que depende das forças musculares e aponeuróticas envolvidas. As alterações oculomotoras interferem de modo significativo tanto no alinhamento correto dos eixos visuais para uma vista única e estereoscópica quanto na facilidade dos movimentos oculares diante das demandas visuais, além de interferirem também no esforço para obter o alinhamento e no movimento fluido e preciso.

As disfunções do sistema oculomotor são determinadas por dois grupos de fatores: fatores monoculares, em relação à tensão recíproca dos músculos, e fatores binoculares, em relação à posição recíproca dos eixos visuais.

A posição do olho é determinada pelo tônus de cada músculo extraocular em um sistema estático de tensão recíproca. No plano neuromecânico, a presença de uma alteração na posição ou no movimento do olho pode provocar a paresia ou paralisia de um músculo, a hipertonia ou a retração do seu antagonista. O diagnóstico diferencial pode ser obtido pelo teste de extensibilidade muscular manual (Figura 9.2).

Até hoje a maior parte dos médicos atribui a responsabilidade pelas disfunções oculomotoras à debilidade de um músculo. Mas, com base no que se sabe da fisiologia muscular, devemos considerar a hipertonia a causa mais comum das alterações oculomotoras em adultos (sem a presença de uma paralisia real decorrente de lesões centrais). Nessa hipertonia, há aspectos passivos, como as retrações fasciais e as aderências fibrosas, típicas em casos de trauma craniofacial. Há também aspectos de alteração tônica, que resultam de influências vestibulares, cervicais ou trigeminais. Um exemplo de disfunção oculomotora por alteração tônica são os distúrbios oculomotores associados à síndrome do chicote (Whiplash Associated Disorders).

A fisiopatologia oculomotora também está relacionada à posição recíproca dos eixos visuais. Para preservar as necessidades visuais essenciais (visão estável, única e clara), ambos os olhos pedem uma coordenação extremamente apurada em termos neuromotor e de percepção. As disfunções do sistema oculomotor, seja neuromecânica ou visual, o obrigarão a realizar uma adaptação para garantir as funções essenciais, e esse esforço se manifestará por meio de sintomas.

Muitos desses sintomas podem estar ligados a problemas oculomotores, mas os mais característicos são a dor de cabeça e os distúrbios do equilíbrio. Além disso, também podem ocorrer alterações posturais, posições anômalas da cabeça ou alterações cognitivas.

Os eixos visuais tendem a ser posicionados com base não apenas no tônus dos músculos extraoculares, mas também nas necessidades visuais. Essa tendência chama-se heteroforia. Na optometria, o conceito de heteroforia tem a ver com a percepção e com a projeção, que são conceitos complementares. No entanto, se a tendência em questão se manifestar diante de um objeto de fixação, estaremos diante de um caso de estrabismo ou tropia.

Quanto maior o desvio, menor o esforço empregado pelo sistema para alinhar os olhos. Consequentemente, manifestam-se menos sintomas. Por outro lado, os estrabismos de pequena amplitude ou as forias descompensadas podem provocar sintomas muito graves. A sintomatologia representa, desse modo, o esforço do sistema para garantir funções visuais hegemônicas.

Comparados às disfunções horizontais, os desvios oculomotores verticais têm um impacto muito maior na sintomatologia, e isso é lógico, já que as margens de adaptação são mais baixas. Aliás, estudos clínicos

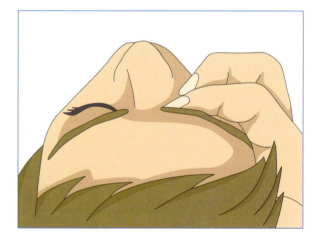

Figura 9.2 Para a manipulação diagnóstica ou terapêutica, a ação sobre o bulbo deve ser envolvente, utilizando o espaço interfalangeano distal. Essa manobra diagnóstica pode ser considerada um teste qualitativo de "ducção forçada", útil para reconhecer a hipertonia como fator causal da disfunção oculomotora.

demonstraram claramente o impacto da alteração vertical no equilíbrio e na postura, bem como em patologias frequentes, como a hemicrania, a dor de cabeça de tensão ou os problemas de aprendizado.

RELAÇÃO CÉRVICO-OCULAR

O sistema de controle do olhar é formado por dois componentes: o sistema oculomotor, que move os olhos nas órbitas, e o sistema de movimento da cabeça, que move as órbitas no espaço. Existe uma grande afinidade entre esses dois sistemas.

Na cabeça estão localizados receptores sensoriais muito importantes para a sobrevivência, o relacionamento com o ambiente e o controle do equilíbrio. O complexo cervical serve ao posicionamento da cabeça para melhorar a função desses sensores.

A cabeça conserva uma relação de semi-independência mecânica com o pescoço e o resto do corpo. A morfologia da primeira e da segunda vértebras cervicais garante uma posição da cabeça que independe da posição e do movimento do resto do pescoço. Essa semi-independência é necessária para a estabilização do olhar, para garantir que a cabeça não sofra interferência dos movimentos realizados nos segmentos inferiores.

A musculatura cervical também permite certa autonomia da cabeça graças ao músculo esternocleidomastoídeo, aos pequenos músculos suboccipitais e aos pontos de inserção dos músculos espinhais no plano dorsal.

No interior das estruturas nervosas que coordenam a cabeça e os olhos, os núcleos vestibulares, o colículo superior, o núcleo intersticial de Cajal e as diversas áreas interiores da formação reticular são particularmente importantes.

Os olhos e a cabeça podem executar movimentos coordenados desconjugados (em vários sentidos), para a estabilização do olhar e o controle do equilíbrio, e movimentos conjugados (no mesmo sentido) para a exploração do ambiente. É a combinação desses dois tipos de movimentos que permite que o ser humano explore e interaja com o ambiente, mantendo a estabilidade em todos os momentos.

Problemas oculomotores impactam a raque cervical, provocando compensações para facilitar a função dos músculos extraoculares. Mas as disfunções cervicais também podem alterar o tônus oculomotor em um caminho no sentido cérvico-ocular. Tudo isso justifica a realização conjunta do exame do sistema oculomotor e do exame da coluna cervical. Diante de patologia cervical e, ainda mais, diante de sintomas como dor de cabeça e instabilidade, o fisioterapeuta deve avaliar a quantidade e a qualidade do movimento ocular em relação à posição da cabeça do paciente. E, encontrando uma relação, deve considerar o emprego de um tratamento olhos-pescoço e sugerir uma consulta ao oftalmologista ou optometrista.

Diversos estudos mostraram a influência recíproca que o sistema estomatognático exerce sobre o sistema oculomotor e vice-versa. Em termos clínicos, fisioterapeutas e optometristas frequentemente apontam para a coexistência de alterações cérvico-viso-bucais no cotidiano, que dão lugar a sintomas craniofaciais e posturais sobrepostos. É comum encontrar pacientes com instabilidade e dificuldade de fixação ou convergência depois de intervenções cirúrgicas bucais nas quais precisaram passar muito tempo com a boca aberta ou em que ocorreu uma modificação na oclusão da boca, mas esse possível mecanismo de interação não está claro na literatura. A influência do trigêmeo no controle postural cria a importante ligação dos sistemas estomatognático e oculomotor com o equilíbrio e a organização da postura.

AVALIAÇÃO DO SISTEMA OCULOMOTOR

Na RPG, a avaliação do sistema oculomotor é feita através de uma sequência de testes que visam evidenciar a disfunção oculomotora, sua relação com a coluna cervical e a relação de ambas com o resto do sistema neuromusculoesquelético.

Em primeiro lugar, é importante realizar um teste de estabilidade que leve em conta a dimensão proprioceptiva, dada a relevância da propriocepção extraocular e cervical no equilíbrio. Poderiam ser utilizados um teste clínico, como o Teste de Romberg, ou uma escala de equilíbrio, como o BESTest.

Os testes oculomotores específicos têm como objetivo principal encontrar a direção para a qual o olhar se orienta quando os sintomas se manifestam ou identificar o movimento que não é possível realizar de forma harmônica e coordenada.

Para determinar a direção do olhar que desencadeia os sintomas, é preciso fazer um teste oculomotor de rastreio lento que alcance os pontos de extremidade dos movimentos. Desse modo, é possível analisar o movimento dos olhos nas nove posições do olhar, percebendo a falta de coordenação, a eventual redução da velocidade, a presença de saltos ou nistagmo, a irritação dos olhos e a instabilidade depois do exame (Figura 9.3). Também é possível avaliar a necessidade do paciente de

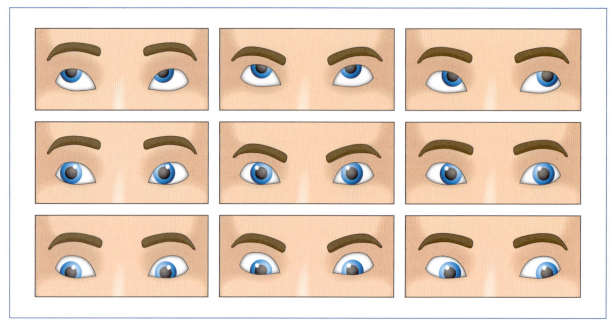

Figura 9.3 Imagem do exame em nove posições do olhar. Essas posições são obtidas através de um exame do movimento regular dentro de um protocolo específico, realizado de frente para o paciente.

realizar movimentos compensatórios com a cabeça ou a mandíbula, o que indicaria a insuficiência dos sistemas de estabilização cervical.

O paciente está em pé, com os braços ao longo do corpo. O examinador está de frente e mostra-lhe um alvo à distância de cerca de 50 cm. Esse alvo pode ser um ponto de luz ou um objeto fino com um ponto de realce em uma extremidade. O examinador pede que a pessoa acompanhe o alvo com o olhar (e não com a cabeça) e começa a movê-lo primeiro horizontalmente, indo sempre até as extremidades do movimento, onde podem aparecer dificuldades ou sintomas. Após vários deslocamentos horizontais, iniciam-se os movimentos verticais e os movimentos que combinam os planos verticais e horizontais, sempre indo até a extremidade (Figura 9.4).

Um modo de potencializar o teste de acompanhamento lento consiste em realizá-lo em determinadas posições da cabeça (Figura 9.5). Essa versão adaptada do teste oculomotor Smooth Pursuit Neck Torsion

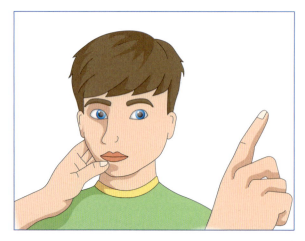

Figura 9.4 Exame de acompanhamento lento de um alvo. É importante reparar na qualidade do movimento, assim como na coordenação dos dois olhos.

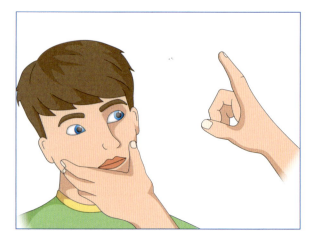

Figura 9.5 Exame de acompanhamento lento com inclinação e rotação da cabeça. Versão do teste Smooth Pursuit Neck Torsion adaptado à RPG.

(SPNT) de Tjell permite avaliar a relação entre olhos e pescoço, revelando eventuais alterações nos reflexos cérvico-oculares envolvidos nos problemas cervicais, tanto traumáticos quanto degenerativos. Trata-se de um teste essencial para guiar a escolha da postura cérvico-craniana específica de tratamento, a qual aumenta a eficácia e a durabilidade da intervenção. As correções simultâneas são um ponto-chave do tratamento RPG e, nesse método, os testes de reequilíbrio com posições específicas da cabeça são utilizados em diversas partes do corpo.

Após o teste de acompanhamento lento nas nove posições oculares, além da combinação com as posições da cabeça, faz-se também um exame de palpação e de resistência do sistema miofascial que circunda os músculos extraoculares, a fim de confirmar o resultado relativo à direção em que a pessoa demonstra ter maior dificuldade e à situação recíproca dos eixos visuais.

TRATAMENTO MANUAL DO SISTEMA OCULOMOTOR EM RPG

O tratamento do sistema oculomotor se faz necessário quando há dificuldades na execução dos movimentos oculares, falta de coordenação ou presença de eventuais sintomas em alguma das extremidades do movimento do olho. Os sintomas mais frequentemente associados aos distúrbios do sistema oculomotor são dor de cabeça e problemas de equilíbrio.

O sistema oculomotor e o sistema visual integram-se de forma particularmente complexa. São, de fato, dois sistemas diferentes, mas totalmente inter-relacionados do ponto de vista tanto fisiológico quanto fisiopatológico, e os problemas refrativos ou visuais deles derivados podem se manifestar na sintomatologia oculomotora como insuficiência de convergência ou estrabismo. Desse modo, diante de uma disfunção do sistema oculomotor — seja na posição, no alinhamento dos eixos visuais ou no movimento dos olhos —, é essencial recomendar o acompanhamento oftalmológico ou optométrico ao paciente. Além disso, recomenda-se que, em caso de realização de tratamento fisioterapêutico no sistema oculomotor, esse processo seja acompanhado por um tratamento optométrico para lidar com aspectos refrativos ligados ao foco e à terapia visual.

A terapia visual é um programa terapêutico criado por ópticos-optometristas que permite o desenvolvimento das habilidades visuais. Geralmente, a ação da terapia visual envolve:

- o sistema de eficiência visual (oculomotricidade, binocularidade, acomodação);
- as áreas de elaboração da análise visual e visoespacial;
- as áreas visomotoras ou visuais de saída.

Na RPG, o tratamento do sistema oculomotor visa a uma mudança no equilíbrio tônico da musculatura extraocular para, por meio disso, garantir um novo modelo proprioceptivo de alinhamento dos eixos visuais. Essa mudança proprioceptiva tem dois objetivos: um monocular e um binocular. No plano monocular, a redução das limitações do movimento melhora o olho em termos motores e impacta na economia, isto é, no esforço demandado. No plano binocular, o melhor alinhamento dos eixos visuais possibilita uma fusão ideal das imagens e uma elaboração visual mais eficiente. Em síntese, o tratamento do sistema muscular extraocular objetiva melhorar a sintomatologia craniana ligada ao esforço visual, a qualidade do controle do equilíbrio e a função visual.

Os textos fundamentais sobre a fisiologia do sistema oculomotor e alguns estudos sobre as consequências das disfunções cervicais na instabilidade e na coordenação cérvico-ocular destacam o papel significativo das informações da raque cervical no que se refere aos problemas do sistema oculomotor. A partir disso, podemos deduzir que não haverá um tratamento completo do equilíbrio tônico muscular dos olhos se não houver, paralelamente, uma intervenção na coluna cervical. Mesmo que não existam estudos sobre a eficácia do tratamento da coluna cervical antes, durante ou depois do tratamento manual da musculatura extraocular, a nossa experiência clínica e o conhecimento acerca do funcionamento dos reflexos cérvico-oculares justificam a ação na musculatura extraocular em certas posições da cabeça.

O tratamento do sistema oculomotor na RPG é feito com preensões diretas no bulbo ocular, fazendo-o girar na direção da dificuldade observada na avaliação, com o objetivo de intervir no balanceamento da musculatura extraocular. Essa técnica deve ser aplicada prestando particular atenção à diminuição do tônus dos músculos em hipertonia e ao tratamento das aponeuroses relacionadas. O tratamento sempre é feito a partir da preensão em ambos os olhos, na busca pela harmonização do alinhamento dos eixos visuais, baseando-se em uma avaliação prévia ou no exame optométrico dos desalinhamentos. No momento em que a técnica de "preensão" e de "contrapreensão" é empregada, contrações isométricas em situação de excentricidade do sistema miofascial hipertônico são requeridas. Essas manobras se associam à correção progressiva da posição da cabeça, em uma postura global, a fim de garantir a eficácia máxima da intervenção (Figura 9.6).

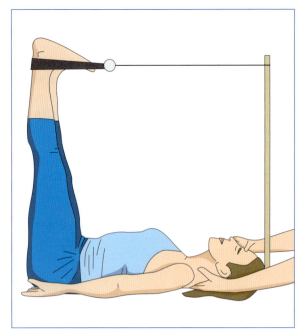

Figura 9.6 Postura de correção global com fechamento coxofemoral para tratamento do sistema oculomotor em RPG. As posturas corretivas em globalidade são realizadas, preferencialmente, em posição deitada.

Após realizar o tratamento específico na maca, deve-se agir na reeducação do equilíbrio e dos movimentos oculares, com os diversos movimentos da cabeça, por meio da integração dos resultados. Um dos objetivos desse trabalho é a reeducação dos reflexos cérvico-oculares fundamentais para a função visual, geralmente em caso de disfunção associada à patologia cervical.

Outras intervenções fisioterapêuticas que podem ser necessárias na reeducação do sistema oculomotor com base na patologia, na idade e nas exigências funcionais do paciente são a estimulação vestibular e o tratamento do sistema craniofacial. A estimulação vestibular mostrou eficácia no controle postural, na função motora grossa e nos reflexos oculares de estabilização.

Leituras recomendadas

- Baranowska-George T. "The effect of treatment with prisms on head position in persons with nystagmus-preliminary report". *Klin Oczna*. 1996; 98(3): 195-6.
- Berencsi A, Ishihara M, Imanaka K. "The functional role of central and peripheral vision in the control of posture". *Hum Mov Sci*. 2005; 24(5-6): 689-709.
- Bexander CS, Hodges PW. "Cervico-ocular coordination during neck rotation is distorted in people with whiplash-associated disorders". *Exp Brain Res*. 2012; 217(1): 67-77.
- Bove M, Fenoggio C, Tacchino A et al. "Interaction between vision and neck proprioception in the control of stance". *Neuro-science*. 2009; 164(4): 1601-8.
- Boynes SG, Echeverria Z, Abdulwahab M. "Ocular complications associated with local anesthesia administration in dentistry". *Dent Clin North Am*. 2010; 54(4): 677-86.
- Bussières AE, Stewart G, Al-Zoubi F et al. "The treatment of neck pain-associated disorders and whiplash-associated disorders: A Clinical Practice Guideline". *J Manipulative Physiol Ther*. 2016; 39(8): 523-64.
- Christy JB, Payne J, Azuero A, Formby C. "Reliability and diagnostic accuracy of clinical tests of vestibular function for children". *Pediatric Physical Therapy*. 2014; 26(2): 180-9.
- Cuccia AM, Caradonna C. "Binocular motility system and temporomandibular joint internal derangement: A study in adults". *Am J Orthod Dentofacial Orthop*. 2008; 133(5): 640 e 15-20.
- De Pádua M, Sauer JF, João SMA. "Quantitative postural analysis of children with congenital visual impairment". *J Manipulative Physiol Ther*. 2018; 41(1): 62-70.
- De Vries J, Ischebeck BK, Voogt LP et al. "Cervico-ocular reflex is increased in people with nonspecific neck pain". *Phys Ther*. 2016; 96(8): 1190-5.
- Demer JL, Miller JM, Poukens V et al. "Evidence for fibromuscular pulleys of the recti extraocular muscles". *Invest Ophthalmol Vis Sci*. 1995; 36(6): 1125-36.
- Donaldson IM. "The functions of the proprioceptors of the eye muscles". *Philos Trans R Soc Lond B Biol Sci*. 2000; 355(1404): 1685-754.
- Ebaid D, Crewther SG. "The contribution of oculomotor functions to rates of visual information processing in younger and older adults". *Sci Rep*. 2020; 10(1): 101-29.
- Fernández de las Peñas C, Cuadrado ML, Gerwin RD, Pareja JA. "Myofascial disorders in the trochlear region in unilateral migraine: a possible initiating or perpetuating factor". *Clin J Pain*. 2006; 22(6): 548-53.
- Freedman EG. "Coordination of the eyes and head during visual orienting". *Exp Brain Res*. 2008; 190(4): 369-87.
- Friedman DI. "Headache and the eye". *Curr Pain Headache Rep*. 2008; 12(4): 296-304.
- Greenberg MF, Pollard ZF. "Ocular plagiocephaly: ocular torticollis with skull and facial asymmetry". *Ophthalmology*. 2000; 107: 173-8.
- Guthrie BL, Porter JD, Sparks DL. "Role of extraocular muscle proprioception in eye movements studied by chronic differentiation of intraorbital structure". *Soc Neurosc Abstracts*. 1982; 45: 156.
- Herdman SJ, Clendaniel RA. "Vestibular rehabilitation". 4. ed. *Contemporary Perspectives in Rehabilitation*. FA. Davis Company 2014.
- Horak FB, Wrisley DM, Frank J. "The balance evaluation systems test (BESTest) to differentiate balance deficits". *Phys Ther*. 2009; 89(5): 484-98.
- Ischebeck BK, de Vries J, Van der Geest JN et al. "Eye movements in patients with Whiplash-Associated Disorders:

a systematic review". *BMC Musculoskelet Disord*. 2016; 17(1): 441.

- Ischebeck BK, de Vries J, van Wingerden JP et al. "The influence of cervical movement on eye stabilization reflexes: a randomized trial". *Exp Brain Res*. 2018; 236(1): 297-304.
- Jull G, Sterling M, Falla D et al. *Whiplash, headache and neck pain. Research-based directions for physical therapies*. Churchill Livingstone-Elsevier 2008.
- Kang SJ, Lee BM. "Benefits of the modified forced duction test in medial orbital wall fracture with ocular motility disturbance". *J Craniofac Surg*. 2015; 26(4): e325-8.
- Kelders WPA, Kleinrensink GJ, van der Geest JN et al. "The cervico-ocular reflex is increased in whiplash injury patients". *J Neurotrauma*. 2005; 22(1): 133-7.
- Lai T, Chen C, Selva D. "Bilateral congenital trigemino-abducens synkinesis". *Arch Ophthalmol*. 2003;121:1796-7.
- Leigh RJ, Zee DS. *The neurology of eye movements*. 3. ed. Nova York. Oxford Univesity Press 1999.
- Mitsutake T, Sakamoto M, Ueta K et al. "Effects of vestibular rehabilitation on gait performance in poststroke patients: a pilot randomized controlled trial". *Int J Rehabil Res*. 2017; 40(3): 240-5.
- Monaco A, Streni O, Marci MC et al. "Relationship between mandibular deviation and ocular convergence". *J Clin Pediatr Dent*. 2004; 28(2): 135-8.
- Padula WV, Munitz R, Magrun WM. *Neurovisual processing rehabilitation: An interdisciplinary approach*. Optometric Extension Program Foundation 2012.
- Park KA, Oh SY. "Trigemino-abducens synkinesis after lateral orbitotomy". *Ophthal Plast Reconstr Surg*. 2013; 29(2): e55-6.
- Pastor I. *Terapia manual en el sistema oculomotor. Técnicas avanzadas para la cefalea y los trastornos del equilibrio*. Elsevier Masson 2018.
- Paulus WM, Straube A, Brandt T. "Visual stabilization of posture. Physiological stimulus characteristics and clinical aspects". *Brain*. 1984; 107(Pt 4): 1143-63.
- Piekartz HJM. *Craniofacial pain. Neuromusculoskeletal assessment treatment and management*. Butterworth Heinemann. Elsevier 2007.
- Roll JP, Roll R. "La proprioception extra-oculaire comme élément de référence posturale et de lecture spatiale des données rétiniennes". *Agressologie*. 1987; 28: 905-13.
- Roll JP, Vedel JP, Roll R. "Eye, head and skeletal muscle spindle feedback in the elaboration of body references". *Prog Brain Res*. 1989; 80: 113-23. Discussion 57-60.

- Rousie D, Hache JC, Pellerin P et al. "Oculomotor, postural, and perceptual asymmetries associated with a common cause. Craniofacial asymmetries and asymmetries in vestibular organ anatomy". *Ann NY Acad Sci*. 1999; 871: 439-46.
- Ruskell GL. "Extraocular muscle proprioceptors and proprioception". *Prog Retinal Eye* Res. 1999; 18: 269-91.
- Sakaguchi K, Mehta NR, Abdallah EF et al. "Examination of the relationship between mandibular position and body posture". *Cranio*. 2007; 25: 237-49.
- Sallmann R, Jaggi G, Enz T et al. "Malposition of teeth and jaws in patients with congenital superior oblique palsy". *Klinische Monatsblätter Für Augenheilkunde*. 2016; 233(4): 424-8.
- Seo SJ, Yim SY, Lee IJ et al. "Is craniofacial asymmetry progressive in untreated congenital muscular torticollis?" *Plast Reconstr Surg*. 2013; 132(2): 407-13.
- Souchard PhE. *Rééducation posturale globale*. Elsevier Masson 2011.
- Suarez H, Arocena M, Suarez A et al. "Changes in postural control parameters after vestibular rehabilitation in patients with central vestibular disorders". *Acta Otolaryngol*. 2003; 123(2): 143-7.
- Tjell C, Tenenbaum A, Sandström S. "Smooth pursuit neck torsion test: a specific test for whiplash associated disorders?" *Journal of Whiplash and Associated Disorders*. 2003; 1(2): 9-24.
- To L. *Manual para su primera estimulación visual*. 2. ed. Aurum Volatile 2020.
- Tramontano M, Medici A, Iosa M et al. "The effect of vestibular stimulation on motor functions of children with cerebral palsy". *Motor Control*. 2017; 21(3): 299-311.
- Treleaven J. "Sensorimotor disturbances in neck disorders affecting postural stability, head and eye movement control". *Man Ther*. 2008; 13(1): 2-11.
- Treleaven J, Jull G, LowChoy N. "Smooth pursuit neck torsion test in whiplash-associated disorders: relationship to self-reports of neck pain and disability, dizziness and anxiety". *J Rehabil Med*. 2005; 37(4): 219-23.
- Treleaven J, Jull G, LowChoy N. "The relationship of cervical joint position error to balance and eye movement disturbances in persistent whiplash". *Man Ther*. 2006; 11(2): 99-106.
- Wilson ME, Hoxie J. "Facial asymmetry in superior oblique muscle palsy". *J Pediatr Ophthalmol Strabismus*. 1993; 30: 315-8.

Abordagem RPG em disfunções da articulação temporomandibular

10

Itana Lisane Spinato

No presente capítulo, serão abordados aspectos gerais sobre a embriologia do sistema estomatognático, suas funções e a relação com a postura corporal, anatomia e biomecânica da articulação temporomandibular (ATM), bem como a avaliação e o tratamento com base na RPG Souchard das disfunções temporomandibulares (DTM), com ênfase nos aspectos clínicos e nas evidências científicas.

INTRODUÇÃO AO SISTEMA ESTOMATOGNÁTICO

O sistema estomatognático é uma unidade anatomofuncional, integrada e coordenada, constituída por um conjunto de estruturas craniofaciais e cervicais, que permitem ao ser humano realizar várias funções hegemônicas, ou seja, funções relacionadas à musculatura estriada esquelética que são essenciais para a sobrevivência do indivíduo e se desenvolvem cronologicamente durante a evolução psicomotora da criança, tais como: respiração, sucção, deglutição, mastigação, fala/fonação, expressão facial, dentre outras.

Esse sistema é composto por cavidades (faríngea, nasal, oral, seios paranasais) e por estruturas esqueléticas, articulares, musculares, ligamentares, vasculares, linfáticas e nervosas, além de estruturas com funções específicas, como glândulas, dentes, periodonto, bochechas, língua, pele e mucosa. Para o bom funcionamento de todo o sistema, que anatomicamente se localiza na região do viscerocrânio e anterior ao pescoço, a posição e a estabilidade da coluna cervical são importantes.

A relação da face com a coluna cervical tem origem no desenvolvimento embrionário do sistema estomatognático e tem como ponto de partida a formação do aparelho faríngeo, que dará origem aos diferentes componentes cervicais e cranianos e contribuirá de forma significativa na formação da face. O desenvolvimento da maxila, mandíbula, lábios, língua, pescoço, laringe e articulação temporomandibular envolve a transformação do aparelho faríngeo nas estruturas adultas.

O desenvolvimento facial ocorre da quarta até a oitava semana de desenvolvimento intrauterino, etapa na qual o embrião adota a aparência humana. Ao final da quarta semana, os processos mandibulares fusionam-se na linha mediana, originando a mandíbula e o lábio inferior, sendo as primeiras partes da face a se formar. Por volta da sétima semana de desenvolvimento intrauterino, os processos maxilares se unem formando o restante da maxila e do lábio superior (Figura 10.1).

A língua é um órgão extremamente importante para a execução da maioria das funções do sistema estomatognático e tem origem na quarta semana de vida intrauterina, com a ruptura da membrana bucofaríngea em duas porções distintas: oral e faríngea.

Os ossos envolvidos na articulação do maxilar inferior com o crânio e o esqueleto facial são a mandíbula e o osso temporal, sendo por isso chamada de articulação temporomandibular (ATM).

No feto humano, a articulação entre o martelo e a bigorna, denominada primitiva, se desenvolve dentro da cartilagem de Meckel. Esta, por sua vez, funciona precocemente como uma articulação mandibular que contribui para os movimentos de abertura bucal com início na oitava semana de desenvolvimento intrauterino, bem antes do desenvolvimento da articulação temporomandibular definitiva, que se forma na décima semana, e é movimentada por músculos inervados pela mesma divisão mandibular do nervo

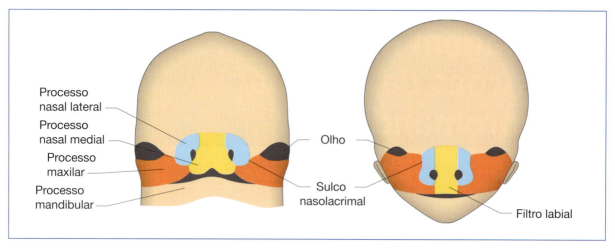

Figura 10.1 Desenvolvimento facial. Formação da maxila e dos lábios superiores.

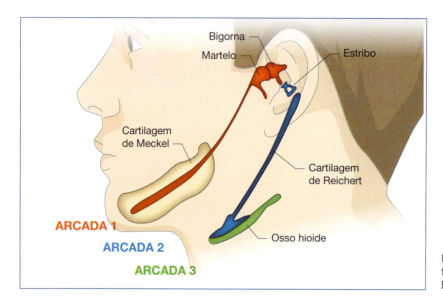

Figura 10.2 Articulação primitiva formada no interior da cartilagem de Meckel entre o martelo e a bigorna.

trigêmeo (ou seja, o músculo tensor do tímpano para o martelo e os músculos mastigatórios para a mandíbula) (Figura 10.2).

FUNÇÕES DO SISTEMA ESTOMATOGNÁTICO E SUA RELAÇÃO COM A POSTURA CORPORAL

Sucção

O reflexo de sucção é desenvolvido ainda na vida intrauterina, pois o bebê precisa estar apto a abrir a boca para se alimentar quando nasce. A sucção tem importante papel na formação das estruturas orofaciais, uma vez que, para essa ação, é necessária a coordenação entre a função de deglutição, respiração, dos músculos faciais e a da língua. Crianças nascidas prematuramente podem apresentar incoordenações nessas funções, desenvolvendo discretas apneias quando alimentadas.

Para se alimentar no seio materno, o bebê acopla os lábios em torno da auréola. Esta é formada por um tecido elástico, que se alonga e se projeta para o interior da cavidade oral, aumentando o mamilo de forma que o leite seja fornecido na região posterior do palato, devido à pressão negativa da sucção e também em decorrência da compressão que é oferecida no mamilo pelo dorso da língua contra o palato. Esse movimento tende a estimular o crescimento lateral e anteroposterior da maxila, além de estimular os músculos do

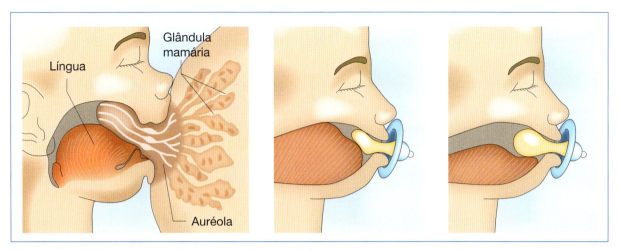

Figura 10.3 O hábito de sugar a chupeta por um longo período pode gerar um palato mais côncavo e estreito.

assoalho bucal pela movimentação da língua. Os músculos orbicular da boca e bucinador têm um importante papel na etapa seguinte, ou seja, na mastigação, pois influenciam no selamento dos lábios acoplados ao seio e impedem a passagem do ar para o interior da cavidade oral, favorecendo a sucção e estimulando a respiração nasal.

Situações atípicas, como obstruções nasais, ou hábitos, como a sucção dos dedos e dispositivos como as chupetas, no período do desenvolvimento facial, podem alterar o crescimento do aparelho mastigatório de forma harmoniosa, pois estimulam a alteração na posição funcional da língua.

Tomando como exemplo o hábito de sugar a chupeta, observa-se que seu bico curto propicia a projeção do ápice da língua contra a região anterior do palato. Tal fato, ocorrendo repetidas vezes por um longo período de tempo, irá gerar um palato mais côncavo e estreito (Figura 10.3). Além disso, os dentes incisivos superiores, que iniciam o processo de erupção, não irão ocluir com os inferiores devido ao espaço que irá se formar entre as arcadas, ocasionando o que chamamos de mordida aberta (Figura 10.4).

Nesse momento precisamos entender a função da língua para compreender sua influência no crescimento das estruturas faciais e posição postural da cabeça. Ela participa de inúmeras funções do sistema estomatognático, como a sucção, a mastigação e a deglutição. Esse órgão auxilia na formação e na ejeção do bolo alimentar em direção à faringe, realiza a limpeza do vestíbulo bucal, modifica a ressonância da cavidade oral e do trato vocal, além de participar na produção da fala.

A língua é um órgão constituído por um esqueleto osteo-fibroso que tem início no osso hioide e nas lâmi-

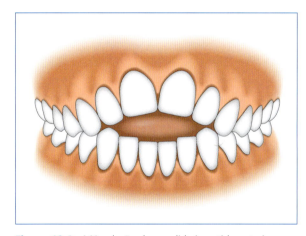

Figura 10.4 Má oclusão da mordida invertida anterior.

nas fibrosas da membrana glosso-hioídea, constituída de músculo e revestida de mucosa.

Os músculos que compõem a língua são de dois tipos:
- músculos extrínsecos da língua: genioglosso, hioglosso, estiloglosso, condroglosso e palatoglosso;
- músculos intrínsecos da língua: longitudinal superior, longitudinal inferior, transverso e vertical (Figura 10.5).

Deglutição

A deglutição é o resultado de um complexo mecanismo neuromotor que ocorre de forma contínua, tendo ações voluntárias e involuntárias, cuja absoluta coordenação em cada fase e entre elas resultará no efetivo transporte do alimento da cavidade oral para o esôfago, impedindo a entrada de substâncias nas vias aéreas. Para

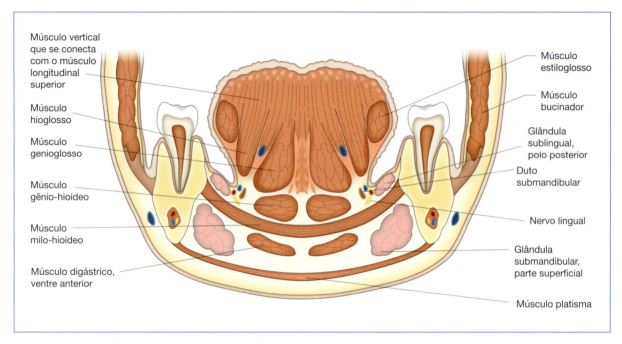

Figura 10.5 Músculos intrínsecos e extrínsecos da língua.

que isso aconteça de forma harmoniosa, há um controle neuromotor fino, com a participação do córtex cerebral, do tronco cerebral e dos nervos encefálicos, trigêmeo (V), facial (VIII), glossofaríngeo (IX), vago (X), acessório (XI) e hipoglosso (XII).

Didaticamente, a deglutição pode ser dividida em três fases:
- oral propriamente dita;
- faríngea;
- esofágica.

A fase oral propriamente dita é consciente e voluntária. Inicia com o posicionamento do bolo alimentar sobre a língua e termina com sua ejeção para a faringe.

Para ser deglutido, o bolo alimentar deve se concentrar no sulco longitudinal da língua por uma ação de sucção. Em seguida, a ponta da língua se eleva, posicionando-se na papila palatina. Nesse momento, a mandíbula, que é o componente móvel do sistema mastigatório, se une com o crânio em oclusão formando uma peça única pela ação dos músculos levantadores da mandíbula, como os masseteres, temporais e pterigoídeos mediais. Todo esse conjunto torna-se agora um ponto fixo, estabilizado por músculos da coluna cervical, para a movimentação da língua.

O músculo orbicular da boca realiza o velamento dos lábios para manter a pressão negativa intraoral, e então o movimento ondulatório anteroposterior da língua leva o bolo alimentar para a região posterior da cavidade oral.

Na fase faríngea, que também é consciente, porém involuntária, o bolo alimentar desencadeia uma série de reflexos: há o fechamento da nasofaringe pelo palato mole, evitando a passagem do bolo alimentar para a cavidade nasal; a parede posterior da faringe se anterioriza, comprimindo o bolo alimentar contra o dorso da língua e impedindo sua passagem para a cavidade oral; ocorre o fechamento da glote pela ação da epiglote, protegendo a via aérea; a respiração é suspensa temporariamente; nesse instante há elevação do osso hioide pela ação dos músculos supra-hióideos e, por fim, a abertura do músculo cricofaríngeo, permitindo a passagem do bolo alimentar para o esôfago. Essa fase dura um segundo, em média (Figura 10.6).

A fase esofágica é inconsciente e involuntária e consiste na transferência do bolo alimentar do esôfago ao estômago por meio dos movimentos peristálticos.

A estabilidade do crânio, mandíbula e coluna cervical é fundamental para a harmonia dos movimentos da língua em todas as etapas da deglutição.

Inconsistências na fixação desse conjunto "mandíbula-crânio-coluna cervical" propiciam movimentos involuntários da cabeça durante a deglutição, como a flexão capital, pela não elevação do osso hioide na fase faríngea.

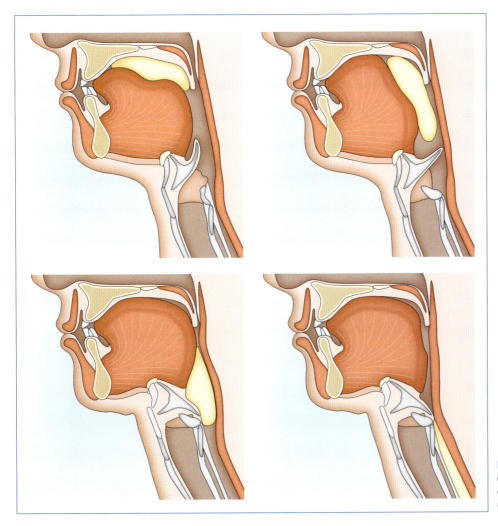

Figura 10.6 Movimento da língua durante as fases da deglutição: oral, faríngea, esofágica.

Mastigação

A mastigação é o primeiro estágio da digestão e envolve simultaneamente vários processos motores com a finalidade de gerar o torque mastigatório necessário para a redução mecânica dos alimentos e a formação eficiente do bolo alimentar. A sequência mastigatória é composta de uma série de ciclos que compreendem eventos espacialmente sincronizados, tais como a contração alternada dos músculos elevadores e depressores da mandíbula, movimentos de língua e segmento craniocervical.

Para selecionar o conjunto de respostas motoras adequadas à função mastigatória, o sistema nervoso central necessita de informações sobre a posição, a velocidade e as forças que atuam sobre a mandíbula e os dentes, e sobre o comprimento e a ativação dos músculos envolvidos, inclusive na região craniocervical. Isso é particularmente evidente quando se verifica que a atividade neuromuscular é muito menor durante a mastigação fictícia (movimentos mandibulares sem a presença do bolo alimentar entre os dentes), quando comparada à mastigação natural.

No processo de mastigação podemos observar os ciclos mastigatórios constituídos por três fases: a fase de abertura da boca, na qual a mandíbula abaixa, com relaxamento dos músculos levantadores e a contração isotônica dos músculos abaixadores da mandíbula; a fase de fechamento da boca, momento no qual a mandíbula se eleva pela contração isotônica dos músculos levantadores e pelo relaxamento reflexo dos músculos antagonistas; e a fase de oclusão, na qual há contato e intercuspidação dos dentes, gerando forças interoclusais em decorrência da contração isométrica dos músculos levantadores da mandíbula, que quebram as partículas maiores do alimento em menores.

A influência da atividade postural dos tecidos moles, no desenvolvimento dentofacial, é considerada mais importante que os efeitos da contração muscular e os movimentos mandibulares.

Existem conexões neurais entre os sistemas sensório-motores cervical e trigeminal, mostrando que fortes ligações neuromusculoesqueléticas e neurofisiológicas estão envolvidas na inter-relação entre as regiões orofacial e cervical. Isso reforça a existência de atividade simultânea e coordenada entre os músculos do pescoço e os da mandíbula.

Outro aspecto com grande influência no processo de mastigação é a posição dentária e o plano oclusal. O alinhamento da dentição nos arcos dentários ocorre como resultado de forças multidirecionais complexas atuando nos dentes durante e após a erupção. Quando os dentes erupcionam, são direcionados a uma posição onde forças opostas estão em equilíbrio. As principais forças que influenciam na posição dentária originam-se na musculatura circundante. Externamente, na região anterior e lateral, estão os lábios (músculo orbicular da boca) e as bochechas (músculo bucinador) que proporcionam forças relativamente leves, mas constantes. Internamente temos a língua em toda sua complexidade relatada anteriormente. Existe uma posição dentária na cavidade oral na qual as forças vestíbulo-linguais se igualam, que é chamada de posição neutra, onde a estabilidade dentária é alcançada. Se, durante a erupção, um dente estiver posicionado fora do alinhamento, a força dominante da região interna ou externa irá fazer com que aquele dente migre para a posição neutra. Isso normalmente ocorre quando há espaço adequado para que o dente se posicione no arco dental. Se não houver espaço suficiente, as forças circundantes não serão eficientes para posicionar o dente corretamente na arcada e ocorrerá o apinhamento dentário.

O plano oclusal é aquele que seria estabelecido se uma linha fosse traçada em todas as pontas de cúspides dos dentes inferiores bilateralmente. Diversos fatores podem interferir no plano oclusal, como a posição inadequada dos dentes, desequilíbrios estruturais como torções do osso esfenoide, problemas nas articulações temporomandibulares ou alterações na coluna cervical. Assim, fatores que proporcionam distúrbios no equilíbrio de forças e nas funções do sistema estomatognático que não forem estabilizados pelo sistema postural podem ocasionar problemas dolorosos na vida adulta (Figura 10.7).

Respiração

Desde o nascimento, a respiração nasal é uma situação vital para o ser humano, por isso é considerada a principal função hegemônica. É a respiração fisiológica, que favorece o crescimento e o bom desenvolvimento anatômico e funcional das mais diversas estruturas do corpo. A respiração tem influência direta na manutenção da organização esquelética, dentária e muscular do sistema estomatognático, das funções orofaciais, e também no desenvolvimento físico e intelectual.

Quando o processo fisiológico da respiração é interrompido por uma obstrução da cavidade nasal ou

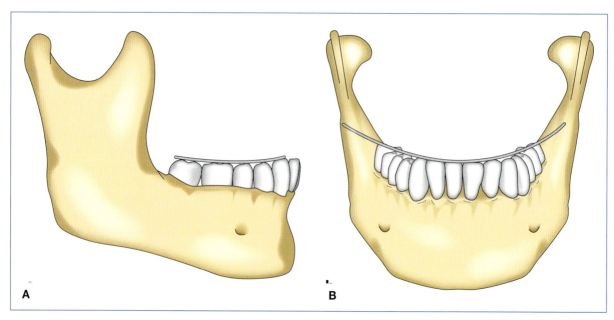

Figura 10.7 Plano oclusal: (**A**) curva de Spee; (**B**) curva de Wilson.

por fatores ocasionados por maus hábitos, imediatamente o corpo se adapta e se estabelece a mudança para a respiração oral.

Com a respiração oral, a posição fisiológica da língua na cavidade oral torna-se um obstáculo para a entrada do ar, de forma que ocorre o aplainamento da sua convexidade para liberar o trajeto. Com essa adaptação, perde-se o equilíbrio entre a língua e os músculos bucinadores, e a pressão desses músculos contra a arcada superior gera o estreitamento da maxila, modificando os contatos oclusais. A língua, por sua vez, se posiciona posteriormente e se distribui lateralmente entre os molares, que acabam sendo intruídos, enquanto os incisivos assumem uma posição mais superior no intuito de manter a oclusão. O resultado é uma deformação na arcada inferior.

A alteração nas arcadas superior e inferior gera contatos prematuros e inadequados dos dentes, desequilibrando a musculatura na função de deglutição. Com essa nova posição posterior da língua, durante a função de deglutição, a mandíbula é pressionada posteriormente pela ação do músculo orbicular da boca, do músculo mentual e dos músculos elevadores da mandíbula. Essas forças se opõem ao crescimento natural da mandíbula, gerando uma deformidade conhecida como classe II.

Com a mudança da mandíbula e da língua para a posição posterior, o espaço destinado à entrada do ar na orofaringe fica ainda menor. A fim de aumentar esse espaço, ocorre uma reorganização no sistema postural projetando a coluna cervical anteriormente e em retificação, com rotação posterior do crânio para manter a horizontalidade do olhar (Figura 10.8).

Todo o processo adaptativo promove alterações no restante do corpo. Ao flexionar o pescoço para a frente, ocorre a retração da cadeia inspiratória, e a região anterior do tórax fica deprimida, tornando a respiração mais rápida e curta, com pequena ação do diafragma. O relaxamento do músculo reto-abdominal, associado a uma ingestão de ar constante, leva a criança que respira por via oral a projetar o abdome. Essas alterações das cadeias neuromusculares provocam novas compensações na postura de braços e pernas que, por sua vez, assumem um alinhamento corporal característico.

As alterações nas funções do sistema estomatognático influenciam diretamente no equilíbrio da musculatura da face, podem alterar a formação das estruturas esqueléticas e da arcada dentária, modificando a posição da coluna cervical e podendo se estender para todo o corpo.

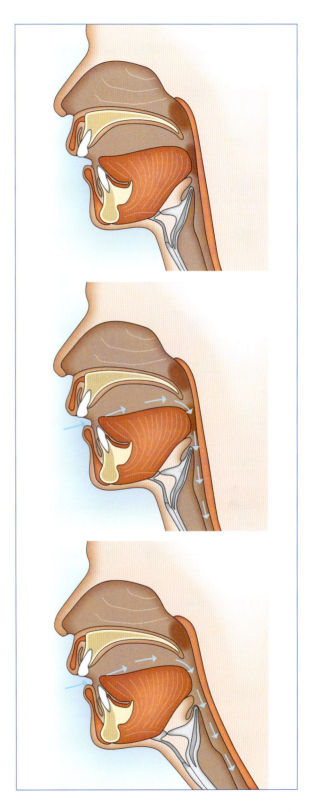

Figura 10.8 Reorganização no sistema postural projetando a coluna cervical anteriormente e em retificação, com rotação posterior do crânio, para manter a horizontalidade do olhar.

ARTICULAÇÃO TEMPOROMANDIBULAR

A articulação temporomandibular (ATM) é exclusiva dos mamíferos, uma vez que em outros vertebrados o maxilar inferior que articula com o crânio é composto por vários ossos que não apenas a mandíbula. Com o desenvolvimento evolutivo e embriológico da câmara da orelha média, a articulação primária de Meckel perde sua associação com a mandíbula, refletindo a adaptação dos ossos da articulação mandibular primitiva para a condução de sons. Assim, a articulação temporomandibular em mamíferos desenvolve-se como um mecanismo articular inteiramente novo e separado.

A ATM é uma articulação sinovial, na qual dois ossos estão unidos e circundados por uma cápsula que cria uma cavidade articular preenchida por líquido sinovial. No entanto, o desenvolvimento embrionário da articulação temporomandibular em mamíferos difere consideravelmente de outras articulações sinoviais, refletindo sua complexa evolução. Nos seres humanos, em específico, o processo mastigatório exige que a mandíbula seja capaz de realizar não somente movimentos de abertura e fechamento, mas também de protrusão, retrusão, lateralidade ou uma combinação desses.

Anatomicamente a ATM definitiva é composta por duas estruturas ósseas: o processo condilar da mandíbula e a fossa do osso temporal. No entanto, a cápsula articular da ATM engloba em seu interior não apenas a fossa mandibular (côncava), mas também a região anterior a essa, chamada de tubérculo ou eminência articular (convexa), sendo que, para existir movimento, o côndilo da mandíbula precisa transladar para a frente e para fora sobre o tubérculo.

Com duas estruturas convexas articulando-se, a estabilidade dessa articulação é mantida em grande parte pelo disco articular interposto entre elas. O disco articular inicialmente é bicôncavo, formado por um tecido conjuntivo fibroso denso, não vascularizado, que confere alta resistência a forças compressivas. Esse disco se fixa medial e anteriormente na parte interna da cápsula articular, onde também se encontra inserido o tendão da extremidade superior do músculo pterigóideo lateral; posteriormente, o disco encontra-se fixado a um tecido conjuntivo frouxo chamado de tecido retrodiscal ou zona bilaminar. Essa região subdivide-se em: lâmina superior, que segue o contorno da porção escamosa do osso temporal, inserindo-se na fissura petroescamosa e é composta por fibras elásticas, que ajudam a reposicionar o disco articular de volta em seu ponto de repouso após a abertura mandibular; lâmina intermediária, que continua dentro da orelha média, através da fissura petrotimpânica, inserindo-se no ligamento anterior do martelo (ou ligamento discomaleolar); e lâmina inferior, que se curva e se insere no côndilo mandibular. Lateralmente o disco articular é fixado ao côndilo por ligamentos discais chamados de colateral lateral e colateral medial.

Os movimentos artrocinemáticos da ATM são rotação e translação, podendo ocorrer nos três planos de movimento de forma combinada. Os movimentos osteocinemáticos da mandíbula em relação ao osso temporal são em elevação (fechamento da mandíbula), depressão (abertura da mandíbula), protrusão (avanço da mandíbula), retrusão (recuo da mandíbula) e lateralização (excursões laterais da mandíbula).

Os músculos que promovem esses movimentos são inervados pelo nervo trigêmeo (V) e apresentam relação direta entre os dois lados da face, pois movimentam duas articulações interdependentes, trabalhando em conjunto para a movimentação de um único osso, a mandíbula.

O músculo temporal também é chamado de posicionador da mandíbula e apresenta relação com os incisivos e os caninos. Insere-se na fossa temporal na lateral do crânio, no ramo ascendente e no processo coronoide da mandíbula. É constituído por três grupos de fibras em direções diferentes, sendo que o feixe anterior vertical predomina no movimento de elevação, o feixe médio oblíquo atua na lateralidade e o feixe posterior horizontal auxilia no movimento de retrusão.

O músculo masseter é um músculo de força que tem relação com os dentes pré-molares e molares. Insere-se ao longo do arco zigomático e na face externa do ângulo e do ramo ascendente da mandíbula. Ele se divide em duas porções, sendo a superficial com fibras de direcionamento oblíquo e a profunda com fibras verticais. O masseter participa primordialmente nos movimentos de elevação e protrusão da mandíbula.

O músculo pterigóideo medial é um músculo de força assim como o masseter, e apresenta duas porções, sendo uma profunda, que é maior e se insere na superfície medial da placa pterigóide lateral do osso esfenoide. A porção superficial insere-se em uma região do lado posterior da maxila, exatamente acima do terceiro molar, e se fixa na superfície interna do ramo, próximo ao ângulo da mandíbula. Ambas as porções são paralelas às porções do masseter. As ações das duas porções do pterigóideo medial são essencialmente idênticas. Ele atua nos movimentos de elevação e protrusão da mandíbula. Por causa da linha de força oblíqua do músculo, uma contração unilateral do pterigoide medial produz uma excursão contralateral muito efetiva da mandíbula.

O músculo pterigoide lateral se divide em duas porções, sendo uma superior e outra inferior. Embora façam parte do mesmo músculo, as porções atuam em momentos diferentes dos movimentos mandibulares. A porção superior está conectada indiretamente ao disco articular, e atua de forma excêntrica no momento do fechamento da boca, proporcionando o retorno do disco à sua posição inicial. A porção inferior está fixada na região lateral do esfenoide e na face anterior do côndilo da mandíbula. Essa porção participa dos movimentos de depressão, lateralidade e protrusão da mandíbula.

Os músculos do assoalho bucal atuam em conjunto na depressão mandibular. São eles: músculo digástrico, estilo-hioídeo, milo-hioídeo, gênio-hioídeo. Nesse contexto, o músculo digástrico apresenta um papel importante, pois tem ponto de fixação na região interna do mento, passa pela alça fixada ao osso hioide e se insere no processo mastoídeo do osso temporal, promovendo uma relação direta da mandíbula com o crânio (Figura 10.9).

Quando alguma destas estruturas (óssea, muscular ou articular) está comprometida, levando a um quadro doloroso ou até mesmo a uma alteração funcional, pode-se considerar que a ATM está em desordem, o que é conhecido por disfunção temporomandibular (DTM).

DTM é uma classe de condições musculoesqueléticas heterogêneas, associadas a deformidades morfológicas e/ou alterações funcionais, caracterizada por dor craniofacial envolvendo a articulação, os

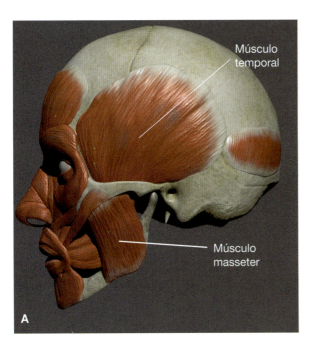

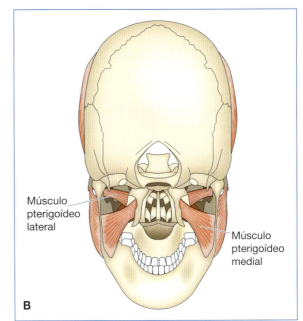

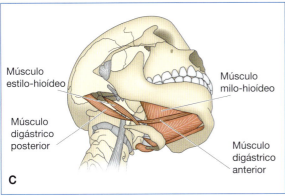

Figura 10.9 (A) Músculo masseter e músculo temporal; (B) músculo pterigoídeo lateral e músculo pterigoídeo medial; (C) músculos do assoalho bucal, músculo estilo-hioídeo, músculo digástrico anterior e posterior, músculo milo-hioídeo.

músculos mastigatórios e outras estruturas relacionadas. Trata-se da condição de dor orofacial mais comum de origem não dentária, sendo considerada um importante problema de saúde pública, devido a sua cronicidade e interferência nas atividades da vida diária. A literatura descreve uma tríade de sinais clínicos, que envolvem dor muscular e/ou articular; ruídos articulares; restrição da amplitude de movimento (ADM) e/ou alterações do padrão de movimento da mandíbula.

Essa disfunção afeta de 10 a 15% da população. Porém, apenas 5% apresenta sintomas severos e procura tratamento. Sua incidência varia entre 20 e 40 anos de idade, manifestando-se de maneira desproporcional entre os gêneros. Dados epidemiológicos apontam uma maior incidência em mulheres, na proporção de 3:1. Suspeita-se que essa predisposição esteja relacionada inclusive a fatores hormonais.

A maior dificuldade em identificar a DTM surge da sua complexa relação com outras estruturas da cabeça, pescoço e cintura escapular, além da variedade de sintomas que podem surgir, desde um desconforto leve até dor debilitante. Estes podem se manifestar na própria articulação, na mandíbula, na face, na cabeça, na cervical, nos dentes, além da possibilidade de haver sintomas otológicos e alterações da postura da cabeça e do pescoço.

Embora sua etiologia ainda não seja bem definida na literatura, atualmente a DTM é considerada multifatorial. Pode ser classificada como intra-articular, extra-articular ou mista, incluindo gatilhos biológicos, ambientais, sociais, emocionais e cognitivos. A clara existência da origem multifatorial da DTM pode ser explicada pela associação desses fatores psicológicos, estruturais e posturais, que desequilibram funcionalmente os três elementos fundamentais do sistema estomatognático (oclusão dentária, músculos mastigatórios e ATM), o que faz que seja extremamente complexo identificar um único fator etiológico.

A DTM intra-articular pode ser descrita como o conjunto de alterações que envolve o disco articular e as alterações morfológicas das estruturas ósseas.

Os desarranjos articulares frequentemente estão relacionados ao mal posicionamento do disco articular e à sua interferência na função. Durante a depressão mandibular, o disco acompanha o côndilo no movimento de translação, evitando o atrito entre as estruturas, equilibrando as forças incidentes sobre o côndilo, harmonizando o movimento e auxiliando no deslizamento devido ao aumento da congruência entre as peças ósseas.

Alterações no equilíbrio entre a região retrodiscal e o músculo pterigóide lateral em sua porção superior (ocasionadas por mudanças nos contatos oclusais durante a ortodontia), deslocamento da ATM, trauma, manutenção da abertura mandibular por longos períodos, dentre outros, são fatores que podem contribuir para que o disco articular seja deslocado do côndilo anterior, medial e, menos comum, posterior. Essa posição inadequada do disco passa a ser uma barreira, prejudicando os movimentos artro-cinemáticos, especialmente a translação do côndilo da mandíbula. De forma sucinta, os deslocamentos discais podem ser descritos de acordo com o grau de severidade para o movimento articular e quadro doloroso, como o deslocamento discal com redução e o deslocamento discal sem redução.

No deslocamento discal com redução, o disco se encontra fora de seu posicionamento habitual quando em oclusão, mas durante o movimento da articulação, principalmente na depressão mandibular, é possível o seu reposicionamento. Clinicamente pode-se observar um ruído do tipo estalido, bem como um desvio no trajeto de abertura para o lado deslocado. Essa é uma condição comum na população em geral, e frequentemente se apresenta de forma assintomática (Figura 10.10).

No deslocamento discal sem redução, o disco é levado a uma posição distante do côndilo, impossibilitando sua recaptura, ou adere no compartimento superior de forma a limitar severamente os movimentos mandibulares. O ruído articular percebido é a crepitação devido ao atrito das estruturas articulares. A cronicidade do caso leva a alterações na morfologia óssea. O quadro doloroso é frequente, associado a limitação de movimento e mudança no posicionamento postural da cabeça (Figura 10.11).

Outros fatores podem levar à alteração da morfologia óssea, como distúrbios metabólicos ou reumáticos, até sobrecarga articular e atrito excessivo. Um desarranjo côndilo-disco crônico pode promover uma descarga de peso excessiva em estruturas impróprias, gerando desgastes e/ou calcificações adjacentes.

A DTM extra-articular em grande parte está associada a componentes musculares da face, músculos posturais e/ou fatores odontológicos.

Como descrito anteriormente, é complexa a relação entre as funções do sistema estomatognático e o grupo muscular responsável pelos movimentos mandibulares em suas atividades funcionais. No entanto, o excesso de trabalho dos músculos mastigatórios é conhecido como atividade parafuncional, e pode ser observado em alguns indivíduos com DTM.

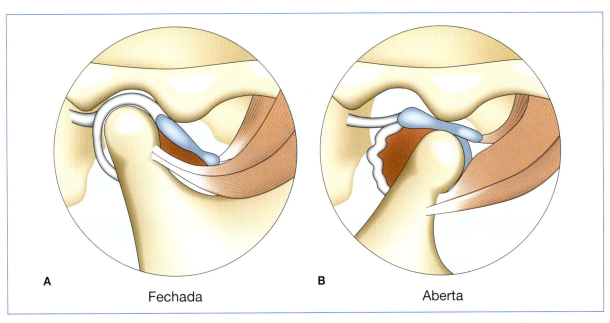

Figura 10.10 (A) Posicionamento da ATM com a boca fechada, evidenciando um deslocamento anterior do disco; (B) Posicionamento da ATM com a boca aberta e o retorno do disco articular à sua posição original.

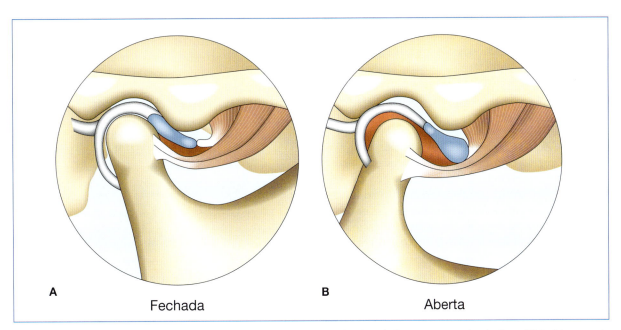

Figura 10.11 (A) Posicionamento da ATM com a boca fechada, que evidencia o deslocamento anterior do disco; (B) Posicionamento da ATM com a boca aberta sem retorno do disco articular à sua posição original.

O bruxismo é uma parafunção que consiste em prolongadas contrações musculares promovendo movimentos laterais, anteriores e posteriores da mandíbula de forma inconsciente, e pode ocasionar desgaste das unidades dentárias. Além disso, o apertamento dentário gera retrações na gengiva e reabsorção da estrutura óssea. Ambas as parafunções podem se manifestar associadas ou isoladamente, tanto durante o período de vigília quanto durante o sono. De qualquer forma, acarretam sobrecarga à ATM, além de fadiga muscular e dor orofacial. Pacientes que apresentam bruxismo podem evoluir para alterações cervicais importantes (Figura 10.12).

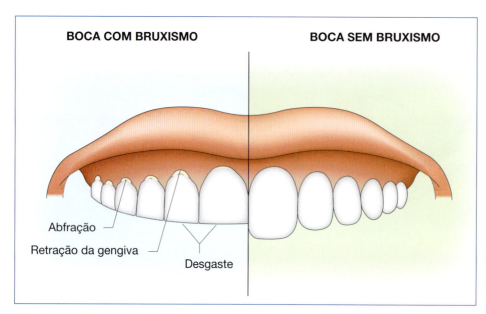

Figura 10.12 Consequências do bruxismo: desgaste dentário, abfração e retração da gengiva.

Na DTM mista, ambos os componentes, intra e extra-articular, estão presentes. Então, uma hiperatividade muscular pode ser a responsável por um desarranjo articular ou um desgaste ósseo. O inverso também pode ocorrer, e um dos componentes pode estar mais latente e ser o principal responsável pela dor. As alterações posturais compensatórias podem desencadear sintomas que vão além da face, podendo atingir o corpo como um todo, pois a musculatura do assoalho bucal está intimamente relacionada com a musculatura cervical. Esse fato pode ser observado, por exemplo, na relação do músculo digástrico, que apresenta pontos de fixação na mandíbula, no osso hioide e no processo mastoídeo do osso temporal. Inserida no osso hioide existe a musculatura infra-hioíde, que se fixa, em parte, no esterno e na escápula. No processo mastoídeo, além da porção posterior do digástrico, observamos a inserção de músculos como o esternocleidomastoídeo, que tem importante influência no posicionamento da cabeça e da cervical alta, bem como a fixação do músculo longuíssimo, que se insere em diversos pontos da coluna até o sacro (Figura 10.13). Assim, a transmissão de tensão entre as cadeias neuromusculares e a própria fisiologia neuromuscular podem ocasionar disfuncionamentos ligados à sua própria complexidade.

Para o melhor funcionamento do sistema estomatognático, ajustes posturais ocorrem constantemente, mas a sobreposição de ajustes associada à retração muscular pode gerar compressão e hipomobilidade articular. Isso leva ao aparecimento do quadro doloroso em diversas áreas. Uma avaliação minuciosa se faz necessária a fim de nortear o tratamento de forma eficiente.

Avaliação da disfunção temporomandibular (DTM)

Um bom tratamento fisioterapêutico é aquele definido com base nos achados de uma avaliação adequada. A anamnese tem grande importância para a compreensão da queixa principal do paciente, bem como o tempo, a forma de manifestação e a relação com fatores agravantes da disfunção. Na anamnese é possível compreender os hábitos de vida do paciente, seu histórico pessoal, de doenças preexistentes, traumas, cirurgias e tratamentos anteriores, ou seja, captar informações que possam auxiliar na compreensão da relação causa-efeito da disfunção.

O exame físico pode ser iniciado pela inspeção que, no método da RPG, pode ser descrita como fotografia geral do indivíduo. Durante essa etapa, procuram-se identificar elementos como assimetrias faciais, trofismo dos músculos mastigatórios, compensações posturais. Pode-se observar o padrão dos movimentos mandibulares e cervicais em busca de hipomobilidades articulares, bem como a referência de dor durante esses movimentos.

A avaliação analítica da DTM se inicia com a investigação articular, palpação muscular nos músculos mastigatórios e cervicais. Com base nos achados clínicos, repetimos os testes nas quatro linhas de postura segundo o método da RPG para identificar o comportamento retrátil de predominância da cadeia neuromuscular que tem relação com os sinais e sintomas do paciente, identificando assim o melhor posicionamento para a correção.

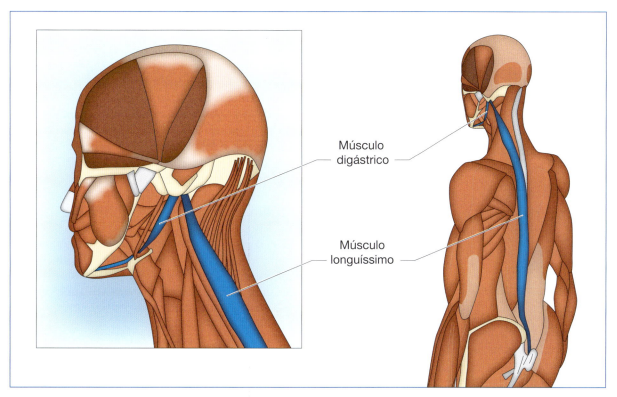

Figura 10.13 Relação direta entre o músculo longuíssimo e o músculo digástrico através do ponto de inserção no processo mastoídeo.

Avaliação estática da articulação temporomandibular (ATM)

O terapeuta deve buscar, através da palpação, os pontos de origem dolorosa primária que estejam relacionados à queixa principal do paciente. Para isso levamos a mandíbula em leve abertura ou em lateralidade oposta, abrindo assim a articulação examinada. Podemos realizar a palpação do processo condilar nas regiões anterior, polo lateral e posterior, com pressão de 1 kg de força, e relacionar o aparecimento da dor com as estruturas que se encontram naquele local (Figura 10.14).

A presença de dor à palpação sobre o processo condilar pode estar relacionada a processos inflamatórios envolvendo a cápsula articular e até mesmo ligamentos, como o ligamento colateral lateral ou o ligamento temporomandibular. A cavidade anterior acomoda as estruturas ósseas que dizem respeito à excursão condilar, e a dor nesse local indica comprometimento nessas estruturas ou problemas na mobilidade da ATM avaliada. Já a dor referida durante a palpação da cavidade posterior indica compressão das estruturas retrodiscais, comum em pacientes com bruxismo e/ou apertamento dentário.

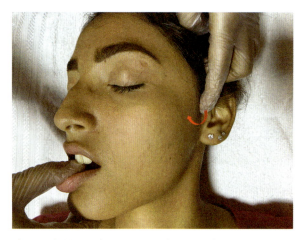

Figura 10.14 Avaliação estática da ATM. Palpação nas regiões anterior e posterior do côndilo articular.

Avaliação dinâmica da articulação temporomandibular (ATM)

O examinador deve posicionar os indicadores sobre as duas ATMs e, com a visualização da linha média dos incisivos anteriores, acompanhar o movimento mandibular até a abertura máxima possível. Isso auxilia a

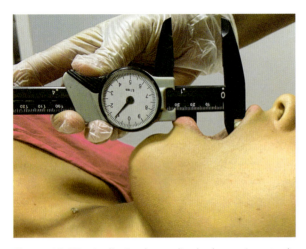

Figura 10.15 Avaliação da amplitude do movimento de abertura mandibular com um paquímetro.

identificar assimetrias, hipomobilidade condilar, bem como ruídos característicos aos deslocamentos discais (o estalido, por exemplo). O mesmo pode ser feito para os demais movimentos mandibulares. A crepitação indica atrito entre as estruturas ósseas, que pode ser ocasionado por mau posicionamento do disco ou perfuração desse.

A medição da amplitude dos movimentos mandibulares pode ser realizada utilizando um paquímetro ou até mesmo uma régua. Posiciona-se o paciente preferencialmente sentado e registram-se os movimentos de abertura máxima, protrusão e lateralidade (direita e esquerda) (Figura 10.15). A amplitude de movimento da abertura mandibular deve ser funcional. Autores variam em suas descrições dos valores ideais para este e para os outros movimentos. Sabe-se que há uma variação dessas medidas entre os indivíduos, o que se deve a características morfológicas da face e do crânio. Há relatos de que a abertura máxima ideal seja de aproximadamente 40 mm, e a funcional, de 35 mm.

Os movimentos de lateralidade e protrusão apresentam valores de referência em torno de 9 mm. Verifica-se que movimentos verticais excessivos acompanhados de lateralidade reduzida não são considerados funcionais, por não contemplarem as características fisiológicas da articulação, como a mastigação, por exemplo.

Avaliação da musculatura mastigatória

Os músculos mastigatórios examinados são o temporal, masseter, pterigoídeo medial, pterigoídeo lateral, digástrico anterior e posterior e musculatura do assoalho bucal.

A palpação pode ser realizada extraoral, com a palpação bilateral dos músculos mastigatórios em repouso e em contração isométrica para que o examinador perceba alterações no tônus, na velocidade e na capacidade de contração, tendo como base a musculatura do lado oposto. A palpação intraoral deve ser feita com cautela e delicadeza, pois a região da mucosa oral é bastante sensível e palpações com força excessiva podem gerar falso positivo.

Avaliação da musculatura cervical

Com o paciente em decúbito dorsal, o fisioterapeuta pode identificar alterações no posicionamento da cabeça e hipomobilidade dos processos articulares ocasionadas pelas retrações da musculatura cervical, relacionadas ao aparecimento dos sintomas da queixa principal do paciente.

Em casos de comprometimento na mobilidade de uma das ATMs ou mordida cruzada, o eixo cervical pode estar afetado em consequência das ações ofensivas/defensivas dos músculos esternocleidomastoídeos e escalenos. Estes últimos comprometem o posicionamento das primeiras costelas e podem provocar o aparecimento de sintomas no plano cervico-braquial.

No sentido anteroposterior da coluna cervical, sintomas como cefaleia e vertigem podem estar presentes devido a retrações nos músculos espinhais nucais que promovem a lordose cervical e desempenham o papel de posteroflexão capital, propiciando a elevação do olhar. Quando essa função de estabilidade é comprometida, dois mecanismos compensatórios podem ser desencadeados. O primeiro é a ativação excessiva dos músculos reto anterior, longo da cabeça e longo do pescoço, que se opõem à hiperlordose da nuca. A retração do músculo longo do pescoço cria uma retificação da curva cervical, tornando-se uma posição patológica que pode gerar discopatias encontradas frequentemente nos pacientes com DTM e respiradores orais.

O segundo mecanismo compensatório está ligado novamente aos músculos esternocleidomastoídeos e escalenos que projetam a cabeça para a frente. Nesses casos, pacientes que trabalham, por exemplo, em atividades que requerem atenção visual proximal, como na tela de computador, podem desenvolver lesões articulares adaptativas na cervical alta (occipital-C1 ou C1-C2). Uma descrição mais detalhada das lesões cervicais e disfunções de origem oculomotora foi feita nos capítulos 8 e 9 deste livro.

Tratamento da ATM com base na RPG

A fisioterapia representa hoje uma disciplina fundamental que muito colabora no tratamento das disfunções temporomandibulares, sendo importante para o sucesso terapêutico dos diferentes profissionais envolvidos na equipe interdisciplinar, para o bem-estar desses pacientes. O tratamento mais adequado para as disfunções temporomandibulares irá depender de uma avaliação global detalhada e criteriosa, envolvendo tanto os aspectos biomecânicos como os psicossociais, possibilitando assim um diagnóstico correto que permitirá um planejamento e uma conduta individualizada para cada paciente.

Atualmente, as opções de tratamentos para as disfunções temporomandibulares são baseadas em evidências científicas, dando preferência aos tratamentos clínicos, que apresentam excelentes resultados. Porém, como já relatado anteriormente, por ser de etiologia multifatorial e caracterizada por uma tríade de sinais clínicos que envolvem dor muscular e/ou articular, ruídos articulares, restrição da amplitude de movimento (ADM) e/ou alterações do padrão de movimento da mandíbula, é de suma importância enfatizar por qual das alterações encontradas nos pacientes o tratamento será iniciado, pois, em razão de toda a complexidade da disfunção temporomandibular, faz-se necessário um tratamento multimodal, bem como o envolvimento de uma equipe interdisciplinar em todas as etapas das avaliações e do tratamento.

Nas disfunções articulares, o objetivo do tratamento está pautado na recuperação da função articular. Assim, uma abordagem analítica pode ser necessária antes de iniciar o tratamento em sua globalidade. Manobras para abrir espaço articular, correção no posicionamento discal e aumento da amplitude de movimento podem ser realizados de forma uni ou bilateral. Para obter espaço articular, a abordagem para a decoaptação pode ser extraoral (Figura 10.16) ou intraoral (Figura 10.17), colocando o polegar entre os molares e promovendo movimentos suaves, de pequena amplitude em direções distintas, melhorando assim o atrito articular e propiciando a recuperação do posicionamento do disco articular, quando necessário. A direção do movimento de descompressão terá um sentido oposto ao local da dor referida na avaliação. As manobras articulares podem ser associadas a contrações isométricas suaves da musculatura que, naquele momento, pode estar contribuindo para o impacto na articulação (Figura 10.18).

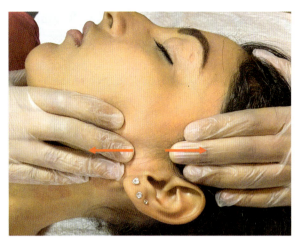

Figura 10.16 Manobra de decoaptação articular extraoral.

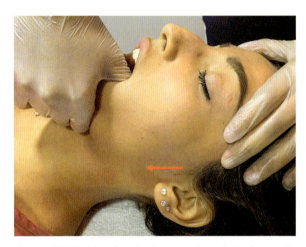

Figura 10.17 Manobra de decoaptação articular intraoral.

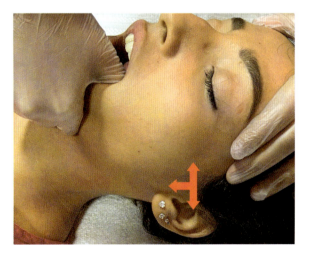

Figura 10.18 Manobra de mobilização articular da articulação temporomandibular nas direções anterior, posterior e caudal.

Levando em consideração o princípio da individualidade, causalidade e globalidade, sabemos que o indivíduo é único e cada um vai reagir de forma diferente às restrições impostas pela patologia; portanto, cada sessão de tratamento deve ter uma intenção terapêutica.

A partir da correção inicial da patologia, os elementos relacionados a ela vão aparecer quando se iniciar a colocação de tensão progressiva da globalidade sobre as cadeias neuromusculares.

Por causa do seu caráter estrutural, como visto anteriormente, o aparelho mastigatório pode influenciar fortemente as demais funções, principalmente da coluna cervical. O trabalho em globalidade permite estabelecer um fio condutor gradativo relacionado à patologia, de acordo com as particularidades do indivíduo, evidenciando dores ocultas e restabelecendo o equilíbrio e a função.

A escolha das posturas de tratamento deve ser realizada, mediante exame clínico minucioso e avaliação dos exames por imagem, para que a correção de um problema associado a uma deformação morfológica possa ser realizada em uma postura que permita a correção de todos os elementos implicados. É importante ressaltar que as correções da articulação temporomandibular e suas associações com a coluna cervical são realizadas nas posturas em decúbito, pois são livres de carga e permitem ao terapeuta intervir manualmente de modo mais específico em um segmento ou na cavidade oral. Durante a sessão, manter a decoaptação das articulações torna-se fundamental para que a dor não reapareça e para que as correções possam prosseguir. Manobras específicas para os músculos do assoalho bucal, músculos elevadores da mandíbula e até mesmo músculos extraoculares, podem ser necessárias durante o tratamento da coluna cervical (Figura 10.19).

Após a sessão, é importante a integração dos movimentos recuperados. Solicita-se que o paciente realize os mesmos movimentos, antes impossibilitados, de forma lenta e gradativa, para que ele tome consciência da ausência da dor e liberação das estruturas.

O movimento desejado, inicialmente lento, ganha progressão para um ritmo mais acelerado, diminuindo a importância do controle nociceptivo e fornecendo *feedback* de informações que correspondem à normalidade.

Leituras recomendadas

- Akbar M, Almansour H, Lafage R et al. "Sagittal alignment of the cervical spine in the setting of adolescent idiopathic scoliosis". *J Neurosurg Spine*. 2018; 29(5): 506-14.

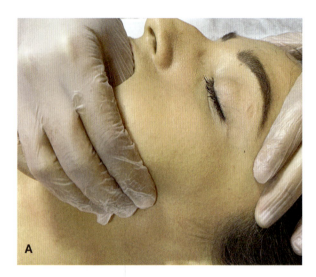

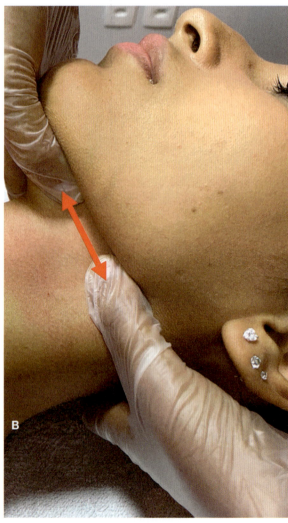

Figura 10.19 (A) Manobra de liberação de tensão do músculo masseter; (B) Manobra de liberação de tensão do músculo digástrico.

- Allen E, Murcek BW. "Anatomy, head and neck, larynx recurrent laryngeal nerve". *StatPearls* [Internet]. 2018.
- Ball M, Bhimji SS. "Anatomy, airway". *StatPearls* [Internet]. 2018.
- Balthazard P, Hasler V, Goldman D et al. "Association of cervical spine signs and symptoms with temporomandibular disorders in adults: a systematic review protocol". *JBI Database System Rev Implement Rep.* 2020.
- Bergmann A, Edelhoff D, Schubert O et al. "Effect of treatment with a full-occlusion biofeedback splint on sleep bruxism and TMD pain: a randomized controlled clinical trial". *Clin Oral Investig.* 2020.
- Bruss DM, Sajjad H. "Anatomy, head and neck, laryngopharynx". *StatPearls* [Internet]. 2020.
- Bueno CH, Pereira DD, Pattussi MP et al. "Gender differences in temporomandibular disorders in adult populational studies: A systematic review and meta-analysis". *J Oral Rehabil.* 2018; 45(9): 720-9.
- Cavalcanti IF, Antonino GB, Monte-Silva KK do et al. "Global postural reeducation in non-specific neck and low back pain treatment: A pilot study". *J Back Musculoskelet Rehabil.* 2020; 33(5): 823-28.
- Curran AK, Eastwood PR, Harms CA et al. "Superior laryngeal nerve section alters responses to upper airway distortion in sleeping dogs". *J Appl Physiol.* 1997; 83(3): 768-75.
- De Amorim CSM, Gracitelli MEC, Marques AP et al. "Effectiveness of global postural reeducation compared to segmental exercises on function, pain, and quality of life of patients with scapular dyskinesis associated with neck pain: A preliminary clinical trial". *J Manipulative Physiol Ther.* 2014; 37(6): 441-7.
- De Wijer A, Steenks MH, Bosman F et al. "Symptoms of the stomatognathic system in temporomandibular and cervical spine disorders". *J Oral Rehabil.* 1996; 23(11): 733-41.
- Di Paolo C, Papi P, Falisi G et al. "Subjects with temporomandibular joint disc displacement and body posture assessment via rasterstereography: a pilot case-control study". *Eur Rev Med Pharmacol Sci.* 2020.
- Elfving L, Helkimo M, Magnusson T. "Prevalence of different temporomandibular joint sounds, with emphasis on disc-displacement, in patients with temporomandibular disorders and controls". *Swed Dent J.* 2002; 26(1): 9-19.
- Fredin K, Lorås H. "Manual therapy, exercise therapy or combined treatment in the management of adult neck pain – A systematic review and meta-analysis". *Musculoskeletal Sci Pract.* 2017; 31: 62-71.
- Grondin F, Hall T, Laurentjoye M et al. "Upper cervical range of motion is impaired in patients with temporomandibular disorders". *Cranio.* 2015; 33(2): 91-9.
- Kraus S. "Temporomandibular disorders, head and orofacial pain: cervical spine considerations". *Dent Clin North Am.* 2007; 51(1): 161-93.
- Larheim TA. "Role of magnetic resonance imaging in the clinical diagnosis of the temporomandibular joint". In: *Cells Tissues Organs.* 2005; 6-21.
- Madsen DP, Sampson WJ, Townsend GC. "Craniofacial reference plane variation and natural head position". *Eur J Orthod.* 2008; 30(5): 532-40.
- Monticone M, Ambrosini E, Vernon H et al. "Efficacy of two brief cognitive-behavioral rehabilitation programs for chronic neck pain: Results of a randomized controlled pilot study". *Eur J Phys Rehabil Med.* 2018; 54(6): 890-9.
- Morris IR. "Functional anatomy of the upper airway". *Emerg Med Clin North Am.* 1988; 6(4): 639-69.
- Park JW, Hong HJ, Nam K. "Comparison of three exercises on increasing tongue strength in healthy young adults". *Arch Oral Biol* [Internet]. 2020.
- Pilarski JQ, Leiter JC, Fregosi RF. "Muscles of breathing: Development, function, and patterns of activation". *Compr Physiol.* 2019; 9(3).
- Pillastrini P, Banchelli F, Guccione A et al. "Global postural reeducation in patients with chronic nonspecific neck pain: Cross-over analysis of a randomized controlled trial". *Med Lav.* 2018; 109(1): 16-30.
- Pillastrini P, de Lima e Sá Resende F, Banchelli F et al. "Effectiveness of global postural reeducation in patients with chronic nonspecific neck pain: Randomized controlled trial". *Phys Ther.* 2016; 96(9): 1408-16.
- Rocha T, Castro MA, Guarda-Nardini L et al. "Subjects with temporomandibular joint disc displacement do not feature any peculiar changes in body posture". *J Oral Rehabil.* 2017; 44(2): 81-8.
- Saito ET, Akashi PMH, De Sacco ICN. "Global body posture evaluation in patients with temporomandibular joint disorder". *Clinics.* 2009; 64(1): 35-9.
- Steenks MH, de Wijer A. "Diagnosis and classification of temporomandibular dysfunction by the general dental practitioner". *Ned Tijdschr Tandheelkd.* 1996; 103(7): 243-8.
- Toscano P, Defabianis P. "Clinical evaluation of temporomandibular disorders in children and adolescents: a review of the literature". *Eur J Paediatr Dent.* 2009; 10(4): 188-92.
- Von Piekartz H, Hall T. "Orofacial manual therapy improves cervical movement impairment associated with headache and features of temporomandibular dysfunction: A randomized controlled trial". *Man Ther.* 2013; 18(4): 345-50.
- Wiedel AP, Bondemark L. "Stability of anterior crossbite correction: A randomized controlled trial with a 2-year follow-up". *Angle Orthod.* 2015; 85(2): 189-95.
- Yilmaz V, Aras B, Umay E. "Temporomandibular joint dysfunction and impaired stomatognathic alignment: a problem beyond swallowing in patients with stroke". *Indian J Otolaryngol Head Neck Surg.* 2020.
- Zhang C, Wu JY, Deng DL et al. "Efficacy of splint therapy for the management of temporomandibular disorders: A meta-analysis". *Oncotarget.* 2016; 7(51): 84043-53.

11

A interocepção e as síndromes canalares na RPG

Daniel Reis

INTRODUÇÃO

Global ou local?

> *A extrema nitidez, a clareza e a certeza não são conquistadas ao preço de um imenso sacrifício: a perda da visão do todo.*
> (Albert Einstein)

No campo da medicina, o volume de conhecimento e, sobretudo, a quantidade de competências técnicas determinam a necessidade de se especializar. Entretanto, isso geralmente ocorre com um prejuízo à visão global, que considera as interações na origem da complexidade da saúde. Então, onde se posicionar entre esses dois pontos de vista?

Na medicina as especializações são uma constante.

Na fisioterapia, para os RPGistas, o sistema postural (global) está na origem de muitos problemas musculoesqueléticos (locais). Para outros, a postura é a consequência de disfunções de origem sobretudo local. Felizmente, todos concordam que esses diferentes níveis interagem entre si. Mas como avaliar a responsabilidade de uma disfunção local em uma disfunção global e vice-versa?

Disfunções posturais ⇄ Disfunções articulares, teciduais

A seta dupla — isto é, a interação — representa a complexidade do sistema, ilustrando a impossibilidade de avaliar com exatidão e de modo quantitativo a responsabilidade de cada seta quando se observa uma disfunção. Isso nos sugere que é preciso construir uma colaboração mais estreita entre analistas e globalistas. A abordagem fisioterapêutica requer de nós uma visão multifocal, bom senso e mente aberta. Todos nós precisamos uns dos outros. O principal escopo da Reeducação Postural Global (RPG) é alimentar a precisão (manualidade) em uma visão cada vez mais global (posturas).

Três eixos de ação

O campo de ação está entre a estrutura e a função, dentro de três disciplinas médicas: ortopedia, neurologia e reumatologia. Esses três eixos são essenciais para a gestão das síndromes canalares.

A facilitação neurológica e a densificação do tecido conjuntivo representam, em certo sentido, memórias construídas pela estruturação das redes neurais e da trama conjuntiva. Essas memórias têm uma disposição própria para agir e, ainda mais, interagir. Esse é o centro da nossa auto-organização. Para responder a estímulos internos e externos, as estratégias que colocamos em prática são de natureza funcional, para a ativação muscular (respostas rápidas), ou de natureza estrutural, para modificações teciduais (respostas lentas). Nossa ação como fisioterapeutas consiste em modificar, com métodos naturais, essas memórias ou fixações nas quais se organiza a perda de adaptação dos pacientes.

Três conexões, três centros (Figura 11.1)

A comunicação é de vital importância em todo o sistema. No plano individual, o tecido conjuntivo (inclusive as fáscias) representa o tecido arcaico de conexão. Está no centro de todas as nossas comunicações e na base de três conexões essenciais: a conexão mecânica, a conexão metabólica e a conexão neurológica.

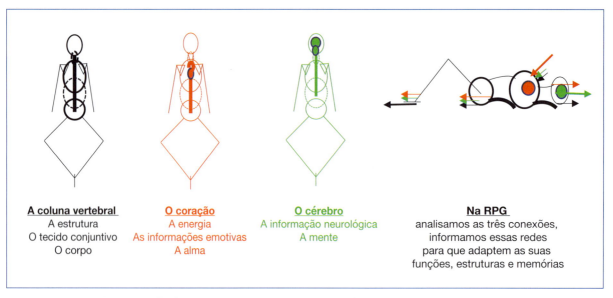

Figura 11.1 O paciente é analisado como uma trama comunicativa tríplice: a via de comunicação conjuntiva, a vascular e a nervosa. Cada rede de conexão tem o próprio centro: a coluna vertebral, o coração e o cérebro.

- A função de conexão mecânica é evidente para todos os fisioterapeutas.
- A função de conexão metabólica, no âmbito da ciência do movimento, não conta com a mesma atenção. Todas as trocas químicas acontecem através do tecido conjuntivo. Consequentemente, convém considerá-lo o tecido que assegura a regulação da organização "ambiente-célula". A sua função é fundamental para que ocorra uma homeostase correta. Todos os tecidos epiteliais estão ligados ao tecido conjuntivo por meio de uma membrana basal. Além disso, o sangue, sendo o tecido conjuntivo mais fluido, torna mais rápida a comunicação entre os sistemas.
- A função de conexão neurológica é indireta. No tecido conjuntivo estão presentes numerosos receptores (nociceptores) que, através dos nervos, informam o sistema nervoso central a respeito do estado dos órgãos internos. Grande parte da dor percebida não é mais do que uma campainha de alarme disparada por um dos tecidos conjuntivos. O bem-estar interior (homeostase) se auto-organiza tanto no plano tecidual (homeodinâmica) quanto através das vias hemática e nervosa, tendo como base as informações provenientes dos interoceptores. Os pensamentos são fortemente influenciados pelo bem-estar tecidual (humor) e os líquidos que estão nos tecidos influenciam, com informações transmitidas aos centros superiores, o estado de vigilância, os pensamentos, bem como

o controle postural. Por isso, o bem-estar interior está na origem das nossas emoções e da construção dos sentimentos e, segundo Antonio Damasio, participa da origem da consciência.

Os tecidos conjuntivos diferenciam-se por responder a essas funções tão diversas sem que haja qualquer descontinuidade entre eles. Tal sistema conectivo está na base das adaptações em termos teciduais e é marcado pela resiliência da qual as posturas de tratamento e a manualidade específica se aproveitam. Além desse tecido arcaico de conexão, a evolução permitiu o desenvolvimento de outras vias de comunicação para ligar os vários sistemas, isto é, os nervos e as artérias.

> As vias de comunicação são essenciais, hegemônicas.

Nesse sistema, a maior parte das terminações livres (receptores c) que estão na origem dos sinais nociceptivos encontra-se na matriz conectiva. Esses receptores intersticiais ou nociceptores livres, que reclassificamos aqui como interoceptores, são polimodais. A maior parte das informações dos receptores c não atinge o nível de consciência. Com seus axônios de pequeno diâmetro, nos informam genérica e lentamente das tensões mecânicas, bem como das variações metabólicas e de temperatura dos órgãos de conexão. Eles dão origem a respostas mais globais do que as respostas evocadas por outros receptores. Tais adaptações são de natureza neurovegetativa, emotiva, hormonal, respiratória, postural. Se a intensidade do sinal é supraliminar e associada a memórias, eles também estarão na origem de sentimentos, imagens mentais, pensamentos, motivações ou desmotivações.

> Pensamos nos interoceptores como geradores de ruídos de fundo que causam desconfortos e, consequentemente, adaptações posturais. Levam-nos, às vezes sem dor consciente no início, a uma série de possíveis reações quando sinais externos nos obrigam a uma adaptação mais rápida. A proteção das vias de comunicação (tecido conjuntivo, artérias e nervos), ricas em nociceptores, é uma das funções do sistema postural.

O organismo convive com milhões de microlesões e adaptações, as quais provocam efeitos tanto no plano morfológico quanto no potencial de ação, sem manifestar uma condição patológica propriamente dita. A auto-organização positiva (antifragilidade) do organismo permite obter uma adaptação através de sobrecompensações metabólicas, estruturais e de aprendizado. Só quando o sistema está desgastado (envelhecimento) ou saturado (estresse, vigilância), ou então quando sofre uma perturbação externa muito forte (acidente, infecção), somos vítimas de descompensações que causam dor ou até mesmo lesões (fragilidade). Para os fisioterapeutas especializados em RPG, o principal subterfúgio utilizado para reduzir a insurgência da dor é representado pela capacidade de adaptação postural.

Mas a adaptação tem um preço.

> *O preço a ser pago é uma constante*
> *vigilância, o hipertônus, as deformações*
> *morfológicas que se tornarão excessivas*
> *em relação às suas causas.*
> (Philippe E. Souchard)

Sistemas com esse tipo de subterfúgio biológico e outros fatores tornam o quadro ainda mais complexo.

A dor aparecerá como uma prova das disfunções ou, às vezes, das lesões em sentido médico. Inicialmente, o sintoma que resulta dessa disfunção ou lesão será o elemento principal a ser cuidado. Porém, para uma boa recuperação, assim como para melhorar o potencial de reação futuro, devemos garantir a liberdade dos tecidos e dos órgãos de conexão, os quais melhorarão a capacidade de adaptação postural.

Redefinamos tudo usando a taxonomia neurológica clássica:

- A exterocepção permite-nos reagir rapidamente às mudanças do ambiente. Permite-nos arquivar as informações em forma de recordações corticais (imagens mentais) e emocionais.
- A interocepção permite-nos conhecer os nossos estados internos. Neste capítulo, abordamos sobretudo os receptores polimodais livres, ou seja, os receptores cuja classificação estrutural é de tipo I (receptores c), com fibras sensitivas de tipo III e IV (classificação de Lloyd[1]). A interocepção nos predispõe, através de reflexos longos, a reagir a informações exteroceptivas e proprioceptivas. Isso se traduz principalmente em adaptações posturais. Quando tais adaptações continuam, tornam-se fixas e produzem ainda outras memórias teciduais, que definiremos como retrações. Em um estado de consciência, podem alimentar as nossas memórias emotivas e corticais.
- A propriocepção nos informa sobre o sistema musculoesquelético através de um *feedback* sobre o estado de elaboração de comandos, posturas e movimentos que os adapta ao presente de forma reflexa. Segundo o nosso ponto de vista, trata-se sobretudo de um sistema de adaptação do *output* central à evolução local da resposta à força da gravidade.

De acordo com o que vários autores afirmam, existem muitas divergências nessas definições, motivo pelo qual optamos por separar as informações provenientes dos órgãos motores — os músculos, os tendões, os ligamentos, que conhecemos bem — de outros órgãos como as serosas, os nervos, as artérias e as vísceras. Esse trabalho, apresentado no campo da RPG, analisa a responsabilidade da interocepção e da nocicepção das artérias, dos nervos e das meninges no sistema postural. Estamos falando de dor neurogênica, para os nervos, e de dor metabólica, para as artérias e veias. Nesse contexto, os sintomas mais comuns são as síndromes canalares. Ainda discutiremos a liberação dos nervos frênicos e do nervo vago, cuja liberdade de movimento é essencial para as estratégias de respiração, fundamental na RPG e com enormes consequências para a saúde.

Assim, o nosso objetivo é tratar da interocepção com mais consciência, bem como voltar a nossa atenção para as bem conhecidas disfunções articulares. As informações interoceptivas, testemunhas do estado da nossa homeostase, são um terreno fértil para deformações morfológicas, movimentos incorretos, emoções e sentimentos.

---

[1] Existem receptores de tipo II estruturalmente mais complexos do que os de tipo I, como o glomo carotídeo, os quimiorreceptores ou os proprioceptores dos tecidos musculares e tendinosos, que podem ser classificados como interoceptores. É preciso ter em mente que os interoceptores propriamente ditos são apenas os receptores c, filogeneticamente os sensores mais antigos cujo sinal condiciona um ruído de fundo em todo o sistema.

ORIGEM DAS PROPOSTAS

As fontes

As bases dessa reflexão sobre disfunções arteriais e síndromes neurogênicas dolorosas, incluindo as síndromes canalares, foram pesquisadas em diversas fontes:

- nos percursos formativos em fisioterapia (G. Duchènne, influenciado por D. Butler), mas também e sobretudo em osteopatia (J. P. Barral, A. Croibier, P. Chauffour, E. Prat);
- em pesquisas bibliográficas, sobretudo J. de Laere e S. Tixa, R. Caporossi, G. Maitland, W. G. Suntherland;
- em experiências anteriores como "paciente" de um "curador" e de uma religiosa que "massageia" os nervos (fronteira triangular entre França, Bélgica e Luxemburgo);
- no tratamento dessas patologias em RPG (Philippe E. Souchard).

Essa reflexão é fruto da experiência pessoal, com influência da RPG e da osteopatia. As pessoas mais influentes nesses setores foram, em ordem: Philippe Souchard, Daniel Fernandez, Pierre Tricot, Jean Pierre Barral e Alain Croibier, Patrice Benini, Paul Chauffour, Jean François Terramorsi.

A essas fontes de natureza aplicativa é preciso somar algumas influências mais teóricas no âmbito da neurofisiologia, e os autores em que mais nos inspiramos foram: H. Laborit, G. Lazorthes, A. Damasio, V. Ramashandran, L. Naccache, J.P. Changeux.

Essa visão inclui a mudança de um paradigma, em que a hiper-racionalidade arrogante — que, em geral, segue "um princípio de simplificação" — insere-se gradualmente em uma dimensão sistêmica que admite, com modéstia, a complexidade dos seres viventes (E. Morin, A. de Vulpian, J. de Rosnay).

No início, essas influências eram bem distinguíveis dentro da prática clínica, mas, aos poucos, os diversos modelos foram sendo integrados para que se pudesse cuidar de cada paciente.

Como geralmente acontece, a decisão de não ser ortodoxo, de escolher a nossa visão e de construir um percurso próprio atrai hostilidade e nos expõe ao risco de sermos rejeitados, mas ela deve ser aceita e nós devemos assumir toda a responsabilidade em nome do livre-arbítrio. Portanto, aceitaremos qualquer crítica e compartilharemos as nossas com todos, assim como uma criança agradecida faz com seus pais.

Integração na RPG

> *Quanta coisa é preciso ignorar para agir.*
> (Paul Valéry)

> *Confiar em si mesmo não significa ser seguro de si, mas ter coragem de enfrentar o desconhecido, ao invés de fugir dele. Encontrar na dúvida, em total oposição a ela, a força de ousar.*
> (Charles Pépin)

A adaptação das informações e da prática clínica à RPG ocorreu de forma progressiva depois de um longo percurso entre dúvidas e confiança.

Confiança porque o percurso foi realizado através de uma longa viagem por correntes diversas, as quais têm em comum a ação de cuidar com as mãos (terapias manuais). O elemento que mais chamou a nossa atenção foi a prática clínica, a manualidade que constatamos nas diversas disciplinas. Podemos encontrar as origens dessas práticas em tradições, às vezes milenares — como a ioga, o *qigong*, o *tai chi chuan* —, mas também nas nossas técnicas de "ajusta-ossos".

A historicidade de uma prática clínica, obviamente, não a valida enquanto tal. Porém, quando observamos os mesmos elementos, às vezes milenares, em técnicas diferentes de culturas diferentes, elas ganham crédito. A nossa confiança ainda é justificada pelo fato de que muitas dessas propostas foram avaliadas por estudos clínicos controlados randomizados. Naturalmente, também temos dúvidas, e o nosso trabalho consiste em combinar, traduzir e, por vezes, modificar essas técnicas, de modo que elas se integrem ao método RPG.

Somos, portanto, empiristas que buscam avaliar os resultados da forma mais objetiva possível. A próxima fase consistirá na realização de estudos clínicos randomizados para avaliar estatisticamente as propostas que são coerentes com o método RPG. Essas avaliações devem tranquilizar-nos em relação aos nossos princípios e levar-nos a integrar novos procedimentos.

No entanto, o fisioterapeuta sempre deve manter certa distância dos protocolos. Jamais devemos esquecer a regra da individualidade!

Estamos confiantes porque a escolha de aplicar a manualidade específica em artérias e nervos é adotada na RPG. A sua metodologia de base consiste em guiar, através de manobras delicadas, o trabalho ativo do paciente, em postura, adaptando-se continuamente às reações dolorosas sem jamais se impor.

> São as reações tônicas do sistema cibernético de controle postural que primeiro revelam se as estratégias e a manualidade têm a aprovação ou a recusa do sistema de defesa do paciente.

É por isso que, para nós — confiantes por natureza e com mais de trinta anos de prática clínica —, este é o momento de defender essas proposições, com a modesta intenção de levantar algumas dúvidas, propor algumas reflexões e ações e passar confiança ao leitor.

ALGUMAS BASES TEÓRICAS DAS PROPOSTAS

A prática clínica, os percursos formativos e as leituras fizeram surgir hipóteses que configuram justificações teóricas.

Reflexos simples, uma provável ficção

> *No vasto universo da coordenação neuromotora, um reflexo pode estar isolado como se fosse separado dos outros. Representa um reflexo simples. Um reflexo simples é provavelmente um desenho abstrato, porque todas as partes do sistema nervoso são ligadas entre si e cada uma delas provavelmente não é capaz de reagir sem ser influenciada pelas outras partes desse sistema que está sempre ativo. O reflexo simples é uma solução no campo conceitual, isto é, uma provável ficção.*
> (C. S. Sherrington)

Esse excerto de Sherrington foi uma revelação. Nos estudos, aprofundamos os reflexos simples, mas eles foram descritos — ou ao menos percebidos — como elementos isolados.

Nunca os tínhamos visto como parte de um sistema mais complexo. A evolução nunca parou de alcançar níveis, graus de organização sempre mais complexos e que coexistem, o que torna a análise mais difícil. Essa reflexão de Sherrington deve nos levar à modéstia diante da complexidade da nossa organização neuromotora. Tudo isso faz parte da evolução da neurologia, o que nos leva a considerar o sistema nervoso de modo global, sistêmico e auto-organizado.

O objetivo é mostrar que a interocepção (nocicepção) dos nossos órgãos influencia a propriocepção da mesma forma que a exterocepção.

> Devemos considerar os reflexos simples e a propriocepção como elementos internos de uma sequência mais vasta e complexa, na qual as informações exteroceptivas e interoceptivas (nocicepção) também têm importância. Em diversos níveis de organização, a integração de tais informações no sistema muscular, bem como de informações internas e externas, provoca reflexos e associações conscientes, as quais estão, assim, na origem das posturas e dos movimentos.

Interocepção e dor

Vimos como o tecido conjuntivo, permeado por nervos e artérias, representa a rede de comunicação mais arcaica. No seu interior localizam-se numerosos nociceptores, polimodais, que, por meio da dor, nos informam de cada variação química, pressórica, das tensões mecânicas, de temperatura no campo da matriz celular. A natureza subjetiva de tal dor, ligada a essas possíveis combinações, ainda se conecta à emoção, à psicologia e à cultura, coisa que torna o estudo difícil. A dificuldade de sua codificação por meio de uma abordagem analítica é evidente. Essa dor responde a lógicas indefinidas e complexas, o que põe em desvantagem aqueles que querem defender uma verdade simples e consolidada. As dores crônicas são geridas por centros multidisciplinares, o que dificulta ainda mais a sua interpretação.

Eis a definição proposta pela International Association for the Study of Pain (IASP):

> Uma experiência sensorial e emocional desagradável, associada a um dano tecidual real ou potencial, ou descrita em termos que evoquem a referida lesão.

Dores neurogênicas e metabólicas

Segundo o National Institute of Health, as dores neurogênicas estão entre as mais invalidantes e geralmente são descritas como a consequência de lesões ou disfunções do sistema nervoso central e periférico. Neste capítulo, abordamos a dor que se origina dos nervos periféricos e, em particular, do seu tecido conjuntivo. É bom recordar também que, por definição, a dor nem sempre é o efeito de uma lesão. Enfim, "os nociceptores podem ser ativados também na ausência de dor consciente". As dores que antecipam são preventivas e ainda mais difíceis de objetivar. Estão, além disso, na origem de adaptações posturais, que são classificadas como idiopáticas. É no tratamento da interocepção, pela natureza dos vínculos das estruturas hegemônicas, que se encontra o potencial preventivo máximo do RPGista. De fato, com suas habilidades de análise de disfunções posturais e proprioceptivas, esse profissional pode identificar as primeiras manifestações das nocicepções internas e, em particular, daquelas de origem neurogênica e circulatória (artérias e veias).

Essas são a causa de outras patologias secundárias: retrações musculares, disfunções proprioceptivas, disfunções articulares, tendinites e de patologias que estão além do campo da fisioterapia.

> Em todas as disfunções posturais, é preciso pensar na eventualidade de uma etiologia circulatória (arterial ou venosa) ou neurogênica, "silenciosa".

As disfunções circulatórias são as mais hegemônicas e causam muito sofrimento ao nervo, representando uma disfunção microcirculatória interna ao próprio nervo. Tal microciclo interno também depende da macrocirculação. Além disso, tecidos e órgãos, que podem sofrer de disfunções microcirculatórias, são afetados por desconforto metabólico e podem causar adaptações posturais após a ativação dos seus nociceptores. O tratamento da microcirculação do nervo faz parte de um amplo processo de descompressão que visa melhorar o metabolismo e a troca de informações em todo o organismo.

> As vias de comunicação — ou seja, os tecidos conjuntivos, os vasos sanguíneos e os nervos — são essenciais para a homeostase. O músculo, por meio de sua função postural antálgica, será recrutado para garantir (salvaguardar) a fisiologia. A função de manutenção postural e a função dinâmica serão, dessa forma, as primeiras a intervir para proteger os desequilíbrios internos.

Esse conceito é expresso pela primeira regra dos mecanismos de adaptação e de defesa da RPG, isto é: "Preservar as funções essenciais".

As terminações livres presentes nas meninges, no pericárdio, nas pleuras e no peritônio são sentinelas que analisam principalmente as pressões internas da cavidade. Participam, assim, da gestão das estratégias ventilatórias e posturais e serão aprofundadas mais adiante.

> A análise postural permite localizar todos os déficits dos meios de comunicação internos. Essas disfunções são "primárias" ou, melhor, "anteriores", assintomáticas.

Se a origem da nocicepção for uma artéria ou um nervo, por causa de seu comprimento anatômico, a adaptação protetiva ocorrerá com a solicitação de toda a cadeia de coordenação neuromuscular.

Portanto, a RPG, que trata essas cadeias de coordenação neuromuscular, é totalmente apropriada para lidar com as disfunções mencionadas.

> A proposta é introduzir mais explicitamente os nociceptores das artérias, dos nervos e da dura-máter ou, mais genericamente, da interocepção, como meio de informação que precede a exterocepção e a propriocepção, no controle das posturas e dos movimentos.

De fato, é difícil dançar o cancã francês com dor ciática! As dores, obviamente, manifestam-se por uma boa razão: protegem as funções essenciais e hegemônicas, em geral permitindo movimentos sem distúrbios.

Dada a velocidade de condução relativamente baixa da interocepção e da nocicepção, devemos considerá-las elementos que se limitam a preparar o sistema nervoso. E é justamente essa característica antecipativa que queremos destacar. A interocepção protege de movimentos que poderiam ser excessivos e faz isso informando-nos sobre disfunções internas potenciais e reais. Recuperemos o conceito expresso por Lionel Naccache, em *Cervello, tu parli*? [*Cérebro, você fala?*], no qual o autor aprofunda o tema, propondo como tempo de ação do nosso cérebro "o futuro do presente".

Essa constante antecipação de todas as nossas ações impede que sejamos surpreendidos por uma reação proprioceptiva reflexa inadequada em relação às nossas disfunções internas. Tal função informativa sobre estruturas internas não necessita de uma condução rápida ou precisa (polimodal) como a condução dos exteroceptores (fuga, luta) e dos proprioceptores (*feedback*). Se a propriocepção for muito rápida, estará construída sobre a exterocepção, a vontade e o papel antecipativo da interocepção (nocicepção).

> A interocepção prepara o terreno para as possíveis reações proprioceptivas. A análise de um movimento de natureza rápida, que será, por isso, perturbada, não permite individuar esses elementos antecipatórios da interocepção. É a postura corrigida, mantida por algum tempo, que fará surgir a dor lenta e profunda proveniente do interior. Tratar a postura dos pacientes não serve apenas para lhes possibilitar um comportamento mais adequado, mas também para ampliar a sua capacidade de movimento e de reação a um elemento externo; para, sobretudo, melhorar a sua comunicação interna e, dessa forma, a saúde de modo geral.

Se o estímulo nociceptivo for mais intenso, outros receptores Aδ, também presentes no tecido conjuntivo, serão estimulados e evocarão reflexos mais rápidos, dores mais fortes e mais conscientes, o que definimos como reflexo de retração.

A nossa intuição sugere que as dores conscientes serão de natureza cortical ou emotiva, a depender da informação viajar através das vias cérebro-espinhais ou das vias neurovegetativas. A RPG ainda afirma que as dores mais conscientes provocam estratégias subconscientes de esquivamento (em *feedforward*).

A isso devemos somar a componente de dor reprimida que pertence a uma dor consciente que, por causas psicológicas, eliminamos. O psicólogo busca a resiliência das memórias neurológicas. O RPGista, no início, busca a resiliência da memória corporal. Podemos dividi-la em resiliência da função postural e resiliência do tecido conjuntivo (*fluage*).

A reorganização das estruturas e das tensões da musculatura lisa, especialmente nas artérias, é a base de uma resiliência de natureza emocional. Philippe Souchard destacou a relação entre essas resiliências teciduais e posturais e as emoções e os sentimentos. Agora, tudo isso foi confirmado por Antonio Damasio, que vê os sentimentos como imagens mentais do nosso bem-estar ou do nosso mal-estar interno, testemunho da nossa homeostase.

Além disso, a correção da postura — que é uma adaptação metabólica (homeostática) — é, então, uma primeira integração no sentido dos sentimentos e da consciência.

Naturalmente, essa base corporal da análise do presente será complementada pelas experiências passadas, pelas recordações emotivas e pelas expectativas das relações futuras, dos desejos e dos medos. Também nesse caso, não por associação de ideias como na análise psicológica, mas por associação do desconforto, do "mal-estar" e da postura, a RPG pode gerar uma catarse do evento reprimido, desde que o tratamento seja aceito pela consciência do paciente.

A precisão da nossa "manualidade à ausculta" acentuará esse efeito da postura.

Níveis sub e sobrejacentes

Mas de onde vêm as tensões dos músculos e das artérias, as retrações dos tecidos e a dor interoceptiva? Não podemos concluir este tópico sobre justificativas "científicas" sem citar o trabalho de Henri Laborit.

Tendemos a reagir excessivamente ao estresse e isso se reflete, no campo das competências da RPG,

na presença de fixações. A fibrose, o tônus postural que breca ou distorce o movimento, os medos e as inibições da ação são fixações em diversos níveis de organização.

NÍVEIS SUBJACENTES: A FIBROSE DO TECIDO CONJUNTIVO

Ainda falta descobrir muito sobre o tecido conjuntivo e, em particular, sobre as causas das suas retrações. Tenhamos em mente, porém, que a produção de colágeno diminui drasticamente com a idade e o diâmetro das fibrilas aumenta com o tempo. A fibrose está ligada principalmente à inflamação e à cicatrização. Recordemos ainda que a hipóxia também tem um efeito que estimula a fibrose. A inflamação, enquanto necessária para a fase de cicatrização reparatória, é a mãe de todos os processos fibrosos. No contexto deste capítulo, nosso papel é melhorar:

- A microcirculação no plano do nervo, a fim de controlar melhor a inflamação e permitir que as posturas e a terapia manual orientem e regulem a destruição/produção de colágeno (*fluage*), melhorando a viscoelasticidade da matriz (tratamento do conteúdo).
- O balanceamento das forças estáticas presentes (tônus e rigidez dos tecidos) que podem ser fonte de compressão do nervo (tratamento do continente).

NÍVEIS SOBREJACENTES: A INIBIÇÃO DA AÇÃO

O animal tem três maneiras diferentes de reagir ao estresse: a fuga, a luta e, quando essas duas opções são impossíveis, a inibição da ação, que significa uma fusão com o ambiente na esperança de não ser individuado.

Já o ser humano, se a sua cultura e educação o impedirem de satisfazer os próprios impulsos de estar em ação, se posicionará cronicamente nesse estado de inibição da ação. Essa espera em estresse contínuo gerará uma tensão nos músculos lisos e estriados. Observamos o aumento da pressão sanguínea (redução do diâmetro arterial) e o hipertônus muscular.

> A inibição da ação é um terreno fértil para muitas hipertonias e, assim, indiretamente, para muitas patologias nas quais, em geral, nossa intervenção é necessária.

Fisioanatomia e fisiopatologias dos nervos periféricos

Para conhecer a fisiopatologia dos nervos periféricos, é necessário que o fisioterapeuta especialista em RPG considere o sistema nervoso um "*continuum* físico" flutuante dentro do corpo. Às vezes o nervo pode ser descrito como um barco, em uma metáfora que, obviamente, é exagerada. No entanto, devemos reconhecer a importância maior do conceito de flutuação e de deslizamento do nervo dentro de outras estruturas anatômicas a que está ligado. Levemos em consideração as ligações conjuntivas do nervo, às quais é preciso juntar suas ramificações colaterais como amarras, e que, após o deslizamento, causarão o seu alongamento. Essa concepção fluida foi reforçada pela observação proposta por J.C. Guimberteau. Tratando do tecido conjuntivo, o estudioso afirma que "a continuidade tecidual é total".

> É na continuidade do tecido conjuntivo que devemos observar os deslizamentos, seguidos de estiramentos e alongamento elástico dos nervos dentro de outras estruturas que pertencem a níveis de organização crescentes. O mesmo vale para artérias e veias.

Mais simplesmente, podemos imaginar os tubos que contêm fluidos e que deslizam em tubos maiores, cheios de substância viscoelástica. São organizados como "matrioscas", isto é, em níveis de organização sempre mais complexos. É uma organização fractal composta, em cada nível, por uma estrutura conjuntiva mais rígida, que assegura a conexão mecânica — ou seja, a estática —, enquanto uma estrutura mais fluida permite a conexão metabólica, os deslizamentos e a dinâmica.

NÍVEL INTRANEURAL: O CONTEÚDO
(Figura 11.2)

Os axônios dos nervos periféricos estão em continuidade com o sistema nervoso central. Trata-se de prolongamentos das células que podemos imaginar como tubos contendo fluidos celulares, nos quais estão presentes fluxos axoplasmáticos (anterógrado e retrógrado). Esses axônios flutuam em um tecido conjuntivo frouxo, o endonervo, circundado por um tecido conjuntivo muito mais denso, o perinervo. Este último está em direta continuidade histológica com a dura-máter. Os novos tubos delimitados pelo perinervo são chamados de fascículos, que se interligam a uma estru-

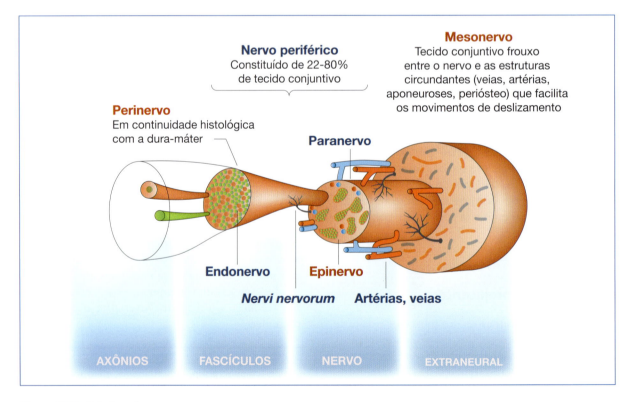

Figura 11.2 Estrutura do nervo.

tura trançada para resistir melhor aos estiramentos longitudinais. Tais fascículos se permeiam e deslizam no epinervo, um tecido conjuntivo frouxo circunscrito pelo paranervo, caracterizado por uma maior densidade das fibras e que delimita o nervo.

Não devemos esquecer de outros órgãos tubulares, vasos linfáticos, artérias e veias que existem em seu interior. As veias e as artérias intraneurais representam uma solução de continuidade das artérias e das veias extraneurais.

Nesse nível de organização intraneural, as disfunções e as lesões se manifestam:
- nas áreas expostas aos impactos mecânicos;
- em áreas expostas a conflitos de tensão interna, ou seja, nas bifurcações e anastomoses.

Cada ramo colateral proveniente de um nervo principal pode, de fato, sofrer tensões súbitas de diversas naturezas durante um movimento acelerado (acidente, falta de antecipação), criando lesões entre os fascículos ou nas bifurcações.

Alguns exemplos:
- Na distorção externa do tornozelo, o nervo fibular é subitamente alongado, enquanto o nervo tibial é completamente distensionado; geralmente encontramos uma área hipersensível à bifurcação do nervo ciático na origem desses dois colaterais (frequentemente no ápice superior do cavo poplíteo).
- O mesmo fenômeno ocorre quando um dos dedos do pé é subitamente separado por meio de um trauma acidental contra as extremidades da cama. Tal lesão pode causar a síndrome de Morton.

NÍVEL EXTRANEURAL: O CONTINENTE

O nível extraneural é determinado por todos os conflitos entre o nervo e as estruturas que o circundam, a saber, os obstáculos (interface) que reduzem o deslizamento do nervo e também da tríade (representada por um nervo em conjunto com uma artéria e duas veias).

O tecido conjuntivo frouxo que cerca esses órgãos é o mesonervo, cuja viscosidade é muito importante para o deslizamento das vias de comunicação dentro das outras estruturas.

Segundo Lazorthes, as trocas dentro da tríade são mais importantes nas bifurcações (articulações) e na periferia. Paul Chauffour vê uma concordância entre essas zonas de troca e os pontos da acupuntura. Podemos ir mais longe e observar uma correspondência entre o mesonervo e os meridianos da acupuntura ou as *srotas* da medicina aiurvédica. Atentaremos, portanto, para o nível das articulações, especialmente periféricas, mas também para os pontos em que a tríade penetra o órgão (o hilo), onde atravessa um ligamento, um osso, um músculo, um retináculo e qualquer outro obstáculo. Nesse sentido, a estrutura mais conhecida é, seguramente, o forame de conjugação em que a hérnia de disco pode comprimir as raízes nervosas. Analisaremos a continuação dessa dinâmica no tópico "Sistema craniossacral".

Cada inchaço ou perda de elasticidade do nervo influencia negativamente o seu movimento em uma estrutura e qualquer retração interfere na circulação interna do nervo. As duas coisas coexistem.

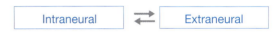

Na RPG, o conteúdo e o continente são tratados na mesma postura, mas podem ser objeto de intenções específicas no tratamento.

Meninges e sistema craniossacral
(Figura 11.3)

O axônio está em continuidade com a medula espinhal e o epinervo (que envolve os fascículos), em continuidade histológica com a dura-máter.

Os nervos cérebro-espinhais, quando chegam ao forame de conjugação, transmitem tensão mecânica principalmente a duas estruturas: a medula espinhal

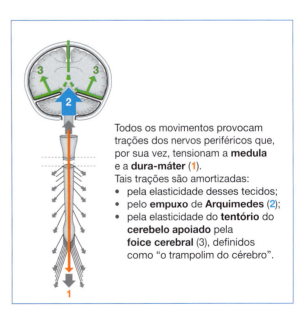

Figura 11.3 Sistema de amortecimento central das tensões neuromeníngeas.

e a dura-máter. A tensão do nervo terá repercussões diversas nessas duas estruturas, que não possuem a mesma elasticidade. A medula espinhal tem um grande poder elástico (20% segundo Alf Breig), superior à capacidade de alongamento da dura-máter, que, em comparação, pode ser definida como rígida. Podemos deduzir, dessa forma, que a dura-máter protege mecanicamente a medula espinhal das tensões longitudinais.

Além disso, é possível analisar esse sistema no plano hidráulico. O líquido cérebro-espinhal preenche a cavidade cranioespinhal e permite que o sistema nervoso flutue, considerando tal cavidade líquida um amortecedor hidráulico que protege de compressões. O espaço epidural, que contém tecido adiposo e um plexo venoso, completa a ação protetiva interna. O todo é envolvido e protegido pelos ossos — representados pelo neurocrânio e pela raque —, além do tônus muscular.

Se, por um lado, o sistema nervoso não é sensível, por outro, a dura-máter é e muito, graças à presença dos nervos sensoriais recorrentes (nervo sinuvertebral de Luschka) na coluna vertebral e através do nervo trigêmeo (em particular) pela cavidade craniana.

Na manga da dura-máter, os nervos recorrentes de Luschka formam um plexo nervoso mais denso na superfície anterior, que pode ser comprimido por uma hérnia de disco. Tal sensibilidade depende principalmente dos nociceptores e das fibras C (dores indefinidas que evocam sensações de ardência). Como vimos em relação aos nervos periféricos, os nociceptores da dura-máter estão na base do ruído de fundo que causa disfunções e adaptações posturais. Eles nos predispõem a um conjunto de reações possíveis quando sinais externos nos forçam a adaptações mais rápidas. Essas adaptações posturais serão representadas principalmente pela extensão da coluna vertebral, uma vez que tal reação reduz a tensão na dura-máter espinhal (imaginemos o comportamento postural característico de um sujeito sofrendo de meningite).

A sensibilidade da dura-máter, associada às respostas musculares, também representa uma das primeiras proteções do sistema nervoso.

> Qualquer atitude postural posterior (redução das curvas da raque) deve nos fazer suspeitar de uma sensibilização ou de uma dor cuja origem está na dura-máter.

Concluímos assim a descrição das bases teóricas ligadas ao que chamamos de "sistema craniossacral" (Figura 11.4).

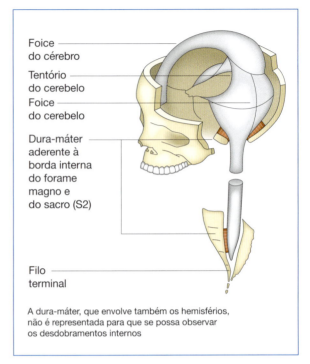

Figura 11.4 A dura-máter e os seus desdobramentos intracranianos.

A dura-máter adere à margem interna do forame de conjugação, às vértebras cervicais superiores e ao sacro. Quase não tem vínculos ao longo do percurso da coluna vertebral. Os músculos na base do crânio e do pavimento pélvico são os primeiros a serem recrutados quando realizamos a pompagem do sacro e as trações da cabeça. Tensionamos, além disso, as estruturas internas.

É evidente que a tensão gerada nos nervos periféricos (por meio da respiração, abertura e fechamento do ângulo coxofemoral; abertura e fechamento dos braços) será transmitida à dura-máter e, em menor medida, ao encéfalo. Isso indiretamente terá repercussões nos nervos cranianos e explica algumas dores ou espasmos do rosto durante as sessões de postura em alongamento.

Se hoje a conexão mecânica é clara, é necessário que nós, RPGistas, associemos tal conceito à conexão neuromuscular de proteção. Os *nervi nervorum*, os nervos recorrentes de Luschka e os nervos recorrentes do V e X informam o cérebro do estado dessas estruturas de conexão e proteção.

> A inervação, ou seja, a sensibilidade interoceptiva da dura-máter que delimita e protege o sistema nervoso central, está na origem de muitas das nossas adaptações posturais.

Fisioanatomia e fisiopatologia das artérias, das veias e das serosas

As outras vias de comunicação, isto é, as veias e as artérias, apresentam as mesmas dificuldades de deslizamento no sistema musculoesquelético que o nervo. Devemos, dessa forma, integrar a componente vascular e a componente neuromeníngea no mesmo tratamento. Algumas síndromes neurogênicas dolorosas têm uma componente circulatória muito relevante (por exemplo, a ciática em mulheres grávidas ou a síndrome do ombro). Os sintomas são mais frequentemente neuromeníngeos, pois as dores de origem arterial por compressão são compensadas com prioridade.

No que diz respeito a tais sintomas arteriais, devemos diferenciar três estados de compressão arterial e arteriopatias periféricas, que não são abarcadas pela nossa competência direta.

No plano venoso, os sintomas são constituídos por sensações de peso, inchaço, extremidades cianóticas de dores vagas nas vastas áreas vasculares. Essas dificuldades circulatórias levam, em particular, a distúrbios que definimos como fontes de dor de natureza metabólica (muito frequente na região lombar).

Circulação	⇌	Neuromeníngeo

Na fase aguda, o tratamento neuromeníngeo intraneural é essencialmente microvascular local e deve ter início após a liberação da macrocirculação (circulação sistêmica). Estamos referindo-nos ao conceito de sistemas vasculares e neurológicos e sua interdependência.

Por exemplo, uma compressão nervosa suave no túnel carpal com compressão venosa no plano pré-escalênico (pinça costoclavicular), associada a uma retração do peitoral menor que causa a compressão do plexo e da artéria subclávia, representa uma associação provável. Podemos adicionar a esse esquema uma hérnia de disco leve ou uma protrusão cervical. Dessa forma, a análise dos sintomas desse paciente, ao fim do diagnóstico diferencial, pode nos parecer muito complicada e longe dos esquemas teóricos que descrevem individual e separadamente os sintomas radiculares, tronculares ou vasculares.

Observações como essas ocorrem muito frequentemente no decorrer do tratamento. Em primeiro lugar, será considerada a dimensão arterial sistêmica, por ser mais hegemônica. Não é preciso ser discípulo de Still para compartilhar do pensamento de que a função da artéria é essencial para a nossa homeostase, tão essencial que os sintomas arteriais por compressão são apenas temporários, sendo compensados rapidamente, uma vez que se trata de uma compensação prioritária. Qualquer que seja o custo morfológico ou funcional, o sistema postural compensará aquilo que estiver acontecendo na artéria. As veias com um valor pressórico interno inferior serão mais sensíveis a compressões.

A artéria nutre, a veia purifica.
(A.T. Still)

> Qualquer resistência à correção de uma postura exige que verifiquemos primeiro a liberdade de deslizamento das artérias.

O nosso instrumento diagnóstico será a preensão dos pulsos na "reequilibração" (correção da postura).

As causas de uma disfunção da artéria em um plano local são ligadas a:

- Estiramentos bruscos (acidentes).
- Posições prolongadas, geralmente em situações não conscientes (sono profundo, estado de embriaguez, droga, anestesia), que são causas de compressão.
- Fixações, ou seja, rigidez tecidual, não compensáveis, que causam compressão. As fixações (rigidez), localizando-se na artéria que recebe um relevante número de fibras neurovegetativas, serão ainda mais prejudiciais (por exemplo, na base do estreito cérvico-tóraco-braquial, onde a liberação do gânglio estrelado é muito importante). Estamos no centro da relação nervo-sistema neurovegetativo-artéria.
- Emoções, que estão na base de uma reação neurovegetativa, especialmente para as grandes artérias principais. A nossa interpretação, que é uma construção mental dessas sensações, é definida como sentimento. Quanto mais vivermos em uma cultura com uma educação inadequada à compreensão dos nossos impulsos, mais o tratamento da artéria será crônico. O medo do desconhecido e, em particular, da morte também é um fator causal estruturado e está entre os mais comuns nessas emoções e tensões arteriais.
- Compressões do nervo caracterizadas por fibras simpáticas que têm repercussões arteriais e afetam mais frequentemente as regiões periféricas.

Nota-se que, na periferia, as variações da circulação local respondem principalmente a mecanismos teciduais locais. Porém, esses desequilíbrios periféricos têm a capacidade de modular o equilíbrio cardiovascular sistêmico.

Em termos de microcirculação geral e do nervo em particular, a ausculta dos movimentos teciduais que, conforme nos parece, nasce da atividade dos músculos lisos das arteríolas, permite-nos identificar onde o tecido está perdendo continuidade e viscoelasticidade. Estamos no coração da relação neurovegetativa nervo-artéria-microcirculação-tecido conjuntivo em se tratando do tecido. Esse instrumento diagnóstico tem a mesma importância que o efeito de amplificação, sobretudo em regiões menos móveis como o crânio.

> A palpação muito atenta ou a ausculta dos tecidos dá precisão à avaliação das retrações locais, enquanto o efeito de amplificação nos permite abrir o campo de observação e relacionar os elementos no plano global.

As grandes cavidades são delimitadas e protegidas por membranas que podem ser consideradas grandes ligamentos muito sensíveis. O pericárdio toma parte no modelo RPG e é muito importante no plano mecânico, também informativo e, consequentemente, postural. As pleuras, o peritônio e a dura-máter também são sensíveis e participam da regulação das pressões da cavidade. Todos esses elementos devem fazer parte da nossa visão da postura.

> Os estímulos interoceptivos que informam sobre tensões e as pressões dentro das nossas cavidades são determinantes para o controle muscular postural e dinâmico, bem como para as nossas estratégias respiratórias.

DIAGNÓSTICO PARA AS SÍNDROMES CANALARES

Introdução

O exame objetivo inicia com uma avaliação global e, progressivamente, vai em direção à avaliação local. Cabe à nossa capacidade perceptiva notar os retardamentos dos movimentos e as trocas em todos os níveis de organização que nos competem. A impossibilidade do paciente criar compensações nos sugere o que ele está protegendo. As correções posturais (reequilíbrio) nos ajudam, por isso, a caminhar das consequências às causas e a ter uma ideia do percurso patogênico. Finalmente, é a palpação que poderá confirmar e nos dar elementos mais precisos no que diz respeito a essas hipóteses.

Não se limita exclusivamente ao tempo da avaliação objetiva inicial. Durante todo o tratamento, serão as reações do paciente (tônicas e teciduais) às estratégias terapêuticas que nos levarão a desenvolver e integrar novas hipóteses.

Diagnóstico diferencial ou diagnóstico por somação

Existem dois modos de fazer o diagnóstico das síndromes canalares.

O diagnóstico diferencial nos permite determinar a causa responsável pelo sintoma. Esse diagnóstico por exclusão é muito importante se o fator for preponderante na etiopatogênese, especialmente quando o tratamento envolve riscos, como a intervenção cirúrgica, por exemplo. O diagnóstico diferencial não explica todos os sintomas; só a soma dos diversos fatores causais pode nos permitir fazer o diagnóstico definitivo.

O diagnóstico por somação é essencial quando o sintoma é multifatorial (por exemplo, a síndrome do impacto múltiplo) e nos permite considerar os diversos elementos envolvidos na etiopatogênese.

Nas lesões graves, o diagnóstico diferencial é essencial.

Em situações menos dramáticas, também do campo de interesse da fisioterapia, é necessário considerar o diagnóstico por somação, que leva em conta todo o decurso do nervo, da neuraxe e da dura-máter. Será preciso intervir onde o deslizamento for retardado, onde as compressões forem maiores e onde o nervo ou a dura-máter apresentarem cicatrizes.

Para o exame objetivo, são dois métodos diagnósticos complementares. Assim, é preciso distinguir, entre os testes, aquele que é mais confiável para a compressão (tensão no plano transversal) daquele que se revela na tração (tensão longitudinal).

Análise do conteúdo e do continente na tabela RPG

O exame clínico das síndromes neurogênicas dolorosas e das compressões arteriais e venosas que propomos é influenciado pelos testes neuromeníngicos e pelos testes das artérias de origem fisioterápica e osteopática, integrando, assim, a tabela de escolha de posturas RPG. Analisemos os dois sistemas:
- o continente: as interfaces e todas as estruturas que podem limitar as vias de comunicação interna;
- o conteúdo: o sistema neuromeníngeo e o sistema arterial e venoso.

Como já descrevemos anteriormente, o continente

influencia o conteúdo e vice-versa. A dificuldade real é compreender que esses sistemas interagem. O nosso exame busca, no entanto, distinguir as respectivas responsabilidades.

Observação geral

Sem nos limitarmos a uma visão sintomática, antes de perguntar ao paciente os motivos da visita, realizamos uma observação geral. Em certo sentido, todos os fisioterapeutas podem ser chamados de "salvadores da alma" e o conhecimento do sintoma pode reduzir seu foco durante a observação. Além disso, muitas causas de deformidades posturais são assintomáticas devido a sua natureza hegemônica.

Por exemplo, as compressões arteriais são quase sempre compensadas e fazem parte das causas primárias que geram "patologias mais aceitáveis para a homeostase do paciente".

OBSERVAÇÃO DO PACIENTE (EM PÉ NO CENTRO)

- para os pacientes que a RPG define como "anteriores" (aumento das curvas vertebrais e da rotação interna dos ossos pares), uma atenção maior será dada ao sistema arterial profundo;
- para os pacientes que a RPG define como "posteriores" (redução das curvas vertebrais e da rotação externa dos ossos pares), uma atenção maior será dada ao sistema neuromeníngeo.

TESTE DE "AUSCULTA" DO PACIENTE EM PÉ

Os desequilíbrios proprioceptivos nos conduzem em particular à "urgência" e à "adaptação", enquanto a análise das densidades indica uma possível cronização, ou seja, uma fixação. Ambas as coisas podem fazer parte dos sintomas do paciente.

> Observamos como o paciente flexiona, se curva e gira; em síntese, o que ele protege e como se organiza para a proteção. Em particular, tomamos notas a respeito de quais esferas (torácica, abdominal, pélvica, craniana) ou em volta de quais estruturas e em qual plexo o paciente age. O tratamento manual específico começará nesta área.

Se eventualmente não pudermos fazer uma escolha, diante de uma dúvida sobre o nível em que se deve iniciar a aplicação de tensão, convém aplicar de forma simultânea uma leve tensão nas duas estruturas horizontais (teste "em equilíbrio inibitório") e analisar qual delas se relaxa e qual delas se tensiona mais (começaremos desta última).

TESTE DE ESTRESSE POSTURAL

- o teste em pé contra a parede com as vértebras lombares em delordose (++ arterial);
- o teste em flexão anterior com as vértebras lombares em flexão ("teste da bicicleta"; ++ neuromeníngeo).

> Para os pacientes que a RPG define como "anteriores", consideramos *a priori* eventuais causas ligadas às artérias; para os pacientes que a RPG define como "posteriores", consideraremos as causas de natureza neuromeníngea.

Interrogatório

O interrogatório nos informa do motivo pelo qual aquela pessoa marcou uma consulta, do diagnóstico médico, dos sintomas, das circunstâncias de agravamento ou de alívio, das hipóteses do paciente. No interrogatório, buscamos manter sempre uma distância discreta, porque "os poderes egocêntricos e fantasiosos da imaginação são capazes de deformar e alterar a mais honesta das percepções". Podemos prosseguir, levando em conta as seguintes questões:

- A descrição, a localização, a extensão e a direção dos sintomas.
- Qualquer trauma, estresse ou outros sintomas que precederam ou motivaram a consulta. Por exemplo, uma dor na coluna vertebral poucos dias antes do sintoma neurológico periférico confirma a presença de uma componente etiológica radicular.
- Em seguida, é necessário diferenciar, tanto quanto possível, a origem desses sintomas. As síndromes canalares comprimem diversos elementos: artérias, veias, nervos e meninges. Em geral, essas estruturas são coafetadas, visto que são intimamente interdependentes.
  - Compressão das artérias: + incômodo que causa adaptações posturais; ++ fadiga prematura; +++ dor após um esforço relativamente breve, como na claudicação intermitente (a dor desaparece bem rapidamente pouco depois da interrupção do esforço). As compressões de origem musculoesquelética das principais artérias sempre são compensadas.

- Compressão das veias: incômodo, sensação de peso, cianose, dor "metabólica" (dor indefinida, distribuída em uma grande superfície, como no caso de muitas lombalgias inespecíficas, que representam de 85 a 90% de todas as lombalgias).
- Compressão do nervo:
  - no plano da sensibilidade: + sensação de desconforto com desenvolvimento de adaptações posturais e movimentos tipo tique; ++ dor ardente e profunda ao longo do percurso do nervo, geralmente acompanhada de disestesia ou parestesia; +++ alodínia. Observação: estudos recentes afirmam que a avaliação dos dermátomos tem um valor preditivo baixo na diagnose do dano radicular; pesquisas mais recentes definiram os dinátomos como mais indicativos;
  - no plano motor: a análise da componente motora após uma neuropatia pode originar diversas incompreensões; dependendo da gravidade da compressão, passamos da hipertonia à amiotrofia, o que pode parecer paradoxal.
  - ++ Disfunção: ausência de lesão no nervo. Trata-se principalmente de distúrbios microcirculatórios. Adaptações posturais antálgicas, hipertonias protetivas, disfunções proprioceptivas (fontes de acidentes, bloqueios e movimentos falsos).
  - +++ Lesão: dano na bainha de mielina, às vezes ruptura dos axônios (*red flag*), confirmada em alguns casos por meio da EMG (eletromiografia). Gradualmente, a hipertonia cederá espaço a uma perda progressiva de força e atrofia. Em particular, as amiotrofias sem dor serão consideradas possíveis danos à medula espinhal (por exemplo, a síndrome de Kahn-Schneider).
- Também são discutidos os níveis de organização sobre e subjacentes: diabetes, alcoolismo, diálise, estados emocional, psicológico e social (atente-se ao modo de fazer as perguntas!).

Análises locais das retrações

> Diferenciar as retrações decorrentes de proteções antálgicas das retrações que estão na origem da compressão é a coisa mais difícil (etiopatogênese).

Por esse motivo, é necessário distinguir:
- Tensões e retrações de proteção: trata-se geralmente de músculos longitudinais, verticais e antigravitários, paralelos ao percurso do nervo.

- Tensões e retrações musculares na origem da compressão: trata-se geralmente de músculos horizontais que representam as interfaces atravessadas por artérias, veias e nervos (por exemplo, o nervo mediano no pronador redondo). Uma vez que há possibilidade de esses músculos horizontais obstruírem a passagem dos nervos, nós os definimos como diafragmas. De fato, a etimologia de "diafragma" é a seguinte: "Termo derivado de duas palavras gregas: *dia* (através) e *fragma* (fechamento), cujo significado faz referência a uma estrutura que separa ou delimita dois ambientes, limitando seu fluxo". Trata-se também de músculos que estabilizam o osso em torno do qual o nervo passa mudando de direção (por exemplo, o escaleno médio fixa a primeira costela para o alto — inspiração — e restringe o plexo na posição com os braços em adução).

Antes de avançar com a análise local das retrações, recordemos os dois tipos de tensão muscular:
- As tensões ofensivas: os músculos que definimos como "ofensivos" são aqueles que causaram o posicionamento postural de uma articulação no âmbito da própria fisiologia e, assim, a diminuição dos movimentos na fisiologia que, para eles, é antagonista.
- As tensões defensivas, de adaptação: os músculos que classificamos como "defensivos" são aqueles que sofrem a tensão do músculo ofensivo. Reagem com um estado de tensão a fim de limitar as consequências posturais e morfológicas.

O nervo, a artéria e a veia podem ser obstruídos por um músculo ofensivo ou por um músculo defensivo que, às vezes, está distante do sintoma. O músculo defensivo é o caso mais frequente.

O fisioterapeuta especialista em RPG sabe que devemos ultrapassar esse conceito simplista de alongamento sistemático no local em que se sente a dor. É necessário, na verdade, alongar o músculo ofensivo. O alívio induzido pelo alongamento do músculo defensivo não dura muito tempo.

Vale lembrar: os sintomas podem ser a consequência de retrações de proteção de estruturas mais hegemônicas (por exemplo, as artérias).

Testes clássicos

A seguir, apresentamos uma série de testes relativos à prática clínica e que, se necessário, completarão as manobras de reequilíbrio da RPG.

Para as artérias:

- testamos a fatigabilidade (teste de Roos);
- testamos a evolução do pulso em uma posição específica (por exemplo, os testes de Éden, de Adson e de Wright);
- as perdas de fluxo podem ser verificadas por um Ecodoppler.

Para os nervos periféricos existem dois grandes grupos de teste:

- Testes que comprimem o nervo por uma aplicação de tensão na interface específica (latência de 1 a 4 minutos). Comprimindo o continente [por exemplo, o teste de Phalen para o túnel do carpo, a manobra de FAIR (flexão, adução, intrarrotação), o teste de Freiberg para o músculo piriforme e o teste de Spurling para comprimir a raque cervical no plano do forame de conjugação).
- Testes de deslizamento/alongamento do nervo em seu trajeto, incluindo a medula espinhal (Von Lanz, Butler, Maitland, Pommerol etc.):
  - ULNT (*Upper Limp Neurodynamic Test*; testes neuromíngeos dos membros superiores);
  - PNF (*Passive Neck Flexion*; flexão passiva da cabeça e das vértebras cervicais) para testar a dura-máter e a medula no plano superior da coluna vertebral;
  - SLR (*Straight Leg Raise simile al Lasègue*) e PKB (*Prone Knee Bend*; teste em extensão das ancas e flexão dos joelhos) para os membros inferiores;
  - *Slump test* (em posição sentada, com extensão dos joelhos) para testar o nervo ciático e, ao mesmo tempo, a dura-máter e a medula.

Trata-se de testes de somação menos específicos para uma estrutura, mas que nos permitirão avaliar todo o percurso do nervo, da medula espinhal e da dura-máter.

Em relação às veias: observamos os inchaços das extremidades.

Adaptações dos reequilíbrios via RPG

PARA AS ARTÉRIAS

Sempre começamos por essa opção porque é mais hegemônica e os testes são menos subjetivos. Refere-se, nas posições de reequilíbrio, à alteração eventual do pulso e à elasticidade da artéria que percebemos [pulso (+++) ausente (++) fraco (+) combativo].

> Introduzimos a preensão do pulso e a palpação das artérias dos reequilíbrios. Podem ser complementados por testes acadêmicos (por exemplo, Éden, Adson etc.).

PARA OS NERVOS PERIFÉRICOS

> As semelhanças dos testes neurodinâmicos e de reequilíbrio das cadeias de coordenação neuromuscular são evidentes, visto que têm as mesmas origens e testam, por somação de estresse, as mesmas estruturas. Portanto, manteremos os reequilíbrios, ligeiramente modificados.

Com as técnicas de reequilíbrio, fazemos fluir e estiramos o nervo, testamos seu conteúdo e aplicamos tensão também nas estruturas das interfaces, ou seja, nos continentes.

Na aplicação progressiva de tensão, por acúmulo, as correções das rotações avaliam mais as interfaces (continentes).

Já as correções em flexão ou extensão testam melhor a capacidade de deslizamento e alongamento do nervo (conteúdo). Essas últimas também são elementos de sensibilização dos testes anteriormente descritos. As variações em abdução e adução são consideradas intermediárias.

Quando o sintoma se manifesta no teste, por acúmulo de tensões, é preciso relaxar o último elemento tensionado para ver se dessa forma o sintoma desaparece. O teste positivo duplo indica a participação direta dessa última estrutura na síndrome neurogênica dolorosa.

Neste texto, não é possível descrever analiticamente todos os testes para cada síndrome. Por esse motivo, optamos por ilustrar apenas os princípios que orientarão os leitores em suas próprias avaliações.

Microteste (palpação e ausculta)

> *O conhecimento pode ser definido e transmitido ao outro. O ato de sentir é uma experiência primária e precede qualquer esforço de inteligência. Nenhuma explicação poderá transmiti-lo adequadamente a alguém que não compartilha da mesma experiência.*
> (Itsuo Tsuda)

Os microtestes são necessários para validar as hipóteses de ausência de deslizamento/elasticidade (o conteúdo: nervo, artérias, vísceras) e de compressão (o continente: osso parietal).

Conteúdo: testaremos a artéria e o nervo manualmente (palpação), em busca do sintoma (postura). Se as causas posturais da manifestação dos sintomas não forem claras ou reproduzíveis, será necessário avaliar com a palpação nas diferentes posturas (amplificação).

No nervo, observamos a sua perda de elasticidade, a sensibilidade dolorosa ao toque (geralmente uma hipersensibilidade inconsciente sem compressão), os eventuais inchaços [neuromas (+++), bossas (++), nervo espesso e granuloso (+)]. Essa pesquisa se dá no ponto em que o nervo é mais acessível (ponto-chave), em que atravessa ou circunda uma interface ou em que se bifurca.

O retardamento dos movimentos intrínsecos dos órgãos-alvo, sobretudo a pele (que não desliza mais), será um meio de diagnosticar a disfunção do nervo (ou da artéria).

Enquanto na artéria procuramos a tensão e a rigidez, na veia a palpação é mais complicada, por isso, analisamos a sua sensação geral em toda a área envolvida (edema, dilatação e, sobretudo, hipersensibilidade, em uma região estendida, à compressão, depois de uma posição estática).

Continente: a palpação vai evidenciar a origem local das retrações, tendo em conta os músculos do diafragma (horizontais), mas também buscando a "dureza do osso", que revela uma possível disfunção articular. Atenção: a palpação não diferencia a tensão ofensiva da tensão defensiva.

Testes complementares e bandeira vermelha

O exame clínico descrito poderá ser confirmado por exames objetivos: EMG, Doppler, discografia, IRM, cuja prescrição não é nossa.

Observa-se que, para muitas síndromes canalares, o diagnóstico é essencialmente clínico. Depois, não devemos nos esquecer de que é um erro agir impulsivamente em caso de ausência de resultados ou de suspeita de uma lesão grave que levaria a uma degeneração walleriana. Nesses casos, é preciso solicitar que o paciente vá imediatamente a um neurologista ou clínico geral.

TRATAMENTO

Limite da nossa ação

Antes de assumir o tratamento do paciente, devemos estar seguros de que não se trata de patologias infecciosas, inflamações ou problemas de outra natureza que configurem uma emergência médica.

Assim, vale lembrar dos sinais que devem nos deixar em alerta: distúrbios do equilíbrio, caminhada estranha, febre, perda de peso injustificada, dor noturna não mecânica, dor torácica, irritabilidade severa, vertigens, problemas na linguagem, dificuldades de deglutição, síndrome de Claude Bernard-Horner, aumento anômalo da pressão sanguínea etc.

Balanceamento dos diafragmas e dos plexos

O nosso objetivo é favorecer os processos naturais de recuperação dos pacientes.

Intuitivamente pensamos que se trata de alguma coisa que falta, mas, na realidade, é em geral a reação excessiva do corpo às agressões que causa desequilíbrios. Trata-se sobretudo de compensações posturais (hipertonias) e teciduais (fibroses). Geralmente essas adaptações se dão por rotação, visto que requerem menos energia e não implicam uma resposta antigravitária. Assim, são os músculos do plano transversal, chamados de diafragmas, que se contraem primeiro e eventualmente endurecem. Os fluxos de informações que devem passar por esses músculos serão alterados. As síndromes canalares são organizadas de acordo com o mesmo princípio para os "diafragmas" periféricos secundários e para os estreitos anatômicos. O método global da RPG requer que se comece a equilibrar e alinhar os músculos horizontais do centro antes de considerar o tratamento dos diafragmas secundários.

Os diafragmas principais do centro corporal também estão próximos aos principais centros neurovegetativos (Figura 11.5), que são plexos primitivos e geram os órgãos internos. Os nervos simpáticos e parassimpáticos, que formam um elo entre esses centros e a neuraxe, também podem sofrer influência dos desequilíbrios posturais nos diafragmas. As membranas fibrosas (em particular o peritônio), em conexão mecânica com o diafragma torácico, podem alterar a circulação das artérias que envolvem. Vale notar que as artérias são guias para as redes neurovegetativas que seguem os plexos nas vias para os órgãos. Esses centros neurovegetativos, seus nervos, as artérias e as veias interferem sobretudo nas estratégias ventilatórias, assim como nas posturas.

> As ações de relaxar os diafragmas e os centros neurovegetativos, de restabelecer a respiração correta e de harmonizar as curvas estão na base do nosso trabalho cotidiano.

Através da aplicação de tensão periférica, a postura desencadeia os sintomas e iniciamos, assim, uma concatenação.

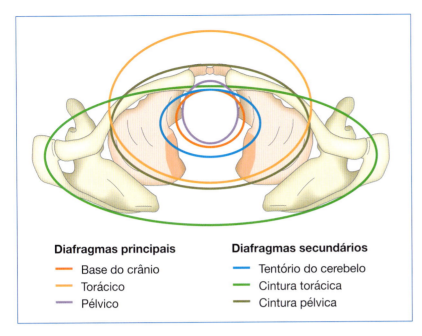

Diafragmas principais
— Base do crânio
— Torácico
— Pélvico

Diafragmas secundários
— Tentório do cerebelo
— Cintura torácica
— Cintura pélvica

Figura 11.5 Visão superior do alinhamento dos diafragmas.

Para harmonizar os diafragmas, trabalhamos diretamente na regulação das pressões dentro de cada cavidade. Os mesmos princípios também são encontrados em outros métodos. Isso permite liberar as vias de comunicação ao longo de tal estrutura. É preciso notar que estamos em uma inter-relação, na qual o contrário também é verdadeiro.

Começa-se corrigindo o diafragma em torno do qual o paciente apresenta maior desarmonia, o que se observa através do teste de ausculta global e de dois reequilíbrios gerais. Isso influenciará todos os nossos equilíbrios até o nível celular (Figura 11.6).

Tratamento das síndromes canalares

NEUROMENÍNGEO

Existem quatro grandes fases de importância quando lidamos com problemas neuromeníngeos. A primeira tem a ver com melhorar o metabolismo do nervo (em

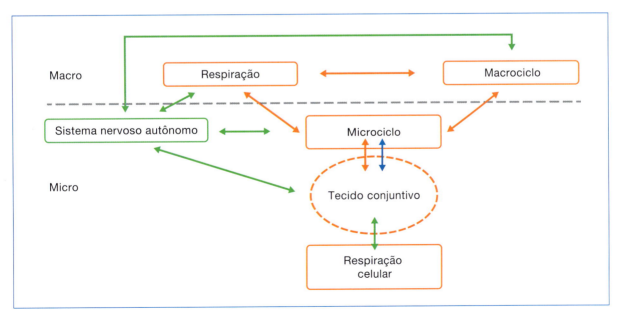

Figura 11.6 Esses fluxos de informação e de fluidos são essenciais para a saúde e a reparação do tecido conjuntivo.

vermelho na Figura 11.7). Estamos tratando o conteúdo. Por isso, procuramos facilitar a macrocirculação o máximo possível e, no plano local do sintoma, a microcirculação e o deslizamento dos nervos neurovegetativos. A posição supina é, dessa forma, essencial no início.

Nos casos agudos, é preciso reduzir o máximo possível do tônus (em vermelho), a fim de relaxar as grandes interfaces, mesmo que, nessa primeira fase, isso signifique favorecer as compensações (espessura de compensação +++). Às vezes, será necessário posicionar os membros em "postura metabólica" (conhecida também como postura de distensionamento), a fim de promover a circulação periférica (isso deriva da afirmação de Philippe E. Souchard: "tudo é aceitável no início da postura"). Para encontrar essa posição, seguimos as tentativas de fuga do corpo do paciente e as amplificamos. É isso que os osteopatas definem como tratamento funcional. Nessa posição, em que todas as interfaces estão relaxadas, solicitaremos uma respiração mais ampla, trabalhando sempre com cuidado na expiração global, para favorecer o retorno dos fluidos (bomba diafragmática). As posturas executadas também reduzirão a tensão na globalidade do nervo, aumentando o seu diâmetro e a microcirculação.

Nessa fase, efetuamos as manobras diretas nas artérias (técnicas reflexas, estiramentos, recuos) e as manobras intraneurais que visam descongestionar o nervo (compressão muito leve seguindo os movimentos intrínsecos do próprio nervo).

O tônus geral e local diminui gradualmente, por causa:

- da posição deitada;
- da insistência na expiração liberada;
- da postura de distensionamento;
- da melhora metabólica, que diminuirá gradualmente a nocicepção;
- do relaxamento recuperado pelo paciente.

A segunda fase está relacionada a estirar o diafragma ou as interfaces (em azul, na Figura 11.7) para descomprimir os órgãos de comunicação. Estamos tratando essencialmente o continente. O paciente está em uma postura global com uma tensão longitudinal muito reduzida. O início dessa fase consiste no posicionamento do centro e na gestão da respiração com o equilíbrio dos diafragmas e dos plexos que descrevemos antes.

As aplicações de tensão longitudinais metaméricas (entre duas vértebras) ocorrerão em todos os níveis radiculares envolvidos. Os músculos oblíquos podem ser considerados diagramas adaptativos, cuja compo-

nente vertical da compressão representa um sério perigo aos discos.

Liberaremos progressivamente os músculos horizontais da bacia e do estreito cérvico-tóraco-braquial. O objetivo também será agir na periferia das interfaces dos ramos distais (por exemplo, o ligamento carpal transverso e os músculos da eminência tenar e hipotenar). Às vezes, a liberação da interface periférica envolve surpreendentemente o centro. No entanto, também pode ocorrer o contrário demonstrando o fato de que estamos tratando de um conjunto em continuidade mecânica e funcional. Estamos no campo da RPG que os colegas mais experientes definem como fluida.

A terceira fase consiste em fazer o nervo deslizar (em preto na Figura 11.7). O escopo dessas mobilizações é melhorar a viscoelasticidade do mesonervo e mobilizar algumas conexões vasculonervosas (neurovegetativas), inspirando-se nas técnicas de mobilização neuromeníngea (por exemplo, o *Upper Limb Tension Test*) e nas integrações dinâmicas da RPG.

Os mais atentos não deixarão escapar uma semelhança com as técnicas de facilitação neuromuscular proprioceptiva de Kabat, sobretudo quando a etiopatogênese do distúrbio for de origem central. Nesse nível, talvez a continuidade mecânica do sistema nervoso permita imaginar ações através da mobilização da trama astrocitária.

Nessas mobilizações extraneurais, o tratamento dos tecidos conjuntivos frouxos é mais dinâmico e mais fluido se comparado ao tratamento do tecido conjuntivo denso que, geralmente, alongamos nas cadeias de coordenação neuromuscular.

Para fazê-lo, é necessário tensionar o nervo sem provocar a reação tônica de defesa dos músculos longitudinais. Uma vez obtida essa tensão:

- Para as mobilizações extraneurais distais, a "mão periférica" do fisioterapeuta vai em busca de eventuais retardamentos dos tecidos periféricos. O centro é liberado e o nervo é estirado através dos órgãos-alvo, das artérias, dos músculos, dos ossos e da pele. Devemos conhecer, portanto, o angiótomo, o miótomo, o esclerótomo e o dermátomo de cada nervo.
- Para as mobilizações extraneurais proximais, depois de atenuar as tensões periféricas, a "mão central" fará pompagens metaméricas ou craniossacrais. A peculiaridade desse tratamento reside justamente no cuidado de ausculta das meninges, da neuraxe ou de todo o tecido nervoso em que se aplica uma tensão leve e cada vez mais global: uma tensão que definimos de ausculta. A análise das reações posturais nos mostra quais são as zonas em que a mobili-

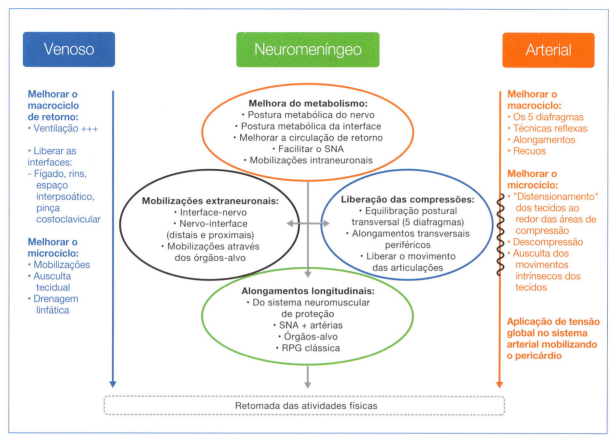

Figura 11.7 As diversas fases/intenções do tratamento de síndromes canalares na RPG.

dade da rede nervosa está reduzida. Tudo isso já faz parte, embora de forma menos explícita, da RPG. A quarta fase consiste em alongar os elementos longitudinais (em verde na Figura 11.7). O nervo não é capaz de manter posturas por longos períodos, porque na posição alongada a sua seção é reduzida e o microciclo, pouco eficiente. É por isso que os estiramentos serão ainda mais delicados no caso de síndromes neurogênicas. As tensões periféricas dos órgãos-alvo e as tensões centrais dos órgãos-fonte, descritas nas mobilizações extraneurais, se conjugarão gradualmente. As cadeias de coordenação neuromotora protetivas serão alongadas. O reaparecimento dos sintomas configurará um sinal de alongamento excessivo. Será necessário, então, fazer uma pausa, executando mobilizações extraneurais delicadas, para depois recomeçar com uma progressividade mais adequada. Certas técnicas de preensão do crânio (por exemplo, a partir das asas maiores do esfenoide) nos permitem prolongar a tensão para além do forame magno com o objetivo de alongar os desdobramentos da dura-máter (foice do cérebro e do cerebelo, tentório do cere-

belo). Esses movimentos cranianos também causarão tensões indiretas no cérebro, em sua rede vascular e sua rede astrocítica, que podem ser consideradas o tecido conjuntivo do cérebro. Essa descrição em quatro etapas foi feita para fins didáticos, de modo que, a qualquer momento, pode haver a necessidade de retornar a uma fase precedente.

PARA AS ARTÉRIAS

Como vimos no balanceamento dos diafragmas, o tratamento das artérias no tronco é geralmente um pré-requisito para o tratamento das artérias dos membros (nas síndromes canalares).

O tratamento das artérias também se inclui na fase 1 (metabólica) do tratamento neurológico periférico. As manobras específicas consistem em técnicas reflexas (estirando/deslizando na base), assim como na aplicação de tensão na artéria e no "recuo".

Em alguns casos, ainda será necessário liberar as interfaces que comprimem a artéria (por exemplo, no estreito torácico superior).

A "grande" postura para o tratamento das artérias é realizada em abertura de ângulo coxofemoral (variante adutor magno) com os braços abertos. A respiração no tempo 1, com expiração paradoxal, aumenta o alongamento da estrutura arterial sistêmica, enquanto todos os alongamentos setoriais periféricos ou da cabeça alongam uma artéria específica.

PARA AS VEIAS

O retorno venoso é o canal de comunicação mais rapidamente influenciado pelas compressões, por causa da pouca pressão nas veias. Provavelmente, as manobras nas grandes artérias também têm efeito no sistema venoso adjacente. Poucas manobras específicas são realizadas na periferia, salvo as mobilizações e a ausculta tecidual. Em relação à circulação de retorno, é importante procurar um delta respiratório maior (sobretudo da expiração). O vácuo intratorácico assim criado pela respiração profunda atrai sangue venoso à caixa torácica. O tratamento de todos os diafragmas de grande dimensão será essencial para atenuar as principais compressões venosas. Alguns órgãos — o fígado, os rins, o útero — também podem, em caso de congestionamento, se tornar interfaces de compressão venosa (e nervosa).

Em muitas síndromes radiculares, o descongestionamento venoso do plexo do buraco de conjugação é um elemento determinante na liberação das raízes nervosas.

Isso explica por que muitas vezes os sintomas somem, enquanto a hérnia não.

Na lombalgia matinal, frequentemente ligada a fortes tensões no psoas, também se deve considerar um possível envolvimento do sistema venoso. A veia lombar (com o plexo lombar) está, de fato, presa no espaço interpsoático.

PARA O TECIDO CONJUNTIVO E A MICROCIRCULAÇÃO

Quer tratem dos músculos, das artérias, das veias ou dos nervos, os textos especializados observam principalmente as memórias estruturais dos tecidos conjuntivos.

A RPG sempre se ocupou do tecido conjuntivo denso das cadeias de coordenação neuromuscular, considerando essencialmente o seu aspecto mecânico. O nosso objetivo é, dessa forma, a *fluage* do tecido conjuntivo, representando em particular uma modificação da organização das fibras de colágeno. A técnica consiste em longos estiramentos, sem compensações (posturas).

No contexto das síndromes canalares, o nosso olhar dirige-se inicialmente à função metabólica do tecido conjuntivo do nervo, portanto, ao seu microciclo. Recordemos que o nervo e aquilo que o envolve são constituídos por uma sucessão de tecido conjuntivo denso e tecido conjuntivo frouxo. O primeiro resiste às tensões; o segundo permite o fluxo dos diversos planos internos.

A técnica consiste na amplificação dos movimentos locais intrínsecos auscultando o tecido, partindo de um distensionamento, em direção a uma tensão leve. Em seguida, faz-se o deslizamento do nervo e, depois, passamos a cuidar do tecido conjuntivo frouxo.

Nessa fase, o objetivo é melhorar a viscoelasticidade, que depende muito da capacidade do tecido de conter água, ou seja, da presença de glicosaminoglicanos. Nessa perspectiva, uma manualidade delicada e fluida dirigida à ausculta é mais apropriada do que uma tensão constante voltada à organização do colágeno. Esse trabalho será integrado por mobilizações extraneurais.

Nessa fase, encontramos técnicas muito parecidas com a pompagem descrita por Marcel Bienfait, que inicialmente participou da "aventura de St. Mont", e algumas estratégias terapêuticas manuais semelhantes também podem ser encontradas nas técnicas de terapia fascial ou nas técnicas teciduais da osteopatia.

Essa mobilidade intrínseca dos tecidos representa o resultado da variação da pressão e da perfusão dos tecidos, devido à musculatura lisa das arteríolas, dependente do sistema simpático. Descrevemos essas arteríolas médias, proporcionalmente muito mais musculosas, como milhares de pequenos corações periféricos que retomam a atividade da bomba cardíaca e a elasticidade das grandes artérias, a fim de melhorar a perfusão periférica. Na natureza, os organismos pequenos (que não têm coração) apresentam essa circulação primitiva que, segundo o meu ponto de vista, nós conservamos no plano periférico.

Independentemente disso, muitas pessoas percebem os tecidos que incham e desincham hidraulicamente, para além das várias hipóteses plausíveis, mais ou menos convincentes. Ainda mais importante, essa pressão hidráulica flutuante nos tecidos permite identificar onde o tecido conjuntivo se tornou esclerótico. Os movimentos da ventilação indicam as retrações em termos macro, enquanto os movimentos intrínsecos dos tecidos indicam as áreas de retração em termos micro, o que é muito importante para guiar a manualidade local (micro) e para especificar as correções globais (macro) realizadas com o ritmo da respiração. Isso guiará a manualidade específica nos tecidos conjuntivos internos do nervo, mas também no mesonervo, que representa o aparato deslizante da tríade.

Obviamente, será necessário um treinamento específico para que possamos perceber esses micromovimentos, já presentes na RPG, quando trabalharmos com "manualidade fluida", observando que uma sensação não se transmite, mas deve ser vivida.

A melhora da densidade do tecido conjuntivo, de sua microcirculação, da viscosidade e do metabolismo da matriz extracelular faz parte da regulação da organização "ambiente-célula", o "sistema de regulação de base". No contexto das síndromes canalares, os axônios e os oligodendrócitos (bainha de mielina), bem como as paredes das artérias, serão os principais beneficiários da referida melhoria. No plano sistêmico, a melhoria das comunicações internas representa um benefício a todas as funções vitais.

CONCLUSÕES

A princípio, a terapia manual focaliza totalmente a mecânica e a cinética. Sua evolução integra a neurologia, com especial atenção aos conceitos de facilitação neuromuscular proprioceptiva segundo Viel, inspirado, por sua vez, em Kabat. Essas noções, com as técnicas proprioceptivas de inibição do sistema musculoesquelético, conduzem-nos ao conceito de Sistema Integrado de Coordenação Neuromuscular (Siconem), da RPG.

As conquistas mais recentes do método integram dois aspectos fundamentais da fisioterapia e o presente capítulo insere-se no quadro sistêmico definido por Philippe Souchard nos termos dos "mecanismos de adaptação e de defesa". A nossa contribuição é simplesmente integrar de modo mais explícito as informações internas do corpo, a interocepção, representada principalmente pela nocicepção. Os nociceptores são encontrados em qualquer parte do corpo, mas sobretudo nas fáscias e nos interstícios.

As respostas do organismo às informações nociceptivas são, no campo das nossas competências, adaptações posturais, neurovegetativas e estratégias antecipadoras de possíveis reações musculares. Entendemos que essas informações provenientes dos nervos, das artérias e das meninges estão extremamente envolvidas no efeito de somação ou efeito de amplificação (reflexos miotáticos) que obtemos na aplicação de tensão global. A mesma coisa acontece com as informações provenientes do pericárdio, do peritônio e da pleura, que influenciam ainda mais as estratégias respiratórias. A resolução das causas dessa dor reflete-se na melhora da postura, da respiração, das possibilidades de reação ao ambiente externo, assim como da organização interna, e, dessa forma, reflete-se em uma melhora significativa do estado de saúde. Essas dores têm como etiologia biomecânica a compressão e a tensão, mas também podem decorrer de fatores metabólicos. Algumas dessas causas podem estar fora do nosso campo de atuação, mas melhorar a liberdade do movimento das vias de comunicação interna é, sem dúvida, um dos elementos determinantes do nosso trabalho. Atuamos em três níveis de organização: no plano tecidual, nos tecidos conjuntivos; no plano orgânico, nos músculos, artérias e nervos; no plano sistêmico, nos Siconem e nas estruturas arteriais, nervosas e músculo-conjuntivas, que podemos descrever como trama artério-nervo-músculo-conjuntiva.

No plano dos tecidos, o conjuntivo é a rede mais arcaica que conecta todos os nossos órgãos. Parte dela, o interstício, penetra profundamente em todos os órgãos, dos quais é tanto estrutura portante (suporte) quanto via de comunicação. Para nutrir e drenar profundamente, é indispensável melhorar a fisiologia da interface entre as células e o fluxo hemático. A organização da trama conjuntiva representa a principal memória do corpo e sua resiliência depende das forças e do metabolismo envolvidos. Tais forças dependem do sistema postural que balanceamos através das posturas e da habilidade manual.

O tratamento dos tecidos conjuntivos, inclusive da fáscia e do interstício, sempre foi parte integrante da RPG. As estratégias terapêuticas de manualidade que adotamos têm como fim orientar conscientemente a ação no interstício e nos tecidos conjuntivos dos nervos, das artérias e das meninges. No cérebro, em que não há tecido conjuntivo propriamente dito, é a trama astrocitária que desempenha esse papel de ligação e filtro. Sabemos que ela influencia a atividade neuronal, participa da memória e da aprendizagem e é essencial para a nossa consciência. Acreditamos que as manobras globais de alongamento, com uma atividade no crânio, participem da reorganização da trama astrocitária, que reage às tensões mecânicas aplicadas.

A conexão mecânica entre a estrutura astrocitária e a pia-máter foi confirmada. Além disso, também é necessário prestar particular atenção nos tecidos conjuntivos das membranas serosas que circunscrevem as cavidades e que, com seu deslizamento, garantem certa independência às vísceras em relação às posturas e aos movimentos.

No que concerne às organizações superiores, durante a filogênese alguns órgãos aumentaram as nossas capacidades de comunicação. Trata-se das artérias, das veias (e vasos linfáticos) e dos nervos. A compressão dessas vias de comunicação está na origem das síndromes canalares e das síndromes neurogênicas dolorosas. A liberdade de deslizamento dessa tríade (1 artéria, 2 veias, 1 nervo) é essencial para a nossa homeostase. No tratamento, liberar essas vias de comunicação é prioridade em relação à terapia da fáscia e à regulação do tônus.

O princípio seguinte é comum a muitas escolas de pensamento e foi transmitido ao longo do tempo: é necessário liberar o sopro vital, a circulação da energia! Essa filosofia pode parecer romântica aos materialistas. No entanto, a estrutura definida pelas relações e as informações que circulam não podem ser pesadas, medidas, pois "possuem as propriedades imateriais do espírito. Mas, nesse caso, é inseparável da matéria, assim como o significante é do significado".

As estratégias terapêuticas de manualidade que propomos para as tramas conjuntivas, arteriais e nervosas visam permitir uma melhor circulação das informações e, assim, promover a vida celular, bem como a vida em todos os níveis de organização. A resistência dessas tramas responde às informações mecânicas, à regulação das posturas, das estratégias respiratórias e dos movimentos, às habilidades manuais e aos movimentos intrínsecos dos tecidos.

A perda de mobilidade nas vias de comunicação pode ser o resultado de um acidente que provocou uma compressão ou um alongamento repentino. Mas, na cronicidade, geralmente resulta de descompensações ou de esgotamento das capacidades de adaptação postural que já fizeram de tudo para protegê-la. Somos nós que devemos ajudar os pacientes a recuperar a liberdade dessas estruturas tão importantes para a saúde. Todos concordam que o movimento faz bem! Mas, para que esses macromovimentos sejam possíveis e fisiológicos, é necessário melhorar os micromovimentos e os fluxos internos. Ter uma boa postura e ser capaz de mover-se depende, antes de qualquer coisa, dos movimentos internos, os quais, consequentemente, são importantes para a saúde em geral.

A mensagem mais importante é que podemos considerar a análise do sistema postural como o estudo das primeiras manifestações dos desequilíbrios internos. A análise da postura deve ser vista, dessa forma, da mesma maneira que o exame de sangue é visto, isto é, como meio para visualizar os pontos em que o corpo está lutando pela sua homeostase. Cabe a nós analisar as limitações da mobilidade a montante, quando as capacidades adaptativas permitem ao paciente que estamos tratando a restauração das comunicações internas.

Para o diagnóstico, confirmamos o que está indicado na tabela de escolha das posturas RPG.

Para a artéria, faremos as medições do pulso nos reequilíbrios.

Para o nervo, a análise local das retrações permite distinguir, no local do sintoma, as retrações causais das adaptativas. Manteremos as técnicas de reequilíbrio, somando a elas "detalhes" periféricos. Também sensibilizaremos esses testes através do centro, com pompagens, flexionando e inclinando a cabeça e a raque, bem como através de trações no sistema craniossacral e nas meninges. É importante enriquecer a nossa análise da trama músculo-conjuntival com a observação das redes arteriais, nervosas, astrocitárias e das serosas. Durante a postura e a palpação do pulso e dos pontos-chave do nervo, assim como de todos os freios dos movimentos dos órgãos-alvo, podemos considerar uma componente arterial ou nervosa para cada retração que analisamos.

Em relação ao tratamento, é preciso ter em mente que lesões graves dessas vias de comunicação competem aos medicamentos e, sobretudo, à cirurgia. As síndromes canalares que nos dizem respeito são disfunções sem lesões graves, em que a nocicepção decorre principalmente da compressão do microciclo, que se manifestará só depois de um tempo mantendo a mesma postura. Por causa do tamanho das artérias e dos nervos e, assim, das múltiplas compensações possíveis, a nossa abordagem será necessariamente postural e global. Deverá ser integrada, além disso, aos níveis superiores, psicológico e social, e levar em conta distúrbios químicos, metabólicos e hormonais.

Na prática, o tratamento do nervo requer algumas adaptações em relação às estratégias terapêuticas músculo-conjuntivas comuns.

A depender da progressão da síndrome do paciente, diversas estratégias são possíveis: na condição crônica, antes de alongar a tríade, é necessário descomprimi-la, ou seja, liberá-la das estruturas transversais e dos ossos adjacentes. O balanceamento desses "diafragmas" e a resolução das disfunções articulares são, portanto, parte do percurso. Tudo isso faz parte de uma estratégia de ação centrípeta, em que os primeiros a serem liberados são os "grandes cruzamentos". Geralmente, as compressões periféricas são o resultado de adaptações centrais mais hegemônicas. Depois de liberar a tríade das compressões, será necessário fazer o nervo deslizar ao longo das estruturas que o circundam, antes de poder alongá-lo.

A tensão nas posturas será ainda mais leve, já que ela reduz o diâmetro do nervo e, dessa forma, a sua microcirculação. É a liberação gradual do tônus do paciente que, como sempre, vai regular a progressão da postura. A tensão longitudinal será interrompida muitas vezes para mobilizar e fazer a tríade deslizar na sua bainha de tecido conjuntivo solto. De fato, a resiliência do tecido conjuntivo frouxo responde à ação de leves tensões contínuas. Reencontramos aqui mais uma vez o conceito de pompagem: movimentos em leve tensão. Esse conceito se associa a nossas integrações, propostas há muito tempo por Philippe Souchard e muito eficazmente afinadas por Rubén Fernández Martínez, e encontra coerência com aquilo que indicam as mobilizações extraneurais da "reeducação neurodinâmica" (por exemplo, *Upper Limb Neurodynamic Test*, *Slump test*). No que se refere ao tratamento das compressões no plano dos forames de conjugação, mantemos a base do tratamento da RPG, que consiste em encontrar as causas da hipercompressão discal. Na fase aguda, insistiremos na importância de drenar o plexo venoso perirradicular e na recuperação do deslizamento do nervo (mobilizações extraneurais em uma postura de pretensão global).

Nos nervos cronicamente patológicos, instaura-se uma rigidez muscular protetiva, que trataremos no fim com posturas longas e progressivas. É a melhora do metabolismo (artéria, veias e sistema linfático) e da estrutura do nervo — e, dessa forma, a melhora da sua nocicepção — que possibilitará o aumento da flexibilidade muscular.

A trama nervosa não se limita ao canal lombar: devemos alcançar também o alongamento da dura-máter e de suas estruturas intracranianas, assim como da neuraxe.

Nas síndromes canalares agudas em fase inflamatória, adaptaremos o início da postura porque, antes de aplicar tensão no nervo ou na artéria, devemos descomprimi-los e diminuir suas tensões longitudinais a fim de melhorar o metabolismo interno local. Nesse caso, a melhora do delta respiratório na expiração, típico da RPG, promoverá uma circulação de retorno melhor e a redução da acidez tecidual. Algumas manualidades específicas intraneurais — logo, teciduais — aumentarão os efeitos globais da postura e da respiração. Após a fase aguda, retornaremos ao estágio crônico já descrito.

Com as potencialidades do método, um dos riscos recorrentes com que lidamos é o de fazer as pessoas acreditarem que nós nos vemos onipotentes diante da doença. É o risco que corremos ao insinuar que as causas das deformações morfológicas, das tensões hipertônicas e das fixações do tecido decorrem da interocepção e de uma de suas peculiaridades, as síndromes canalares.

Certamente o leitor — ainda mais aquele que segue um percurso formativo específico — verá o problema segundo a ótica de "estarmos procurando as chaves (soluções) sob a iluminação de um lampião novo". Com objetividade e, sobretudo, bom senso, deve-se entender que tudo isso é só um dos elementos que integram a complexidade das nossas adaptações. Se a especialização é um imperativo na medicina alopática e, ainda mais, na cirurgia, o mesmo não vale no mundo da terapia manual, onde em geral a intervenção acontece a montante (mas também a jusante), quando as capacidades adaptativas dos pacientes ainda estão presentes.

Considerando que os nossos meios de ação não são invasivos, mas fisiológicos, devemos ser mais precisos e capazes de somá-los a fim de criar um contexto de resiliência. Porém, devemos saber reconhecer e aceitar quando tais meios não são suficientes.

Leituras recomendadas

- Barral JP, Croibier A. *Manipulations des nerfs crâniens*. 2. ed. Issy-Les-Moulineaux, Elsevier-Masson 2006.
- Barral JP, Croibier A. *Manipulations des nerfs périphériques*. 2. ed. Issy-Les-Moulineaux, Elsevier-Masson 2014.
- Barral JP, Croibier A. *Manipulations vasculaires viscérales*. Issy-Les-Moulineaux, Elsevier-Masson 2006.
- Besson JM. *La Douleur*. Paris, Odile Jacob 1999.
- Bienfait M. *Les fascias : base anatomique et physiologique de la thérapie manuelle*. Paris, Broché 1982.
- Bogduk N. *Anatomie clinique et radiologique du rachis lombal*. 2. ed. Issy-Les-Moulineaux, Elsevier-Masson 2013.
- Camirand N. *Axe cerveau-intestin-pelvis et ostéopathie: Approche intégrative du stress, de l'anxiété et de la dépression — Cerveau encéphalique*. Paris, Masson 2019.
- Caporossi R. *Le système neuro-végétatif et ses troubles fonctionnels*. Vannes, Sully 2016.
- Changeux JP. *L'homme neuronal*. Paris, Fayard 1983.
- Chauffour P, Prat E, Michaud J. *Le lien mécanique ostéopathique: artères et système neuro-végétatif: Edition bilingue français-anglais*. Vannes, Sully 2009.
- Chauffour P, Prat E, Michaud J. *Le lien mécanique ostéopathique: points clés du système nerveux périphériques: Concordances en ostéopathie et acupuncture*. Vannes, Sully 2017.
- Damasio A. *L'Ordre étrange des choses: La vie, les émotions et la fabrique de la culture*. Paris, Odile Jacob 2017.
- De Laere J, Tixa S. *Le syndrome neurogène douloureux: De diagnostic au traitement manuel, tome 1 – Membre supérieur*. Issy-Les-Moulineaux, Elsevier-Masson 2011.

- De Laere J, Tixa. S. *Le syndrome neurogène douloureux: De diagnostic au traitement manuel, tome 2 – Membre inférieur.* Issy-Les-Moulineaux, Elsevier-Masson 2012.
- Deyo RA, Weinstein JN. "Low back pain". *N Engl J Med.* 2001; 344: 363-70.
- Fernandez D, Lecine A, Hezard C. *Cinésiologie utérine: Test-traitement sous contrôle échographique.* Aix-En-Provence, De Verlaque 1988.
- Fernandez D, Lecine A. "L'enregistrement de l'onde de Traube-Hering et de la palpation crânienne simultanée. Osteo", *La revue des Ostéopathes*, n. 9, 1990.
- Guimberteau C, Colin A. *L'architecture du corps humain vivant: Le monde extracellulaire, les cellules et le fascia révélés par l'endoscopie intratissulaire.* Vannes, Sully 2016.
- Jacob F. *La logique du vivant: Une histoire de l'hérédité.* 2. ed. Paris, Gallimard 1976.
- Jannerod M. *Le cerveau machine: physiologie de la volonté.* Paris, Fayard 1983.
- Knott M. *Facilitation neuro-musculaire proprioceptive.* Paris, Maloine 1977.
- Laborit H. *L'esprit du grenier.* Paris, Grasset 1992.
- Laborit H. *La nouvelle grille.* Paris, Grasset 1986.
- Lazorthes G. *Le Système nerveux périphérique: Description, systématisation, exploration.* Issy-Les-Moulineaux, Elsevier-Masson 2017.
- Magistretti P, Agid Y. *L'Homme glial: Une révolution dans les sciences du cerveau.* Paris, Odile Jacob 2018.
- Morin E. *La méthode. La nature de la nature.* vol. I. Paris, Seuil 1981.
- Morin E. *Pour sortir du vingtième siècle.* Paris, Nathan 1981.
- Pischinger A. *Le système de la régulation de base: la matrice extra-cellulaire et sa régulation.* Cachan, Lavoisier 1999.
- Sherrington CS. *The integrative action of the nervous system.* New Haven, Yale University Press 1947.
- Souchard PhE. *Le Champ Clos. Bases de la méthode de Rééducation Posturale Globale.* 2. ed. Saint-Mont, Pousoë 1993.
- Souchard PhE. *Déformations morphologiques de la colonne vertébrale. Traitement physiothérapique en Rééducation Posturale Globale-RPG.* Issy-Les--Moulineaux, Elsevier Masson 2015.
- Souchard PhE. *Rééduction posturale globale RPG – La méthode.* Issy-Les-Moulineaux, Elsevier Masson 2011.
- Souchard PhE. *Les traitements neurologiques en rééducation posturale globale.* Saint-Mont, Pousoë 2018.
- Speece CA, Crow WT, Simmon SL. *Techniques d'équilibration articulo-ligamentaire.* Vannes, Sully 2004.
- Still AT. *Ostéopathie, recherche et pratique.* Vannes, Sully 2001.
- Taleb NN. *Antifragile les bienfaits du désordre.* Paris, Les belles lettres 2013.
- Tricot P. *Approche tissulaire de l'ostéopathie. Un modèle du corps conscient.* Vannes, Sully 2002.
- Upledger JE. *La thérapie cranio-sacrée: tome 2. Au-delà de la dure-mère.* Molenbeek-Saint-Jean (Bélgica), Satas 1998.
- Upledger JE, Vredevoogd D. *La thérapie cranio-sacrée: tome 1.* Molenbeek-Saint-Jean (Bélgica), Satas 1998.

Agradecemos ao Mario Colucci por sua colaboração na revisão deste capítulo.

O tratamento da incontinência urinária de esforço feminina em RPG

12

Celina Fozzatti

INTRODUÇÃO

Os distúrbios miccionais na mulher estão relacionados a alterações funcionais da bexiga e/ou uretra e podem levar a um quadro de incontinência urinária, que pode ser considerado um sinal e um sintoma, não caracterizando uma doença.

A incontinência urinária resulta de diversos fatores, como disfunção dos músculos do assoalho pélvico, distúrbios de inervação e anomalias nas estruturas conectivas que sustentam e estabilizam as vísceras dentro da cavidade abdominal. As alterações posturais que afetam o equilíbrio da bacia pélvica podem estar associadas a alterações no processo de continência. Esses fatores também podem estar associados a disfunções anorretais e sexuais.

Entre os fatores que predispõem a incontinência urinária vale citar a paridade, o tipo de parto, a idade, o peso do recém-nascido, a menopausa e a obesidade. De acordo com a literatura, as atividades físicas de alto impacto também podem estar ligadas à perda involuntária de urina.

A incontinência urinária desencadeada durante manobras de esforço é conhecida como *stress urinary incontinence* ou incontinência urinária de esforço, e, entre os distúrbios desse tipo, é a manifestação mais frequente. A incontinência urinária de esforço pode decorrer da hipermobilidade da uretra, causada pelo comprometimento dos elementos de sustentação pélvica, afetando o mecanismo de transmissão da pressão. É possível, então, associá-la aos desequilíbrios posturais da bacia pélvica.

A incontinência urinária de esforço severa, na qual a perda urinária ocorre a partir de uma discreta elevação da pressão intra-abdominal ($< 60mmH_2O$), é chamada de deficiência esfincteriana intrínseca da uretra. Em situações como essa, o tratamento conservador não dá bons resultados e, na maior parte dos casos, é indicada a cirurgia.

Peter Petros (1990) propôs a Teoria Integral com bases anatômicas para explicar a função normal, as disfunções do assoalho pélvico, a micção e a evacuação. A Teoria Integral considera três ligamentos importantes na sustentação, na manutenção e na estabilidade das vísceras da cavidade abdominal: os ligamentos pubouretral, uretropélvico e sacrouterino. São três os grupos musculares envolvidos: o diafragma urogenital, o diafragma pélvico e o centro tendíneo do períneo. Além disso, há três áreas de disfunção: anterior, média e posterior. Na Teoria Integral, as linhas de força estabelecidas pela posição e pela direção das fibras musculares e ligamentares possibilitam o equilíbrio e a estabilidade das vísceras na cavidade abdominal e na atividade de continência. Lesões que alteram o equilíbrio dos vetores de força causam distopias e incontinência urinária. Portanto, o mecanismo da continência depende do equilíbrio mecânico das estruturas que constituem a bacia pélvica.

A fisiologia da estática pélvica e a fisiopatologia da incontinência urinária dependem da integridade, da interação e do equilíbrio dos órgãos, músculos, fáscias, ligamentos, vasos e nervos que compõem essa região.

O ser humano ganhou mais liberdade a partir do momento em que alcançou a posição ereta. No entanto, agora está permanentemente sujeito à ação da gravidade, que desafia o equilíbrio e exige adaptação dos músculos do tronco, que passaram a ter ação antigravitacional.

Entre os vários fatores que determinam o desequilíbrio postural, podemos identificar a força de gravidade, a gestação, o parto, as atividades profissionais, os hábitos da vida cotidiana, as atividades esportivas e a obesidade. As alterações posturais levam a novos equilíbrios, os quais permitem a realização das atividades, mas podem contribuir para o aparecimento de lesões. A não adaptação do corpo à nova situação leva a distúrbios funcionais como a incontinência urinária; uma adaptação inadequada, por sua vez, pode provocar distúrbios estruturais, dos quais pode derivar uma distopia.

As fáscias e os ligamentos sustentam e estabilizam os órgãos, permitindo-lhes certa mobilidade, o que é um fator vital. As lesões nessas estruturas podem ter dois efeitos: a perda da mobilidade fisiológica ou a hipermobilidade.

Para o processo de continência, é fundamental que tanto no repouso quanto nos aumentos da pressão intra-abdominal a pressão uretral exceda a pressão intravesical. Para que isso aconteça, é fundamental que o colo vesical e a uretra proximal se encontrem na zona de transmissão pressórica, o que depende da integridade das estruturas de sustentação e da atividade dos músculos do assoalho pélvico. Portanto, no processo de continência, estão envolvidas:
- transmissão adequada da pressão abdominal para a uretra;
- integridade anatômica e funcional da uretra;
- integridade das estruturas de sustentação do colo vesical e assoalho pélvico.

Em suas complexas funções, a funcionalidade do assoalho pélvico depende não apenas da integridade dos tecidos, mas também da conexão dos ligamentos e das fáscias com os órgãos pélvicos, transmitindo a eles os vetores de contração da musculatura e possibilitando as funções de evacuação, micção, coito e a correta posição dos órgãos, sem prolapsos.

Segundo a Teoria Integral, a mobilidade do assoalho pélvico é essencial, mudando os vetores de contração para a frente, para trás, para baixo e para cima a depender da função do momento. Assim, o relaxamento das forças anteriores, com forças de contração predominantes para trás e para baixo, favorecerá o esvaziamento na micção e na evacuação.

Durante o esforço, o domínio referido é ainda maior a fim de evitar a perda de urina, fezes e os prolapsos. Mas como tudo isso acontece? Para compreender, é preciso conhecer a musculatura e a sua interação com as fáscias e os órgãos.

A BACIA PÉLVICA

A bacia pélvica é formada por três ossos: ílio, ísquio e pube, que se fundem na adolescência dentro da cavidade glenoide e, em número de dois, formam a cintura pélvica. Unem-se pelo osso sacro nas articulações sacroilíacas, posteriormente, e pela sínfise púbica, anteriormente (Figura 12.1). A bacia apresenta uma abertura circular superior e anterior e, como um funil, uma abertura menor inferior. Entre essas duas aberturas há uma angulação. Os diâmetros de inclinação, a forma e a consistência variam conforme as características individuais como a etnia, a altura e o sexo.

A parte superior da pelve forma um ângulo quase reto com o solo, com uma disposição que impede o prolapso dos órgãos abdominais na direção da saída inferior da pelve. O vetor da força de gravidade, na verdade, recai sobre a musculatura abdominal.

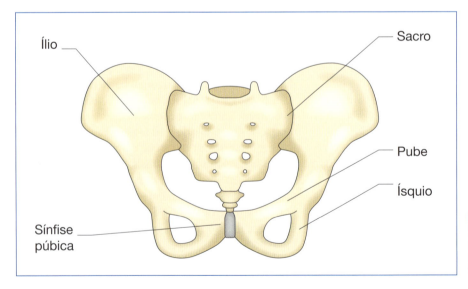

Figura 12.1 Cintura pélvica formada pela bacia pélvica unida posteriormente pelo osso sacro e anteriormente pela sínfise púbica.

As articulações sacroilíacas são articulações de suspensão, planas, em que a estabilidade do sacro depende do forte sistema ligamentar da região. Se não fosse pelo sistema anatômico-arquitetônico de encaixe cuneiforme e pela ação potente desses ligamentos, o sacro tenderia a deslizar para baixo, por causa de sua posição entre os ilíacos e da ação da gravidade. Portanto, as articulações sacroilíacas têm as seguintes características:
- são articulações de suspensão ligamentar;
- não têm um músculo motor diretamente responsável pela mobilidade;
- são articulações de micromovimentos, graças à elasticidade dos ligamentos.

A sínfise púbica é formada por articulação fibrocartilaginosa e ligamentos, dentre os quais os mais importantes são o suprapúbico, superiormente, e o arqueado, na parte inferior.

A oclusão da bacia pélvica, na parte inferior, é formada pelos músculos do assoalho pélvico (Figura 12.2).

Dickinson observou que "não há nenhum outro músculo do corpo que seja mais difícil de entender, no que diz respeito à forma e à função, do que os levantadores do ânus". Os músculos do assoalho pélvico apresentam uma complexidade única, diferente de qualquer outro músculo do corpo que atua determinando contrações e relaxamentos (por exemplo, o músculo bíceps, que, quando se contrai, aproxima o antebraço do braço e, quando relaxa, os distancia).

No assoalho pélvico, há diversos vetores resultantes de contração e relaxamento a depender da função executada.

A musculatura é inserida não apenas na parte óssea, mas também nos tecidos conectivos das estruturas, tais como a vagina, o reto, a bexiga, a uretra e o ânus.

A resultante dos vetores de contração e relaxamento permite a eliminação ou a continência das fezes e da urina. Por isso, os vetores podem estar distorcidos se houver alguma falha na contração da musculatura, causada por lesões ou alterações nervosas, ou se houver uma lesão na inserção da musculatura nas fáscias ou na parede óssea. Características como as citadas realçam a complexidade da fisiopatologia das disfunções do assoalho pélvico, que levam a quadros de incontinência e a prolapsos.

As três camadas de músculos, cujas fibras estão dispostas em direções diferentes, asseguram uma resistência a toda a área, uma atividade diferenciada na sustentação dos órgãos dentro da cavidade abdominal e uma resposta em contração reflexa nas variações da pressão intra-abdominal, promovendo a continência. Assim, temos:
- Diafragma urogenital – área triangular, que tem como base uma linha entre as tuberosidades isquiáticas. As paredes laterais são formadas pelos ramos isquiopúbicos e o ápice, pela sínfise púbica. Esse triângulo é fechado bilateralmente pelos músculos isquiocavernosos, margeando os ramos isquiopúbicos. Na base, estão os músculos transversos superficiais do períneo que se inserem no corpo perineal. Mais internamente há uma fáscia e, em um plano mais profundo, o músculo transverso profundo do períneo. Entre o corpo perineal e o cóccix, há uma musculatura circular, o esfíncter anal externo e, próximo ao introito vaginal, o músculo bulbo esponjoso, inserido também no corpo perineal. Rodeando internamente o esfíncter anal externo, que é formado por uma musculatura estriada, há o esfíncter anal interno, composto de musculatura lisa. Não existe um acordo universal sobre as denominações dos músculos do assoalho pélvico. O mais aceito pelos estudiosos em assoalho pélvico é que se considere seus pontos de origem e inserção e a respectiva função.
- Diafragma pélvico – é o músculo posicionado mais internamente, que, na fisiologia, é responsável pela continência; compreende os músculos levantadores

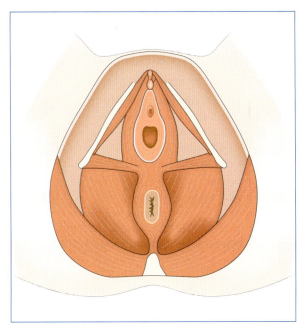

Figura 12.2 Diafragma pélvico (profundo), diafragma urogenital (superficial), esquema da disposição dos músculos.

do ânus, que, segundo alguns autores, dividem-se em três partes:

– pubococcígeo ou pubovisceral (subdivisão segundo DeLancey), constituído pelo pubovaginal, cuja origem está 1,5 cm abaixo da sínfise púbica, enquanto a inserção está na parede lateral distal da vagina; pelo puboperineal, cuja origem está na sínfise púbica e a inserção, no corpo perineal; e finalmente, pelo puboanal, cuja origem está na sínfise púbica e a inserção, nas fibras que se fundem entre o esfíncter anal externo e interno;

– iliococcígeo, com origem no arco do tendão e inserção na rafe anococcígea;

– puborretal, cuja origem se localiza medialmente no pubovisceral e a inserção, na parede lateral, formando uma manilha atrás do reto.

O músculo coccígeo, que reveste o ligamento sacroespinhal, também faz parte dessa musculatura. Há ainda outros músculos, dentre os quais alguns preenchem o forame obturador — como o músculo piriforme e os músculos obturadores, por exemplo. A seguir, veja a descrição desses músculos, bem como do quadrado femoral:

• Músculo piriforme: tem origem na superfície anterior do osso sacro, favorecendo sua estabilização em posição mais vertical, e inserção na parte superior do trocânter maior do fêmur. Tem como função a abdução e a rotação externa da articulação coxofemoral.

• Músculo obturador interno: se insere no trocânter maior do fêmur, funcionando como abdutor e rotador externo da articulação coxofemoral; está envolto pela fáscia, que se condensa para formar o arco tendíneo do músculo levantador do ânus.

• Músculo quadrado femoral: também é rotador externo da articulação coxofemoral; insere-se nos ísquios e, dessa forma, localiza-se na linha de força dos músculos do assoalho pélvico que ali se inserem, agindo como equilibrador da tensão de tais músculos.

As figuras 12.3 e 12.4 mostram os músculos do assoalho pélvico e a sua classificação segundo DeLancey.

As funções dos músculos do assoalho pélvico são:

• sustentar e manter a posição das vísceras pélvicas na cavidade abdominal;

• promover a resistência ao aumento da pressão intra-abdominal;

• executar a ação esfincteriana, anorretal e uretral;

• manter o tônus da vagina.

A pelve óssea tem a função de proteger e sustentar os órgãos pélvicos. Porém, também se liga à estrutura postural do corpo, ao equilíbrio, à estabilidade e ao desempenho das funções estáticas e dinâmicas. A biomecânica da região sacroilíaca consiste na delicada relação entre a coluna vertebral, que é móvel, e a pelve, que é estável. A bacia pélvica apresenta macromovimentos de ante e retroversão em torno da cabeça femoral. Além disso, é dotada de micromovimentos nas articulações sacroilíacas e rodeada por articulações de grandes movimentos, como as coxofemorais e as sacrolombares, que deixam a bacia em constante tensão. A alteração da rotação da cabeça do fêmur influencia a estática da bacia pélvica; a rotação interna predispõe a região à seguinte situação:

• distensão da cápsula articular;

• limitação do movimento articular;

• apoio posterior da cabeça do fêmur na cavidade glenoídea;

• báscula anterior da bacia;

• horizontalização do sacro.

Modificações na estrutura da bacia pélvica influenciam a atividade do assoalho pélvico e dos músculos do tronco. O movimento da asa ilíaca orienta a inserção dos músculos espinhais no sentido frontal e, dessa forma, as atividades dos músculos do assoalho pélvico e dos músculos espinhais são alteradas.

Para a bacia pélvica convergem todas as linhas de força do corpo: descendentes, resultantes da ação da gravidade que "puxa" o corpo para o solo; ascendentes, derivadas da reação do solo contra o peso do corpo. Essa região precisa lidar constantemente com o reequilíbrio e a distribuição das forças, tornando-se, assim, vulnerável à desestruturação. A desestruturação provoca desequilíbrios, modificando a atividade dos músculos e comprometendo a função deles.

A resistência da base da pelve sustenta a massa víscero-abdominal e mantém sua tensão. A relação entre ilíaco e sacro dá estabilidade à pelve.

Em posição ereta, o eixo isquiopubiano é praticamente horizontal. Já o eixo que contorna o pube com a crista ilíaca anterossuperior é vertical, e o ângulo que o sacro forma com a linha horizontal é cerca de 30 graus, partindo do platô sacral. Kapandji propõe que a medida do ângulo sacral, obtida a partir de uma linha que une a primeira e a segunda vértebra sacral ao eixo vertical, seja de aproximadamente 51 graus (Figura 12.5).

Os músculos do assoalho pélvico tomam parte na estabilidade da bacia pélvica e dos movimentos de flexão e extensão do tronco. É que, na execução desses movimentos, a tensão que passa pelos mús-

Capítulo 12 • O tratamento da incontinência urinária de esforço feminina em RPG **195**

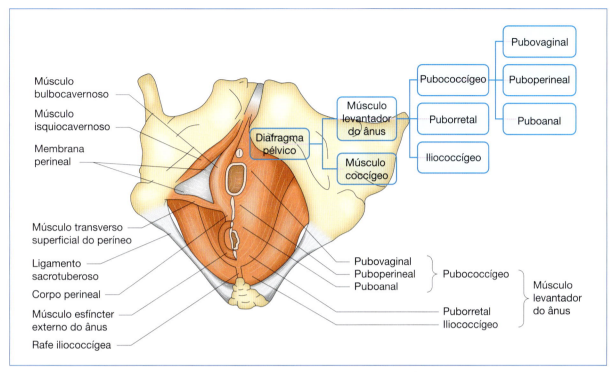

Figura 12.3 Esquema dos músculos do assoalho pélvico segundo DeLancey, visão inferior.

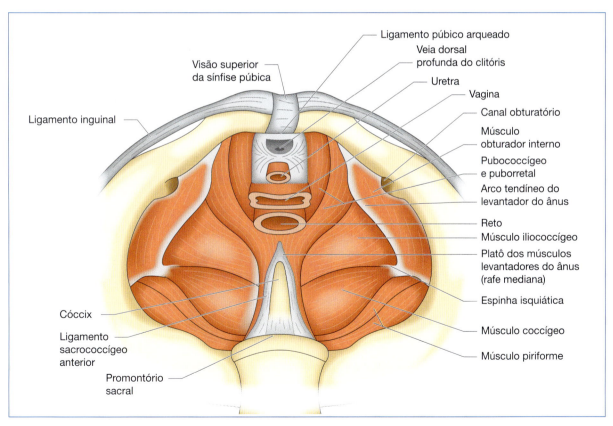

Figura 12.4 Visão superior que mostra os músculos do diafragma pélvico.

culos da cadeia envolvida na função também passa pelo assoalho pélvico. Isso possibilita uma atividade permanente e a estabilidade, desde que o assoalho pélvico esteja posicionado de forma correta entre os eixos ósseos, resultando em uma atividade funcional. Desse modo, mudanças no posicionamento do sacro entre os ilíacos, com consequente horizontalização, resultarão em uma maior tensão nos músculos do assoalho pélvico, com efeito de estiramento sobre eles, especialmente no músculo piriforme e na rafe anococcígea. Assim, a contração desses músculos, com consequente movimento de flexão do cóccix e um vetor favorável à função no momento, será comprometida. Por outro lado, uma mudança na inclinação dos ilíacos, envolvendo também o osso sacro, acarretará alterações no vetor de deslocamento das vísceras no aumento da pressão intra-abdominal que deveria se deslocar em direção à região mais resistente do assoalho pélvico, o platô dos músculos levantadores do ânus, desfavorecendo o processo de continência (Figuras 12.6, 12.7 e 12.8). Nessa relação de estrutura e função estão envolvidos os músculos da parede abdominal. Vale mencionar, em particular, a ação do músculo transverso do abdome. Em diversos estudos, Ruth Sapsford mostra a ação sinérgica desse músculo com os músculos do assoalho pélvico.

A observação da anatomia das paredes musculares abdominais e do períneo nos permite entender a evolução de seu enrolamento partindo de baixo. As duas camadas musculares mais superficiais, interna e externa, são oblíquas. Rebatidos esses músculos, encontramos o transverso do abdome. Os retos abdominais, centrais, ocupam diferentes níveis quando os consideramos acima ou abaixo da *línea arcuata*.

A partir do esterno, da quinta, sexta e sétima costelas, os retos abdominais descem com fibras longitudi-

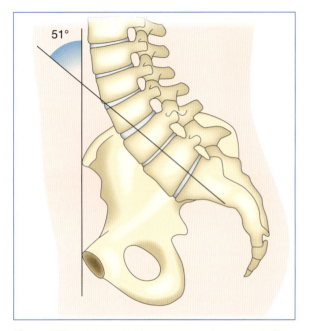

Figura 12.5 Linha vertical, que une o pube e a crista ilíaca anterossuperior, e linha perpendicular ao platô de L4 e L5, que define o ângulo do osso sacro em relação ao ilíaco.

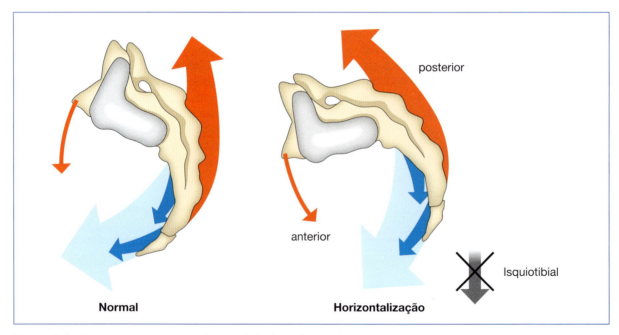

Figura 12.6 Imagem que mostra o movimento de horizontalização do sacro.

Capítulo 12 • O tratamento da incontinência urinária de esforço feminina em RPG

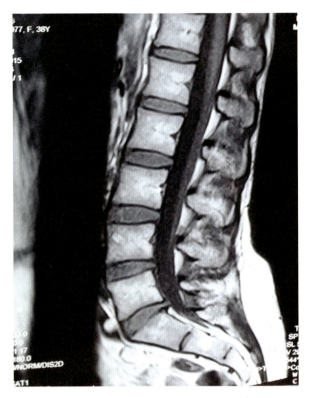

Figura 12.7 Raio X que mostra um sacro em horizontalização (cedida gentilmente por Philippe E. Souchard).

nais sobre os transversos do abdome. Poucos centímetros abaixo do umbigo, os retos abdominais perfuram a aponeurose dos transversos do abdome, em uma região de reforço aponeurótico conhecida como *línea arcuata*, tornando-se posteriores a estes, até a inserção no bordo superior e na face anterior do pube.

Na região abdominal inferior, os retos abdominais estão na mesma camada profunda do músculo levantador do ânus, que parte da face interna do pube, com fibras longitudinais que correm em direção ao cóccix.

As linhas de força muscular caminham, então, do esterno ao cóccix. Os músculos transversos do abdome, superiormente mais profundos, tornam-se superficiais a partir da *línea arcuata*, e encontram-se na mesma camada dos músculos transversos profundos do períneo, os quais, por sua vez, estão contidos em um folheto aponeurótico duplo: a aponeurose perineal média.

O transverso do abdome e os músculos transversos profundos do períneo têm uma função predominantemente estática, de contenção das vísceras dentro da cavidade abdominal, e estão na mesma linha de força (Figura 12.9).

A fisiologia muscular deve ser avaliada considerando a sua especificidade. Um músculo só tem valor

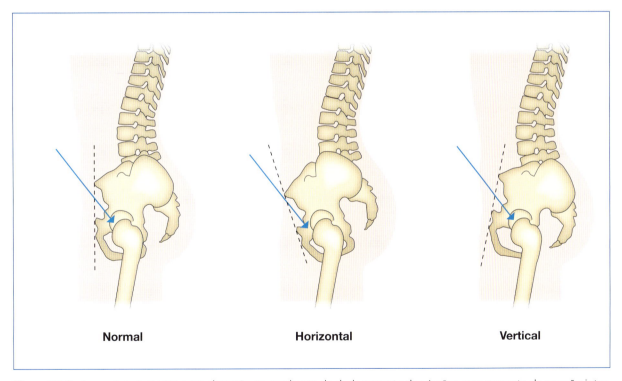

Figura 12.8 Imagem que mostra uma alteração na resultante de deslocamento dos órgãos com aumento de pressão intra-abdominal. As setas indicam esses vetores.

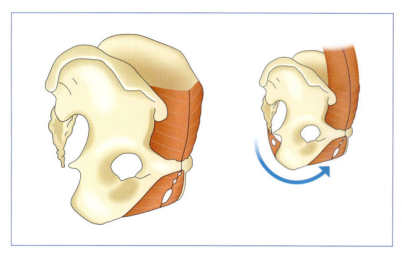

Figura 12.9 Esquema que mostra a inserção próxima dos músculos transversos do abdome, do transverso do períneo, do reto do abdome e do elevador do ânus.

nos domínios da cadeia de coordenação neuromuscular a que pertence, e o reequilíbrio da estrutura postural tem como objetivo:
- normalizar a tensão e a mobilidade do diafragma torácico;
- recolocar a linha de gravidade no centro da bacia pélvica;
- normalizar as tensões musculares (retrações e flacidez);
- normalizar os eixos ósseos;
- restabelecer os arcos plantares (apoio dos pés no solo);
- restabelecer a atividade dos transversos do abdome e dos músculos do assoalho pélvico.

Desse modo, recuperando a função do Sistema de Coordenação Neuromuscular (Siconem), é possível mudar o esquema corporal e melhorar a relação atividade-função dos músculos do assoalho pélvico, bem como a capacidade da função esfincteriana.

DISFUNÇÕES DO ASSOALHO PÉLVICO

Podemos citar:
- disfunções miccionais: incontinência urinária de esforço; incontinência urinária de urgência; incontinência urinária mista; obstrução intravesical;
- disfunções anorretais: incontinência fecal; incontinência dos gases; obstipação;
- disfunção sexual: dispareunia (superficial e profunda); vaginismo (incapacidade de penetração); frouxidão vaginal;
- prolapso de órgãos pélvicos;
- dor pélvica.

Neste capítulo, abordaremos a incontinência urinária de esforço, que consiste na perda de urina involuntária derivada do esforço físico ou exercício físico, tosse ou espirro.

Os fatores que fazem que a uretra permaneça fechada durante as variações da pressão intra-abdominal podem ser: um controle adequado e funcional do esfíncter; uma boa vascularização da mucosa e da submucosa uretral, viabilizando a coaptação da mucosa; um suporte da parede vaginal e uretral intacto.

Como causas da incontinência urinária de esforço podemos citar a hipermobilidade da uretra, com a descida rotacional do colo vesical e da uretra, devido à insuficiente sustentação da parede vaginal anterior, à deficiência esfincteriana intrínseca uretral ou à associação das duas etiologias.

A Teoria Integral proposta por P. Petros considera três camadas de músculos, com vetores dirigidos em diferentes direções, a depender da função a ser realizada. A camada superior tem uma linha de contração horizontal e é responsável pela continência.

Essas camadas estão representadas pelos músculos pubococcígeo, com vetor de contração em direção anterior, e pelo platô do levantador do ânus, com vetor de contração dirigido posteriormente. A camada intermediária, com vetor de contração no sentido caudal (para baixo), é responsável pela angulação do reto, vagina e colo vesical, cujo responsável é o músculo longitudinal externo do ânus, composto por fibras dos músculos pubococcígeo, puborretal e iliococcígeo, e que se estende da fáscia do levantador do ânus à pele perineal. A camada inferior, com linha de contração horizontal, é responsável pelo sustento dos componentes mais externos do aparelho genital feminino: o diafragma urogenital (Figuras 12.10 e 12.11).

Capítulo 12 • O tratamento da incontinência urinária de esforço feminina em RPG

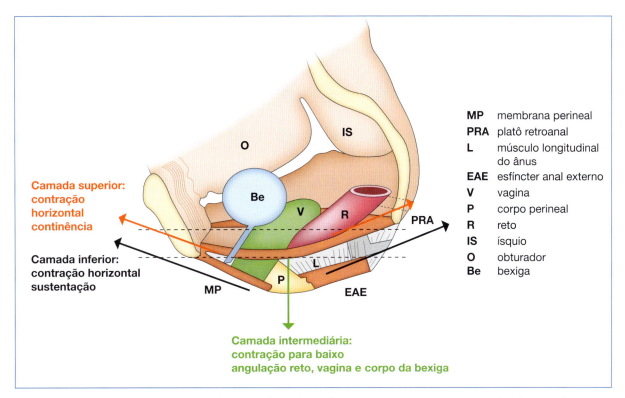

Figura 12.10 Esquema da Teoria Integral do assoalho pélvico, de Petros, que mostra as três camadas de músculos com os respectivos vetores de contração: camada superior com linha de contração horizontal, responsável pela continência; camada inferior com linha de contração horizontal, responsável pela sustentação; camada intermediária com linha de contração para baixo, responsável pela angulação do reto e do colo da bexiga.

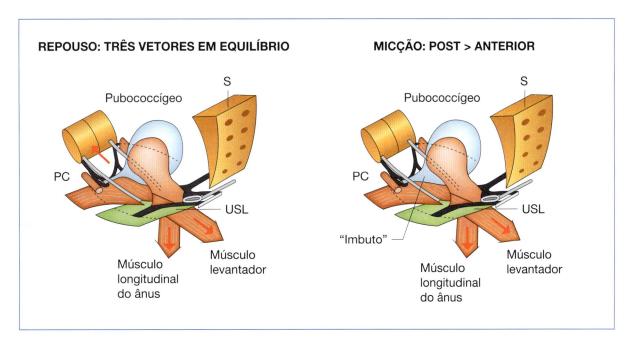

Figura 12.11 Esquema que mostra como funcionam os músculos. Em repouso, fase de enchimento, os três vetores em equilíbrio; durante a micção, os vetores posteriores e verticais para baixo predominam e caracterizam o esvaziamento.

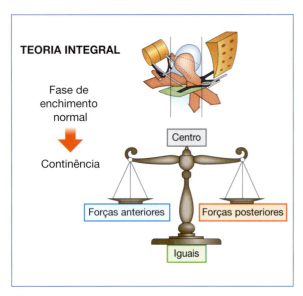

Figura 12.12 Vetores em equilíbrio permitem o processo de continência.

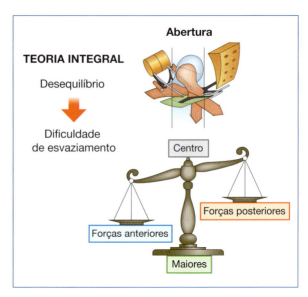

Figura 12.14 Vetor anterior predominante, dificuldade de esvaziamento.

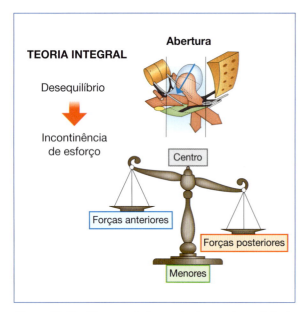

Figura 12.13 Vetor posterior predominante, incontinência de esforço.

Para que as funções estejam normais no processo de continência e esvaziamento, esses vetores devem estar em equilíbrio (Figura 12.12).

A incontinência urinária e/ou fecal se manifestará se a resultante das forças for maior no sentido horizontal posterior e menor no sentido horizontal anterior. Ao contrário, se o vetor for maior no sentido horizontal anterior e menor no horizontal posterior, poderá resultar em dificuldade no esvaziamento e/ou dispareunia. Em ambos os casos, estaremos diante de uma disfunção do assoalho pélvico (Figuras 12.13 e 12.14).

ABORDAGEM DA REEDUCAÇÃO POSTURAL GLOBAL (RPG)

A RPG é um dos métodos de tratamento possíveis e eficazes para corrigir as disfunções miccionais, tais como a *stress urinary incontinence* derivada da hipermobilidade do colo vesical. Sendo um método qualitativo, parte sempre dos sintomas para ir em busca da causa, considerando seus três princípios fundamentais: individualidade, causalidade e globalidade, com o objetivo de eliminar todas as retrações musculares decorrentes da adaptação do corpo diante de uma agressão, qualquer que seja a sua origem.

O tratamento consiste em realizar posturas de alongamento para eliminar as retrações musculares, em associação com manobras proprioceptivas, além de fornecer orientações comportamentais. O objetivo principal é melhorar a função dos músculos do assoalho pélvico na manutenção das vísceras dentro da cavidade abdominal e na promoção da continência. A escolha das posturas depende da anamnese, da sintomatologia, de uma análise morfológica criteriosa e de um exame local das retrações. O resultado nos orientará, em relação ao tratamento mais eficaz, com a escolha das posturas mais apropriadas.

De acordo com a Teoria Integral, nos sintomas de incontinência urinária de esforço, há uma predominância das forças posteriores, exercidas pelo platô do levantador do ânus (vetor resultante posterior), que traciona as estruturas posteriormente e provoca o afunilamento do colo vesical, mantendo a uretra aberta. Nas variações da pressão intra-abdominal, o músculo pubococcígeo não dá uma resposta reflexa em contração para fechar a uretra (vetor anterior) e, dessa maneira, ocorre o escape de urina.

Os músculos do assoalho pélvico estão em estado de inibição: na região posterior, por causa da tensão excessiva; na região anterior, pela hipotonia, com o desequilíbrio dos vetores. Para restaurar a função, as duas situações devem ser normalizadas. Para a RPG, todas as retrações musculares devem ser eliminadas, permitindo a atividade dos músculos antagonistas, que também têm a função de complementaridade e que, sempre que estão na condição de "vencidos", têm a própria funcionalidade prejudicada.

Portanto, na incontinência urinária de esforço, os músculos em posição mais posterior no diafragma pélvico podem estar hipertensos — como o iliococcígeo, o puborretal e os músculos próximos às suas inserções, os músculos coccígeos, o piriforme e o obturador interno — e a região anterior do diafragma pélvico, isto é, o músculo pubococcígeo, que é responsável pela continência, pode estar em hipotonia.

Para reduzir a tensão dos músculos posteriores do diafragma pélvico com inserções próximas aos músculos do Siconem posterior, podemos optar pelas posturas em fechamento da articulação coxofemoral, insistindo no tempo 1 (T1) da expiração, inflando o abdome, causando um efeito de alongamento nesses músculos.

As palpações digitais externas podem ser utilizadas para estimular o relaxamento, podendo-se obter o reflexo miotático inverso com manobras de alongamento suaves.

Para fortalecer os músculos em hipotonia, que se situam na parte anterior do diafragma pélvico e têm inserções próximas aos músculos do Siconem anterior, utilizaremos as posturas em abertura da articulação coxofemoral, solicitando o tempo 1 (T1), o tempo 3 (T3) e o tempo 4 (T4), contraindo os músculos do assoalho pélvico. Na ausência de movimento ao comando de contração, utilizaremos algumas manobras para recuperar a propriocepção e a consciência desses músculos, por meio da palpação digital, estimulando o movimento de elevação do períneo em direção caudal-cranial.

Normalizar as estruturas em tensão excessiva permitirá o reequilíbrio dos vetores e a restauração do controle da continência.

O trabalho isométrico dos músculos transversos do abdome em T3 aumenta a resposta de contração dos músculos do assoalho pélvico.

A correção do diafragma torácico deve ser reforçada durante todo o trabalho, dado que, entre outras coisas, ele é o responsável pelas variações da pressão intra-abdominal.

Observar a correlação de tensão durante a evolução das posturas garante um trabalho em globalidade, com a correção de estruturas que estão em desequilíbrio, e resultados a longo prazo.

Os pacientes com incontinência urinária de esforço podem apresentar um componente de encurtamento dos músculos adutores pubianos, já que, em casos de perda involuntária de urina, a reação de defesa ou a atitude involuntária de defesa do paciente consiste no aumento da tensão desses músculos, o que resultará na adaptação do padrão de equilíbrio da bacia pélvica.

Através da palpação externa na região perineal, podemos avaliar a função muscular e obter informações importantes (Figura 12.15).

É necessário estimular a contração ativa dos músculos do assoalho pélvico por meio de um movimento da vagina para dentro, em direção caudal-cranial; em seguida, avalia-se a presença do movimento, se há uma resposta imediata de contração e relaxamento e a

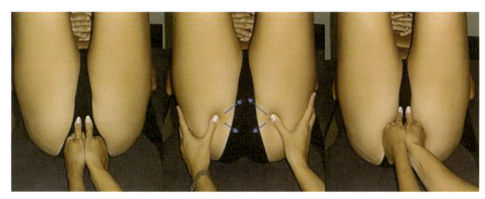

Figura 12.15 Avaliação dos músculos do assoalho pélvico através da palpação externa.

capacidade de manter a contração. Através da palpação, podemos sentir a condição do tônus muscular na parte anterior e posterior do períneo e a presença de pontos-gatilho.

No teste de tosse ou na manobra de Valsalva, num esforço para evacuar, pode-se observar se há presença de protrusão perineal com ou sem perda concomitante de urina.

OUTRO TIPO DE PALPAÇÃO QUE NÃO FAZ PARTE DA METODOLOGIA DA RPG

A avaliação também pode ser feita através de uma palpação interna, que poderá utilizar escalas de avaliação funcional do assoalho pélvico (AFA), sendo a mais utilizada atualmente a Escala Modificada de Oxford. No entanto, esse tipo de palpação não é utilizado em RPG.

AFA — Escala Modificada de Oxford (EMO)

Grau 0: nenhuma contração perceptível.

Grau 1: contração muito fraca, só "cintilação" (leve tremor). Ligeira mudança na tensão, somente perceptível mediante palpação.

Grau 2: contração fraca.

Grau 3: contração moderada com relativa capacidade de constrição e elevação. É o grau mínimo quando se começa a recuperar a continência e a sustentação.

Grau 4: boa contração, constrição e elevação contra resistência.

Grau 5: forte contração, constrição e elevação contra máxima resistência.

Os músculos devem ser avaliados nos seguintes aspectos:

- simetria e capacidade de se contrair e relaxar voluntária e involuntariamente;
- força contrátil – tônus – elasticidade.

Em relação à força contrátil:

- ausência ou diminuição – músculos do assoalho pélvico não funcionais;
- conduta – conscientização da musculatura mediante palpação digital.

Insistir no T4 da respiração, com a contração dos músculos do assoalho pélvico. Com base no resultado do AFA, trabalhar as fibras do tipo I (tônicas), mantendo a contração progressivamente até 10 segundos, ou nas fibras de tipo II (fásicas), com contrações mais vigorosas e não sustentadas.

Em relação ao tônus:

- rigidez, tensão, contratura, pontos-gatilho.

Conduta:

- massagem perineal para alívio da dor e redução das aderências de tecido;
- reflexo miotático inverso – alongar manualmente durante o relaxamento, depois de realizar uma contração.

Insistir no T1 – deixar o ventre inflar durante a descida do diafragma, induzindo o relaxamento dos músculos do assoalho pélvico.

Observar se os fatores anteriores interferem:

- na contração voluntária máxima;
- na força de explosão;
- no controle motor;
- na contração submáxima;
- na sinergia;
- na contração antagônica.

No tratamento com a RPG, as posturas em decúbito nos permitem acessar a região perineal e são mais importantes para conciliar com o trabalho analítico, ajudando-nos com as correções e reestruturações. Já as posturas com carga são proprioceptivas e permitem a percepção e o controle dos músculos do assoalho pélvico contra a ação da gravidade.

No fim de cada sessão de tratamento, a integração deve focar na reprodução da condição que gera a perda de urina. Por exemplo, enquanto o paciente tosse, carrega um peso ou sobe e desce escadas, realiza-se a pré-contração dos músculos do assoalho pélvico. Esse treinamento, conhecido como manobra de Knack, visa recuperar o reflexo desses músculos para se contraírem quando a pressão intra-abdominal aumentar, evitando a liberação da urina. O reequilíbrio da bacia pélvica e a presença do Knack favorecem o controle da continência.

Enquanto instrumento de avaliação e reavaliação, o diário miccional de três dias, realizado no começo e no fim do tratamento, nos norteia sobre o sucesso do tratamento, uma vez que ali o paciente registra sua rotina de micção, seu consumo de líquidos, os episódios de perda, as estratégias que utiliza para evitar essas perdas e o uso de protetores. Com base nesse diário, podemos delinear diretrizes para as atividades cotidianas.

A duração do tratamento dependerá da duração dos sintomas, da condição dos músculos, da capacidade de consciência desses músculos, da presença de Knack e da percepção, por parte do paciente, dos próprios sintomas, descrevendo seu estado como inalterado, melhor ou curado.

Leituras recomendadas

- Allen WA, Leek H, Izurieta A, Moore KH. "Update: the 'Contiform' intravaginal device in four sizes for the treatment of stress incontinence". *Int Urogynecol J Pelvic Floor Dysfunct.* 2008; 19(6): 757-61.
- Athanasopoutos A, Gyftopoutos K, McGuire EJ. "Efficacy and preoperative prognostic factors of autologous fascia rectus sling for treatment of female stress urinary incontinence". *Urology.* 2011; 78(5): 1034-8.
- Betschart C, Kim J, Miller JM et al. "Comparison of muscle fiber directions between different levator ani muscle subdivisions: in vivo MRI measurements in women". *Int Urogynecol J.* 2014; 25(9): 1263-8.
- Bienfait M. *Fisiologia da terapia manual.* São Paulo, Summus Editorial 1989.
- Bo K. "Urinary incontinence, pelvic floor dysfunction, exercise and sport". *Sports Med.* 2004; 34(7): 451-64.
- Bo K, Borgen JS. "Prevalence of stress urinary incontinence in elite athlete and controls". *Med Sci Sports Exerc.* 2001; 33(11): 1797-802.
- Bo K, Frawley HC, Haylen BT et al. "An International Urogynecological Association (IUGA)/International Continence Society (ICS) joint report on the terminology for the conservative and nonpharmacological management of female pelvic floor dysfunction". *Neurourol Urodyn.* 2017; 36(2): 221-44.
- Campignion PH. *Aspectos biomecânicos – cadeias musculares e articulares.* São Paulo, Summus Editorial 2003.
- D'Ancona CAL, Netto Jr NR. *Aplicações clínicas da urodinâmica.* 3. ed. São Paulo, Atheneu 2001.

- Dickinson RL. "Studies of the levator ani muscle". *AM J Obstet.* 1889; 9: 898-917.
- Dmochowski RP, Blaivas JM, Gormeley EA et al. "Update of AUA guideline on the surgical management of female stress urinary incontinence". *J Urol.* 2010; 183(5): 1906-14.
- Fong ED, Nitti VW. "Mid-urethral synthetic slings for female stress urinary incontinence". *BJU Int.* 2010; 106(5): 596-608.
- Fozzatti C et al. "Global Postural Reeducation: an alternative approach for stress urinary incontinence?" *Eur J Obst Gynecol Reprod Biol.* 2010; 152(2): 218-24.
- Fozzatti C, Palma P, Herrmann V, Dambros M. "Impacto da Reeducação Postural Global no tratamento da incontinência urinária de esforço feminina". *Rev Assoc Méd Bras.* 2008; 54: 17-34.
- Fozzatti C, Riccetto C, Herrmann V et al. "Prevalence study of stress urinary incontinence in women who perform high-impact exercises". *Int Urogynecol J.* 2012; 23 (12): 1687-91.
- Frawley H. "Pelvic floor muscle strength testing". *Aust J Physiother.* 2006; 52(4): 307.
- Guarisi T, Pinto Neto AM, Osis MJ et al. "Urinary incontinence among climateric Brazilian women: household survey". *Rev Saúde Pública.* 2001; 35(5): 428-35.
- Jain P, Jirschele K, Botros SM, Lathe PM. "Effectiveness of midurethral slings in mixed urinary incontinence: a systematica review and meta-analysis". *Int Urogynecol J.* 2011; 22(8): 923-32.
- Kearney R, Sawhney R, DeLancey JOL. "Levator ani muscle anatomy evaluated by origin-insertion pairs". *Obstet Gynecol.* 2004; 104(1): 168-73.
- Laycock J, Jerwood D. "Pelvic floor assessment; the PERFECT scheme". *Physiotherapy.* 87(12): 631-42.
- Petros P. *The female pelvic floor.* 3. ed. Berlim, Springer 2010.
- Petros PE, Ulmsten UL. "An integral theory of female urinary incontinence. Experimental and clinical considerations". *Acta Obstet Gynecol Scand Suppl.* 1990; 153: 7-31.
- Santos A. *A biomecânica da coordenação motora.* 2. ed. São Paulo, Summus Editorial 2002.
- Sapsford R. "Rehabilitation of pelvic floor muscles utilizing trunk stabilization". *Man Ther.* 2004; 9(1): 3-12.
- Sapsford R, Hodges PW, Richardson CA et al. "Co-ativation of the abdominal and pelvic floor muscles during voluntary exercises". *Neurol Urodyn.* 2001; 20(1): 31-42.
- Scarpa KP, Herrmann V, Palma PC et al. "Prevalência de sintomas urinários no terceiro trimestre da gestação". *Rev Assoc Méd Bras.* 2006; 52: 153-6.
- Souchard PhE. *O diafragma.* 2. ed. São Paulo, Summus Editorial 1989.
- Souchard PhE. Reeducação Postural Global – O método do Campo Fechado. São Paulo, Ícone Ed 1986.
- Souchard PhE. Reeducação Postural Global – O método. Elsevier Masson 2011.
- Struyf GD. Cadeias musculares e articulares – O método GDS. São Paulo, Summus Editorial 1995.

Integração dos resultados em RPG: da estática ao movimento

Rubén Fernández Martínez

EFICIÊNCIA DOS SISTEMAS CORPORAIS

Define-se a "eficiência" de um sistema por sua capacidade de atingir um ou mais objetivos com o mínimo dos recursos disponíveis e o máximo de economia energética.

Podemos afirmar, desse modo, que o corpo humano é eficiente quando os sistemas que o compõem conseguem executar tarefas da melhor forma possível, com o mínimo dos recursos disponíveis, aplicando a lei do menor esforço e da economia energética dos sistemas na interação com o ambiente.

Se considerarmos que as grandes funções do sistema neuromusculoesquelético são o reequilíbrio contra a força da gravidade, a capacidade/qualidade do movimento, a gestão da força e a capacidade de comunicar através do comportamento do corpo, entenderemos a importância de sermos conscientes em relação a quais instrumentos podem promover a mencionada eficácia.

Como vimos nos capítulos anteriores, a Reeducação Postural Global (RPG) é um instrumento eficaz e excelente para otimizar os sistemas neuromusculoesqueléticos e fazê-los realizar bem o seu próprio trabalho funcional.

Mas e um paciente com dor?

O que aconteceu no sistema de um paciente que sente dor?

São muitos os desafios clínicos que devemos enfrentar quando falamos das "falhas de um sistema" ou de sua ineficiência. Quando se trata do sistema neuromusculoesquelético, ainda devemos considerar a seguinte questão: a postura "inadequada ou incorreta" é realmente o único fator responsável pela dor e/ou lesão?

A resposta é clara: não!

Para argumentar a favor dessa resposta, é preciso considerar a relação de dois parâmetros determinantes, os quais indicam se uma condição específica pode se tornar disfuncional e/ou dolorosa.

Trata-se da relação entre as capacidades dos sistemas e as demandas às quais eles são submetidos (Figura 13.1).

O problema começa quando uma determinada postura exige dos tecidos e de outras estruturas uma capacidade para a qual eles não foram projetados e não estão preparados. Ficam rígidos e cansados, pois

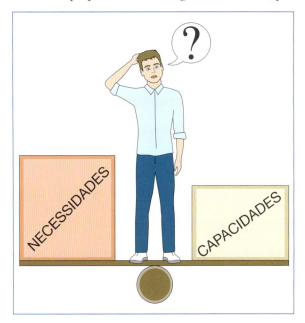

Figura 13.1 Equilíbrio entre as necessidades e as capacidades a que os sistemas estão submetidos. Se quisermos que seja favorável, as capacidades devem ser maiores do que as necessidades.

estamos solicitando deles mais do que eles podem nos dar. E, então, o sistema falha.

A solução para isso consiste no conhecimento de como distribuir as cargas, ajustar as exigências e melhorar a capacidade dos sistemas na realização das tarefas que lhe cabem.

É justamente por isso que a RPG se apresenta como instrumento capaz de otimizar o sistema neuromusculoesquelético, com o objetivo de melhorar o desempenho dos tecidos diante das exigências mecânicas a que submetemos os nossos sistemas, tanto na função estática quanto na função mecânica.

SISTEMAS DINÂMICOS COMPLEXOS

Devemos considerar o ser humano um sistema dinâmico complexo que se adapta continuamente ao ambiente, aprende e se relaciona por meio dele.

O aspecto "dinâmico" se refere à adaptabilidade do ser humano à mudança, que é a única coisa constante no ambiente.

O termo "complexo" indica que essa resposta adaptativa é modulada por múltiplas variáveis biopsicossociais. Ou seja, as adaptações são influenciadas pelo estado dos tecidos (aspecto bio), pela situação emotiva da pessoa (aspecto psico) e pela motivação do sujeito para executar a tarefa que lhe foi confiada, respeitando o princípio proposto pela CIF (Classificação Internacional de Funcionalidade) em "Participação" (aspecto social).

A teoria dos sistemas complexos se baseia no princípio da correlação estreita entre os três componentes que "orientam" a execução de um movimento de uma determinada maneira ou de outra, a saber: "estado do sistema", "tarefa" e "entorno".

O "estado do sistema" se refere sobretudo à sua estabilidade intrínseca e à capacidade motora percebida pelo sistema naquele momento.

O nível de fadiga, o estresse dos tecidos ou o estado emocional, por exemplo, determinam como as possíveis configurações neuromusculares serão avaliadas pelo sistema enquanto possíveis alternativas para realizar uma tarefa, dentre todas as tarefas que a aprendizagem e a história motora lhe permitiram dominar e que estão diretamente ligadas à neuroconstrução e à memória motora (isto é, experiências anteriores semelhantes e grau de sucesso alcançado com base na escolha do movimento).

O sistema concentrará sua atenção e foco em um objetivo, a "tarefa". Como já dissemos, suas características determinarão as possibilidades de movimento que o sistema irá oferecer como possíveis soluções — dentre aquelas que sua capacidade motora lhe permite gerar naquele momento — para alcançar o objetivo único.

As informações provenientes do "entorno" no plano proprioceptivo, visual, vestibular ou auditivo filtrarão ainda mais essas possibilidades, classificando-as em uma escala das preferências do sistema para resolver aquela tarefa específica, naquele ambiente determinado e com a capacidade disponível naquele momento.

O contínuo *feedback* desses três elementos fará com que o sistema determine de forma definitiva a sequência neuromuscular que tem maior probabilidade de sucesso e que se "auto-organizará" para assegurar a melhor resposta possível, ou seja, a resposta mais eficiente diante das informações que recebe. O resultado será avaliado e permitirá uma aprendizagem que, no futuro, poderá ser capaz de dar respostas melhores, mais precisas, refinadas e rápidas.

Um garoto, quando aprende a caminhar nos seus primeiros anos de vida, é um sistema em contínuo estado de aprendizagem motora. Passa horas e horas explorando as possíveis relações de seu organismo com o "entorno" e questiona quais respostas são possíveis e mais eficientes diante de suas demandas, bem como que tipo de sinergia entre os diferentes elementos do sistema é útil, a fim de obter, assim, as melhores respostas de acordo com o contexto e com a situação vivenciada. E faz isso através da brincadeira, da descoberta autônoma, da variabilidade e da observação dos resultados, e não ativando seus músculos de forma segmentária, artificial e consciente antes de executar o movimento.

Não há elementos externos nem internos que definam o programa motor ideal, mesmo que possam condicioná-lo. O sistema parece modificar a configuração muscular de modo "intencional" continuamente, por mais semelhante que seja a situação, em busca de soluções diferentes para o mesmo problema, a fim de melhorar sua capacidade de se adaptar ao ambiente e repartir o estresse entre seus diversos componentes.

Acreditamos que reeducar o ser humano nessa direção, considerando tais aspectos, deva ser o objetivo final da integração do movimento alterado em nossos pacientes.

Quando chegamos à fase de integração dos resultados em RPG, também devemos considerar a sua dimensão multifatorial e a complexidade do contexto em que o paciente vive.

Além de tentar ser "causais" em termos biomecânicos e de saber relacionar os sistemas entre si, não devemos perder de vista outros fatores importantes, como o ambiente e as tarefas exercidas pela pessoa, pois, na integração, o ideal é reproduzi-las do melhor modo possível, integrando as condições que levaram o sistema à presente situação.

São duas as palavras-chave: "avaliação" e "individualização".

Analisaremos o ambiente, as tarefas e as inter-relações que o paciente enfrenta para reproduzi-las, e não nos limitaremos a otimizar apenas os seus sistemas, mas o acompanharemos da maca de tratamento à tarefa de um contexto específico por meio do movimento.

Desse modo, conseguiremos individuar sua integração e trabalhar os fatores que podem ser os principais precursores de uma possível recaída.

OTIMIZAÇÃO DOS SISTEMAS: SICONEM E O SISTEMA NERVOSO

No que diz respeito a quanto deve ser otimizado, destaca-se o sistema nervoso, um dos protagonistas da RPG, que, ao receber as informações trazidas pelos tecidos e por outros sistemas (proprioceptivo, exteroceptivo e enteroceptivo), precisa saber interpretá-las e geri-las do modo correto e elaborar a resposta mais apropriada, adequada, precisa, confiável e eficiente, para completar o sistema de *feedback* que alimenta o bom trabalho do corpo em suas múltiplas funções.

Sabemos que, após uma disfunção tecidual, ocorre uma reorganização do sistema nervoso, em termos tanto medular quanto central, e que esse mecanismo está por trás das recaídas dos pacientes. Ingersoll cunhou o termo "déficit proprioceptivo", que podemos definir como a falta de correspondência no sistema de percepção entre os estímulos da periferia, a transmissão de informações que chegam ao cérebro e a sua consequente interpretação/gestão.

Trata-se, no fundo, da relação entre um *hardware* (sistema que executa uma tarefa) e um *software* (sistema que envia ordens para a execução de tarefas).

O ideal é usar instrumentos funcionais para melhorar o *hardware* (coisa que a RPG faz perfeitamente), o *software* e as inter-relações de ambos, e é aqui que a "integração dos resultados em RPG" entra em jogo.

Em outras palavras: quando as estruturas estão disponíveis, o cérebro deve saber como usá-las, mas, para fazer isso, precisa ser instruído.

Quais são os passos a serem seguidos na fase de integração da RPG?

O fisioterapeuta é o profissional que acompanha o paciente da maca ao retorno às suas atividades (*return to play*), uma vez que o objetivo final de qualquer tratamento deve ser a capacidade de executar a tarefa e não apenas a remoção da dor ou a otimização da estrutura.

Na prática, como as estruturas recuperam-se melhor por meio do tratamento de RPG, devemos comunicar ao sistema nervoso que elas estão à disposição para serem reutilizadas, mas isso deve ser feito dentro de um contexto e através de uma tarefa.

Para atingir o objetivo, é preciso passar por diversas fases, as quais precisam ser consideradas desde a primeira sessão de tratamento. Esses aspectos condicionam a própria adesão ao tratamento e o cumprimento dos objetivos estabelecidos:

- fazer uma entrevista motivacional;
- programar os objetivos do paciente e do fisioterapeuta;
- educar o paciente em relação à sua situação clínica;
- organizar a atividade dos exercícios a serem feitos e definir sua frequência;
- motivar por meio do reforço positivo e do *feedback*;
- potencializar os recursos do paciente;
- fazer autogravações: avaliar o comportamento em relação à atividade;
- princípio de autoeficácia: passar do lócus de controle externo para o interno.

APRENDIZAGEM MOTORA

Mesmo que já tenham sido descritas por Philippe Souchard anteriormente, consideramos essencial a retomada de alguns aspectos relativos às fases de aprendizagem propostas por A. Maslow.

Fase do incompetente inconsciente: a pessoa não sabe que não sabe

A pessoa não tem consciência de seu esquema corporal nem de sua postura e/ou movimentos incorretos. Os pacientes com dor permanente possuem uma disfunção nítida no que diz respeito a sua imagem corporal, de modo que será muito importante promover essa recuperação como objetivo terapêutico prioritário.

Nessa fase, é de vital importância trabalhar nas mudanças que pretendemos proporcionar ao cérebro do paciente, o que será possível através dos seguintes pontos:

- Compreensão: no percurso de reeducação funcional do paciente, é de particular relevância que ele compreenda e aceite aquilo que deve modificar e/ou inibir em suas estratégias motoras. Isso faz parte da educação que devemos transmitir para mudar o comportamento tanto do cérebro quanto da pessoa. A componente cognitiva é muito importante no aprendizado motor.
- Observação do movimento que queremos reeducar: verificou-se que a observação de ações antes da execução do movimento ativa os neurônios conhecidos como "neurônios espelho", descritos por G. Rizzolatti e estudados por V. S. Ramachandran. Esses neurônios estão na base da imitação, da linguagem e da empatia. Observar a ação gera a pré-ativação da rede neural que será utilizada na realização do movimento.
- Visualização ou imaginação do movimento: tornar-se capaz de imaginar a execução de um movimento de modo completamente livre, sem ativação de mecanismos de defesa e sem dor, é um passo preliminar necessário para conter a hipervigilância e a sensibilização de um paciente com dor permanente ou, simplesmente, para reativar as áreas cerebrais responsáveis por otimizar, mais tarde, a execução. Segundo A. Pascual Leone, imaginar um movimento ativa o cérebro quase da mesma forma que executá-lo. Suas obras fundamentam o *imaging training*.

Notou-se que é mais eficaz aos pacientes observar a ação (que cansa menos o cérebro) do que imaginá-la; além disso, nem todos têm um bom "currículo" de ações motoras no próprio cérebro.

Fase do incompetente consciente: a pessoa sabe que não sabe

Quando a pessoa tiver entendido, observado e imaginado aquilo que lhe é pedido, então será a hora da execução.

Trata-se do momento-chave da integração, visto que a tendência do paciente é ativar velhos modelos de movimento, incluindo os mecanismos de defesa adaptativa e protetiva.

Devemos levar a pessoa do "não sei" ou "não posso" ao conceito de "estou aprendendo".

Em um primeiro momento, a recomendação é acompanhar o movimento reeducado do paciente em uma lenta execução consciente (foco interno) e com diversos *feedbacks*, dentre os quais o verbal (pergun-

tas), o visual e o tátil. O *feedback* tátil é particularmente importante em pacientes com dor crônica, nos quais a disfunção tátil discriminativa é muito presente. Desse modo, a ação de despertar algumas afecções através do tato em áreas de *input* sensorial disfuncional é um instrumento a ser considerado.

Do mesmo modo, no momento seguinte, devemos variar a proposta da nossa intervenção para manter o sistema nervoso sob estímulo e não cair em modelos motores estereotipados, monótonos e repetitivos que reduzam o interesse, o estímulo e, às vezes, a motivação.

Uma estratégia possível para fazer isso é dar um objetivo ao movimento (foco externo), transformando-o em atividade e inserindo-o gradualmente no ambiente.

> **Exemplo**
>
> Propomos a substituição de certas expressões como "abra o braço", "controle e abaixe a escápula, fazendo a rotação externa do úmero com 90 graus de abdução", "não levante o ombro" etc. por "venha tocar este objeto com a sua mão", criando, assim, o movimento por meio da autopercepção; se observarmos compensações na execução, devemos fazer que o paciente tome consciência delas por meio de perguntas como "onde está o seu ombro?" Dessa maneira, as correções ocorrem.
>
> Vimos que é mais eficaz usar instrumentos como a atenção externa (foco externo) que guia o movimento, criar um contexto reconhecível pela pessoa e propor objetivos e perguntas sobre a percepção do que se valer de ordens, protocolos e prescrições sobre como fazê-los. Na busca pela estratégia motora, encontramos o aprendizado.

Fase do competente consciente: a pessoa sabe aquilo que sabe

Uma vez que a estratégia motora foi criada e apreendida, chega o momento de fixá-la através da repetição (sem superar o limiar da fadiga) e da criação de novos estímulos.

Se a pessoa consegue executar as estratégias motoras, mas somente quando presta atenção, isso quer dizer que ela ainda não a automatizou.

No nosso modelo de reeducação do movimento do membro superior, quando a pessoa consegue executar o ato motor, passamos a experimentar, então, diferentes amplitudes de ângulos, orientações de direção, variações de movimento, variabilidade na velocidade, diversos graus de dificuldade, cargas, alterações nas tarefas e nos contextos, estados cognitivos etc.

Uma vez que a ação é realizada, é muito interessante refletir e verbalizar a experiência do movimento. Inserir a dimensão cognitiva no aprendizado ajuda a fixá-lo, já que usamos percursos neurológicos diversos, mas complementares.

Sem novos estímulos, não há adaptação nem aprendizado.

Fase do competente inconsciente: a pessoa não precisa saber que sabe

É a fase da automatização. A pessoa não precisa prestar atenção na estratégia motora, empregando-a de maneira automática.

É uma boa ocasião para utilizar o jogo, a diversão e a ativação dos sistemas de recompensa emocional, através do envolvimento ativo do paciente no projeto da tarefa etc.

O acrônimo *COVER* é um instrumento simples para recordar com facilidade os aspectos da aprendizagem: Compreenda, Observe, Visualize, Execute, Repita.

A motivação, o reforço positivo e o empoderamento do paciente favorecem sua adesão e seu envolvimento no percurso (Figura 13.2).

Os três pontos ou alinhamento espinhal

Na RPG e no Stretching Global Ativo (SGA), damos importância ao "alinhamento dos três pontos". De fato, tanto na avaliação quanto no tratamento, consideramos importante que três pontos da raque — o sacro, as vértebras dorsais médias e o occipício — estejam alinhados, com a lordose e a cifose fisiológicas, graças à elasticidade relativa dos tecidos que, contrariamente, configuram um impedimento e um obstáculo para o alinhamento em caso de rigidez (Figura 13.3).

Na avaliação (que podemos visualizar por meio de um gráfico sobre escolha da postura), usamos esses três pontos para determinar como eles estão entre si, considerando o grau de rigidez dos tecidos (reequilíbrio), e escolhemos as estratégias terapêuticas mais apropriadas para obter o seu realinhamento (posturas de tratamento).

Também os utilizaremos na integração dos resultados, de modo a mantê-los como referência, para o controle estável dos resultados obtidos com as estratégias terapêuticas selecionadas e para que o paciente seja capaz de usá-los alinhados no movimento.

Por quê?

São várias as razões pelas quais propomos essa estratégia:
- Se nos movemos com um bom alinhamento espinhal, somos mais eficazes.

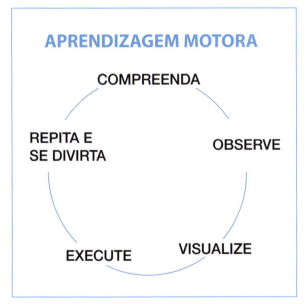

Figura 13.2 Esquema recapitulativo dos pontos-chave da execução da aprendizagem motora.

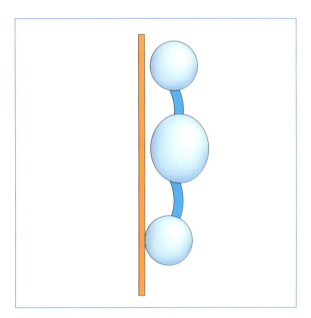

Figura 13.3 Alinhamento dos três pontos.

- A fáscia abdominal, o segmento coxo-lombo-pélvico e a fáscia toracolombar ficam em um bom estado de tensão, capazes de produzir, transmitir, digerir, frear ou estabilizar melhor as forças ascendentes provenientes dos membros inferiores ao tronco e do tronco aos membros superiores com o mínimo de empenho energético.
- Não nos esqueçamos de que todos os movimentos de impulso/propulsão nascem da ativação dos pés, a partir de onde as forças mecânicas ascendentes devem ser transferidas. A sua eficácia depende da não dispersão das forças ao longo do percurso; o alinhamento melhora essa eficácia.
- Não devemos manter os três pontos alinhados com rigidez, mas com estabilidade, controle e adaptabilidade.
- A capacidade de absorção dos choques e a propulsão passam pelo controle do tronco; o alinhamento melhora essa funcionalidade.
- Redescobriremos a importância de utilizar corretamente as articulações coxofemoral e tibiotársica como um Siconem posterior elástico, que permite a correta flexão anterior do tronco, mantendo o trato lombar em bom estado (Figura 13.4).

ATENÇÃO, MEMÓRIA E PERCEPÇÃO DO CORPO

A atenção, entendida como um processo que se coloca entre a esfera do cognitivo e a ativação, influencia todas as fases do ato motor: a codificação do estímulo externo ou interno que inicia o movimento, a seleção e a organização da resposta motora adaptada e a execução da resposta. A relação entre a atenção e os processos psicológicos (emoção, motivação, percepção, entre outros) consiste no fato de que a atenção é considerada um mecanismo vertical, que controla e facilita a ativação e o funcionamento de tais processos (Rossellò e Tudela). Segundo a teoria do processamento da informação, a atenção tem a ver com processos de atenção seletiva e com a capacidade limitada de processar todas as informações a partir do ambiente e o nível de *arousal* (estado de alerta ou ativação).

A atenção seletiva é a capacidade de responder aos aspectos essenciais de uma tarefa ou de uma situação ou, ao contrário, de ignorá-los ou abster-se de considerá-los porque são entendidos como irrelevantes.

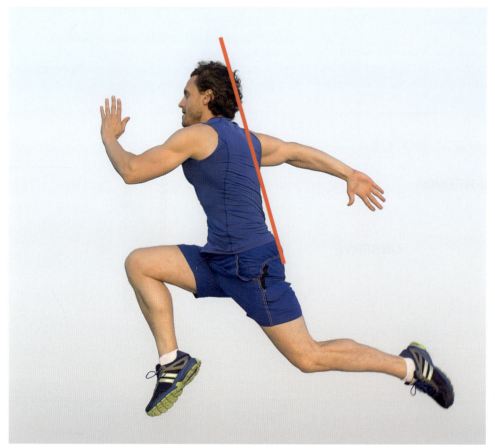

Figura 13.4 Exemplo espetacular de eficiência através do alinhamento espinhal.

As técnicas de atenção seletiva e de concentração, no que diz respeito aos fisioterapeutas, objetivam promover a máxima concentração do paciente durante os movimentos, graças à focalização exclusiva de sua atenção nos diversos aspectos da tarefa que está realizando. Essas técnicas promovem a capacidade de realizar um movimento concentrando-se em todas as informações envolvidas em sua realização. Concentrar-se no "aqui e agora" a cada fase do movimento permite esquecer os erros do passado e os gestos inadequados, focalizando toda a atenção no presente e nas sensações provenientes do corpo. Trata-se de um fator essencial para superar as barreiras mentais que limitam a melhora do movimento.

Analisar o movimento e permitir a sua correta visualização são instrumentos importantes nessa fase. Pinillos afirma que "a atenção é definida como a aplicação seletiva da sensibilidade em uma situação estimulante, segundo diversos graus de clareza; em outras palavras, é um processo de focalização perceptiva que aumenta a consciência clara e distinta de um núcleo de estímulo central, em torno do qual os outros são percebidos de forma mais difusa".

Depois dessa fase de atenção ou focalização interna, podemos começar a utilizar a focalização externa para melhorar a automatização.

CLASSIFICAÇÃO DAS INTEGRAÇÕES COM BASE NOS OBJETIVOS

Podemos classificar as integrações em dois grandes grupos, a depender do objetivo terapêutico escolhido na postura realizada na maca.

Em condições normais, o RPGista encontra pacientes com disfunção neuromusculoesquelética ou com problemas morfológicos ou sintomáticos, mesmo que, ocasionalmente, possa deparar com patologias neurológicas de tipo espástico, das quais não tratamos neste capítulo sobre a integração.

Integração estática

É indicada para pacientes com disfunções/deformações morfológicas: escoliose, cifolordose etc. O objetivo da integração é conseguir uma posição morfológica que esteja o mais próximo possível do resultado esperado, sem esforço e com uma sensação de equilíbrio confortável. Acreditamos que o equilíbrio ideal das tensões deve ser alcançado de tal modo que o paciente poderá

mantê-lo sem esforço. A propriocepção é fundamental para manter os benefícios possibilitados pelo tratamento. Para fazer isso, começaremos a "dinamizar" a raque, através de um movimento com a direção da correção dos desvios e a reforçá-lo com o *feedback* por meio do contato manual, para manter gradualmente as correções em estática. O objetivo será se concentrar na área ou nas áreas vertebrais desejadas a fim de que o paciente reconheça toda a amplitude de movimento possível.

Uma das maneiras como o cérebro grava as informações é recebendo-as por meio de um estímulo intermitente. Comparada ao estímulo constante, a variabilidade do estímulo permite registros mais importantes no plano cortical (Figura 13.5).

As compensações que se manifestam devem ser progressivamente limitadas. Aconselha-se, por fim, buscar a estabilização na zona de conforto vertebral e de equilíbrio.

Nas posturas de integração em fechamento do ângulo coxofemoral, devemos ficar constantemente atentos ao apoio isquiático simétrico, em que o equilíbrio de pressão deve ser obrigatoriamente respeitado, com a carga ponderada sobre os pés nas integrações em apoio bipodálico. Em ambos os casos, o estímulo de crescimento para cima deve ser moderado (Figura 13.6).

As sequências de trabalho ilustradas nas figuras se referem em particular à escoliose. São aplicáveis, seguindo as mesmas regras, às deformações sagitais da coluna vertebral.

Integração dinâmica

As integrações dinâmicas são indicadas principalmente nas lesões articulares e na reeducação do movimento. Seu objetivo é restabelecer o movimento segmentário com uma execução global, envolvendo todo o corpo, com sensibilidade e controle motor, visando a um escopo ou tarefa e atingindo progressivamente a máxima velocidade possível. O alcance de tais objetivos mostra que o paciente integrou e automatizou a tarefa.

Nessa ordem de ideias e seguindo a coerência dos sistemas dinâmicos complexos, devemos inserir tarefas e criar situações de modo progressivo a fim de desenvolver a adaptabilidade dos sistemas do corpo.

Para que o leitor compreenda melhor a sequência de trabalho que estamos propondo para a fase de integração, trataremos agora de um caso clínico verdadeiro.

212 Capítulo 13 • Integração dos resultados em RPG: da estática ao movimento

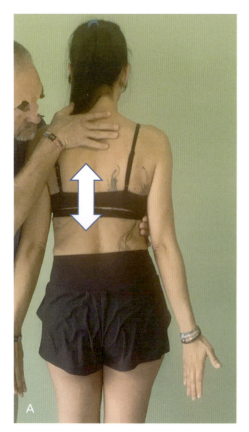
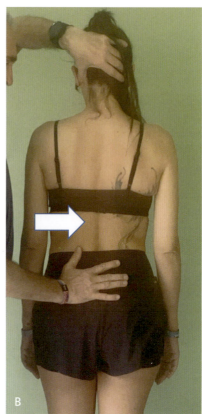

Figura 13.5 O movimento ativo do paciente (**A**) e a direção do *input* sensorial cutâneo (**B**) identificam o segmento-alvo para o cérebro e ajudam a manter as correções ao longo do tempo.

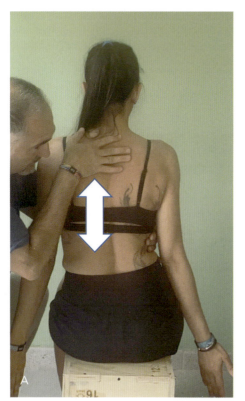
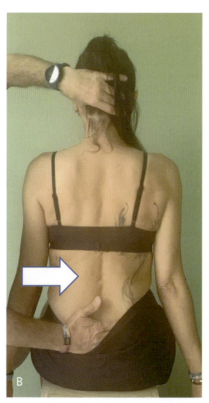

Figura 13.6 Mesmo exemplo de movimento ativo do paciente (**A**) e direção do *input* sensorial cutâneo (**B**), mas em fechamento de ângulo coxofemoral.

Capítulo 13 • Integração dos resultados em RPG: da estática ao movimento 213

CASO CLÍNICO

O paciente tinha dor nas costas quando fazia agachamento (*squat*) na academia e quando se sentava e se levantava da cadeira. Também reclamava de distúrbios no quadril e no joelho direito (Figuras 13.7 e 13.8).

Na avaliação, observou-se que, além de apresentar rigidez no sistema integrado de coordenação neuromuscular anterior, havia uma expressiva rigidez no sistema posterior (pelvitrocanterianos) que se comportava como um freio à flexão do tronco, com redução da mobilidade do quadril direito na flexão e na rotação interna.

Observação do movimento

Após o trabalho proposto em abertura do ângulo coxofemoral na posição decúbito supino e em fechamento do ângulo com carga, com uma ação específica e algumas manobras no trato lombar, na articulação coxofemoral e na articulação tibiotársica (que não estamos mostrando nas fotos), passamos à fase de integração.

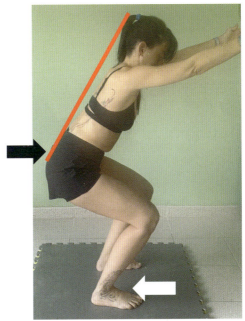

Figura 13.7 *Squat* com cifose lombo-pélvica. Alinhamento espinhal incorreto. Falta de flexão do tornozelo.

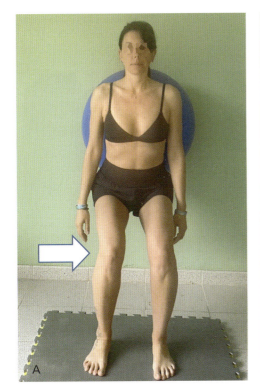
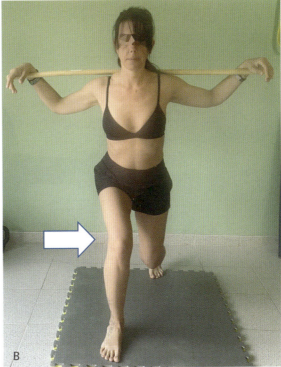

Figura 13.8 Joelho direito valgo (**A**) e com carga (**B**).

CASO CLÍNICO

Objetivos para integrar

- Trabalhar no alinhamento espinhal ou três pontos (Figura 13.9);
- Reeducar o movimento *squat* com um alinhamento espinhal (Figura 13.10);
- Reeducar a posição do membro inferior durante a execução (Figura 13.11);
- Controlar o movimento sem a ajuda do fisioterapeuta (Figura 13.12).

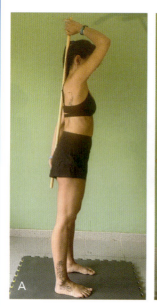
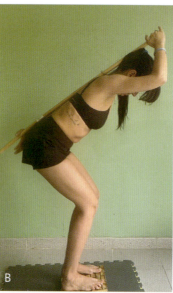

Figura 13.9 Integração da flexão do tronco com os três pontos alinhados (**A**) e com uma ação específica na flexão da anca e do tornozelo (**B**).

Figura 13.10 Integração do movimento de *squat* com o alinhamento espinhal.

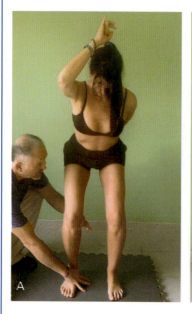
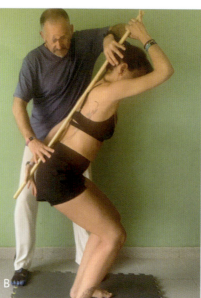
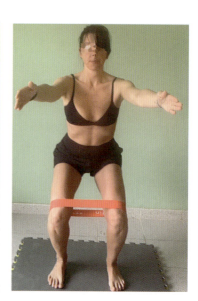

Figura 13.11 Integração da correção do valgismo de joelho com carga e autocontrole dos três pontos (**A**). Simulação do *squat* (**B**).

Figura 13.12 Controle do movimento sem a ajuda do fisioterapeuta. *Feedback* com elástico. Depois da automatização, vem a gestão das cargas.

Leituras recomendadas

- Aitken D, Buchbinder R, Jones G et al. "Interventions to improve adherence to exercise for chronic musculoskeletal pain in adults". *Aust Fam Physician*. 2015; 44(1-2): 39-42.
- Assaiante C, Mallau S, Jouve J-L et al. "Do adolescente idiopathic scoliosis (AIS) neglect proprioceptive information in sensory integration of postural control?" *PLoS One*. 2012; 7(7): e40646.
- Bandura A. "Swimming against the mainstream: the early years from chilly tributary to transformative mainstream". *Behav Res Ther*. 2004; 42(6): 613-30.
- Becker KA, Fairbrother JT, Couvillion KF. "The effects of attentional focus in the preparation and execution of a standing long jump". *Psycol Res*. 2020; 84(2): 285-91.
- Bittencourt NFN, Meeuwisse WH, Mendonça LD et al. "Complex systems approach for sports injuries moving from risk factor identification to injury pattern recognition-narrative review and new concept". *Br J Sports Med*. 2016; 50(21): 1309-14.
- Maslow A. "A theory of human motivation". *Psycol Rev*. 1943; 50: 370-96.
- Mckeon PO, Ingersoll CD, Kerrigan DC et al. "Balance training improves function and postural control in those with chronic ankle instability". *Med Sci Sports Exerc*. 2008; 40(10): 1810-9.
- Moseley GL, Wiech K. "The effect of tactile discrimination training is enhanced when patients watch the reflected image of their unaffected limb during training". *Pain*. 2009; 144(3): 314-9.

- Nishigami T, Wand BM, Newport R et al. "Embodying the illusion of a strong, fit back in people with chronic low back pain. A pilot proof-of-concept study". *Muscoloskelet Sci Pract*. 2019; 39: 178-83.
- Pascual-Leone A, Amedi A, Fregni F, Merabet LB. "The plastic human brain cortex". *Annu Rev Neurosci*. 2005; 28: 377-401.
- Ramachandran VS. *Mirror neurons and imitation learning as the driving force behind "the great leap forward" in human evolution*. Edge 2000.
- Rizzolatti G, Sinigaglia C. "The mirror mechanism: a basic principle of brain function". *Nat Rev Neurosci*. 2016; 17(12): 757-765.
- Rodríguez Nogueira O, Botella-Rico J, Martínez González MC et al. "Construction and content validation of a measurement tool to evaluate person-centered therapeutic relationships in physiotherapy services". *PLoS One*. 2020; 15(3): e0228916.
- Serre NB, Martin CT. *Complejidad y deporte*. Inde 2011; 87.
- Smith BE, Hendrick P, Smith TO et al. "Should exercises be painful in the management of chronic musculoskeletal pain? A systematic review and meta-analysis". *Br J Sports Med*. 2017; 51(23): 1679-87.
- Souchard PhE. *Deformaciones morfológicas de la columna vertebral. Tratamiento fisioterapéutico en Reeducación Postural Global*. Elsevier 2016; 131,146.

O Stretching Global Ativo: prevenção, conservação e recuperação no esporte e no mundo do trabalho

14

Fabrizio Martinelli, Vincenzo Guido, Romeo Pellegrini

O Stretching Global Ativo (SGA) surgiu como um elemento da Reeducação Postural Global (RPG), aplicada ao esporte, a fim de prevenir as sobrecargas mioarticulares causadas pelos treinos intensos e prolongados. Depois, foi aplicado também em casos de sedentarismo e no mundo do trabalho, como instrumento para manter uma higiene postural adequada e uma boa organização funcional. É, além disso, muito útil dentro do percurso terapêutico da RPG, pois se mostra essencial para a manutenção dos resultados alcançados.

Desse modo, podemos dizer que o SGA é adequado tanto para um atleta de alto nível quanto para uma pessoa comum, devido aos seus princípios, que são:

- a globalidade dos estiramentos em conformidade com a organização dos "sistemas de coordenação neuromuscular";
- a consideração das potenciais fisiologias múltiplas e das direções de trabalho muscular;
- a *fluage*;
- o trabalho ativo;
- o controle das compensações;
- a respiração, a expiração profunda.

Esses princípios e características específicas do Stretching Global Ativo podem ser explicados a partir de alguns conceitos precisos da fisiologia neuromuscular.

FLEXIBILIDADE

A flexibilidade pode ser definida como a amplitude máxima de movimento disponível ou alcançável em uma ou mais articulações, sendo influenciada por elementos contráteis e não contráteis do complexo musculotendíneo e por fatores neurológicos, como os reflexos miotáticos diretos e inversos.

Foi descrita também como amplitude articular em que o comprimento muscular permite movimentos e exerce sua influência. Além disso, desempenha papel importante na utilização da energia elástica durante os movimentos naturais e gestos específicos de cada esporte.

Cerca de 50-70% do trabalho muscular nos esportistas de alto nível provém da energia mecânica acumulada nas estruturas elásticas no interior dos músculos, durante a fase excêntrica do gesto atlético.

A energia elástica acumulada nos músculos durante a fase de apoio contribui com cerca de 60% para o trabalho concêntrico durante o salto, e tal habilidade está em função da *compliance* ou da *stiffness* dos músculos e tendões.

CICLO ALONGAMENTO--ENCURTAMENTO

O ciclo alongamento-encurtamento (CAE) ocorre naturalmente no ato de correr, no ato de saltar e em todas as outras atividades em que os músculos são esticados de forma repentina por um impacto ou por outras forças externas.

Esse ciclo possibilita a economia de energia para a conservação temporária de energia potencial através do retorno elástico resultante da força externa ligada ao alongamento rápido, já que, se um músculo for alongado antes do seu encurtamento, seu desempenho será maior durante a fase concêntrica.

O mecanismo do CAE foi descrito no fim dos anos 1950 por Yuri Verkhoshansky, estudioso que definiu a "capacidade reativa" do aparato muscular como "a capacidade específica de um empenho grande de força imediatamente após um estiramento mecânico intenso, ou seja, a passagem rápida do trabalho muscular excêntrico para o trabalho muscular concêntrico".

O pré-estiramento provoca uma deformação elástica dos músculos excitados, garantindo o acúmulo de um determinado potencial de tensão muscular que, no início da contração concêntrica, é transformado em energia cinética, produzindo como resultado um excesso de força nos músculos. O excesso de força, determinado na fase excêntrica, aumenta em relação à velocidade e à amplitude do estiramento, sendo maior quanto mais rápida for a passagem do estiramento à contração muscular concêntrica.

Dessa forma, a capacidade reativa está diretamente ligada ao fenômeno de recuperação da energia elástica da deformação muscular durante o estiramento e sua utilização durante a contração concêntrica subsequente. A fase excêntrica prevê o carregamento do músculo agonista como se fosse uma mola com a energia elástica produzida pelo estiramento sendo armazenada nos elementos elásticos em série.

A fase de amortecimento corresponde ao tempo que decorre entre a contração excêntrica e a contração concêntrica, quando grande parte da produção de potência acontece. Se a duração for excessiva, a energia será dissipada em forma de calor e o reflexo do estiramento não será ativado.

A fase concêntrica, por sua vez, prevê a liberação da energia elástica do complexo músculo-tendão — que está armazenada —, a fim de aumentar a força e a potência do movimento ativo específico.

Observou-se que a capacidade de gerar força e velocidade no CAE é inversamente proporcional à *stiffness* dos músculos envolvidos, tendo sua eficácia ampliada pelo aumento da flexibilidade que melhora a *compliance* muscular.

Mas o papel da *stiffness* e da flexibilidade está estreitamente ligado ao tipo de contração e movimentos específicos que caracterizam cada esporte, que, por sua vez, exerce papel fundamental nas adaptações do complexo musculotendíneo.

RELAÇÃO FORÇA-COMPRIMENTO

De acordo com a teoria do deslizamento dos filamentos, a quantidade de força que um músculo pode expressar tem a ver com o seu comprimento do momento. A capacidade de gerar força depende da sobreposição da actina e da miosina e, mais precisamente, do número de pontes actomiosínicas que se formam entre os dois filamentos.

Se o músculo estiver em posição de encurtamento, a sobreposição dos filamentos em curso limita a formação de novas pontes e, dessa forma, a possibilidade de desenvolver níveis de força adequados.

Em seu tamanho teórico ideal, a tensão que o músculo cria é máxima, com a possibilidade de formar o maior número de pontes actomiosínicas.

Um alongamento reduzirá o percentual de contato entre a actina e a miosina e, consequentemente, a sua capacidade de formar pontes.

Goldspink descreveu um princípio segundo o qual o músculo é capaz de se adaptar ao tamanho que lhe é solicitado mais frequentemente, isto é, "o número dos sarcômeros em série se modifica, aumentando ou diminuindo, de modo a permitir que o músculo desenvolva tensão máxima na posição em que é mais solicitado".

Isso significa, por exemplo, que os sarcômeros dos quadríceps de um praticante de salto em altura, o qual executa seu gesto atlético com uma flexão do joelho de cerca de 150 graus, se encontrarão em uma condição de alongamento.

Mas a prática cria condições de adaptação específicas no contexto de cada esporte, proporcionando o aumento dos sarcômeros em série e fazendo que o músculo fique como se estivesse no estado de tamanho ideal, e possa, dessa forma, desenvolver uma tensão máxima própria.

A capacidade de criar força também está relacionada com a velocidade de recrutamento das fibras musculares em reação ao impulso nervoso e às características intrínsecas da elasticidade que se manifestam através do CAE, mantendo uma estreita relação com o tipo de esporte praticado.

COMPLEXO MÚSCULO-TENDÃO

A unidade funcional que produz o movimento é formada pelo músculo e pelo tendão, com sua inserção óssea. As características desse complexo podem ser descritas por meio do modelo proposto por Proske e Morgan, que elaboraram uma hipótese sobre como a tensão provocada pelo estiramento passivo pode envolver três estruturas do complexo musculotendíneo:

- o tecido conjuntivo;
- os elementos elásticos do sarcômero: a titina;
- as pontes actomiosínicas.

Em relação ao tecido conjuntivo, menciona-se o modelo de Huijing, segundo o qual os músculos são constituídos por um tecido contrátil envolto por um tecido conjuntivo, que, a partir do ventre muscular, se une em diferentes quantidades, até constituir o tendão que se insere no osso.

A espessura do endomísio varia de acordo com o comprimento muscular: é maior no músculo encurtado e torna-se mais tênue quando o músculo está expandido. A disposição das fibras colágenas em seu interior faz do endomísio uma estrutura muito deformável, que pode se adaptar a expressivas variações de tamanho dos músculos.

O endomísio contribui na eficiência do mecanismo de transmissão de força contrátil entre as fibras musculares adjacentes dentro dos fascículos, atividade que também protege as fibras musculares do excesso de estiramento. Além disso, junto com o perimísio, realiza ligações para a transmissão miofascial de força.

No que diz respeito à quantidade, o perimísio está mais presente nos músculos tônicos do que nos músculos fásicos, e suas fibras colágenas estão dispostas de um modo específico, permitindo-lhe o aumento da *stiffness* passiva, tornando-os funcionais à resistência à carga e protegendo o *overstretching* das fibras. Caracteriza-se pela alta densidade de miofibroblastos, que permitem que a fáscia se contraia e responda aos estímulos mecânicos, induzindo, com as respostas neuromusculares mais rápidas, mudanças significativas na *stiffness* muscular.

A titina é a terceira proteína mais abundante no músculo estriado e atravessa todo o sarcômero, do disco-Z à linha-M. É formada por uma banda-A, associada ao filamento grosso de miosina, e por uma banda-I, ligada ao filamento fino de actina.

A banda-A é rígida e fixa ao filamento grosso de miosina através de diversas zonas de conexão; o terminal-C (*C-Terminal*) na linha-M liga-se à miomesina, à proteína-M e à respectiva terminação (*C-Terminal*) da titina proveniente da outra metade do sarcômero.

A banda-I é uma estrutura elástica em toda a sua extensão, com exceção da parte situada próximo ao disco-Z, onde se liga à actina, formando áreas de ligação com outras proteínas miofibrilares, como a alfa-actinina e a titina proveniente do sarcômero adjacente.

Semelhantemente, o terminal-T (*T-Terminal*) da banda-I está apoiado no disco-Z e sobrepõe-se a outro terminal-T, o da titina do sarcômero adjacente.

Cada parte terminal da miosina também se conecta ao disco-Z por meio da ligação com a titina, assegurando, assim, a continuidade axial para a produção de tensão em repouso, mantendo o filamento grosso no centro do sarcômero durante a produção de força ativa e contribuindo, além disso, para sua estabilidade.

Os diferentes elementos extensíveis da titina fazem dela um componente importante e multifuncional do sarcômero. São eles:

- segmentos Ig, que consistem em complexos *immunoglobulino-simile* ligados em série;
- região PEVK;
- sequência N2A no músculo esquelético e N2B no músculo cardíaco.

A titina se comporta como uma mola regulável, e sua região PEVK tem a capacidade de se ligar ao cálcio, aumentando a *stiffness* quando, na presença de contrações altas, os músculos estiverem ativos — em comparação a quando, na presença de contrações baixas, estiverem em relativo estado de passividade.

No início do *stretch*, o segmento Ig próximo ao disco-Z é submetido a um alinhamento, seguido, no caso do aumento do *stretch*, pela extensão do PEVK e pelo desdobramento subsequente do mesmo segmento Ig, em caso de tamanhos musculares expressivos e na presença de forças passivas elevadas.

A sequência N2A, também em relação à presença de íons cálcio, liga-se à actina em várias posições, contribuindo para aumentar a *stiffness* da titina e limitando o endireitamento do segmento Ig nas proximidades do disco-Z, quando o músculo é submetido a um estiramento.

Sugere-se que a formação das *cross-bridges* (pontes cruzadas) possa fazer que a titina gire no filamento de actina, armazenando energia potencial no PEVK durante o desenvolvimento da força e no estiramento ativo, a qual será utilizada na fase de contração.

As pontes actomiosínicas, ativas também em repouso, são responsáveis pela tensão passiva dos músculos durante os estiramentos. Isso tem a ver com os níveis de cálcio, cujo aumento provoca a mencionada ativação, levando à produção progressiva de força e à rigidez.

Proske e Morgan ainda sustentam que, embora o estiramento tenda a separar as pontes actomiosínicas, outras pontes serão reestruturadas, o que implicará a existência de sarcômeros mais fortes e sarcômeros mais fracos. Estes últimos cederão aos primeiros.

FISIOLOGIA DO *STRETCHING*

Em uma condição de repouso, na ausência de alongamento ou contração voluntária, o comportamento de um músculo é regido por suas propriedades passivas; já o aumento de tamanho decorrente de uma solicitação de estiramento está associado às suas propriedades viscoelásticas.

Pesquisas que avaliaram os efeitos biomecânicos do *stretching* revelaram que um músculo submetido à tração aumenta de tamanho, deformando-se de acordo com diferentes parâmetros — propriedades viscoelásticas e plásticas, mecanismos neurofisiológicos ligados aos reflexos musculotendíneos diretos e inversos e a um aumento da tolerância ao estiramento.

Deformações viscoelástica e plástica

Os músculos podem ser considerados materiais com características viscoelásticas, cuja resposta à solicitação de tração depende tanto da força quanto do tempo de sua aplicação.

O aumento do tamanho secundário à diminuição gradual da resistência ao *stretch* pode ser atribuído a tais características, definidas pelos autores de língua anglosaxônica como *viscoelastic stress relaxation.*

A melhora da extensibilidade muscular pode ser verificada através do aumento da medição da ADM das articulações em que o músculo ou o grupo de músculos exerce sua ação, com causas ligadas ao aumento do tamanho e à diminuição da *stiffness*.

Um tecido submetido a estiramento apresenta um comportamento que pode ser representado pela relação de seu tamanho com a tensão passiva.

A primeira característica em destaque é a componente elástica que, a partir do tamanho do músculo em repouso, termina em correspondência com o ponto identificado como limite da elasticidade. Quando a solicitação de tração aplicada é removida, o músculo estirado retorna ao tamanho inicial, dentro do referido limite.

Uma segunda característica que se liga ao aumento da extensibilidade em resposta ao *stretching* é a plasticidade que permite a deformação permanente do tecido. Tal modelo requer uma força de tração suficiente para tensionar o tecido conjuntivo intra e perimuscular, superando o limite elástico, de modo a alcançar a região plástica, na qual o tamanho alcançado é mantido inclusive quando a solicitação de tração cessa.

Embora as várias componentes musculares possam ser separadas no âmbito das pesquisas, elas trabalham juntas durante todas as atividades funcionais, assim como nos programas de *stretching*, motivo pelo qual a resistência ao estiramento e à extensibilidade, assim como a outras propriedades mecânicas, é regulada pela pele, pelo tecido conjuntivo intra e extravascular e pelas estruturas neurovasculares. Não podem, portanto, ser atribuídas exclusivamente aos elementos contráteis.

Liberação neuromuscular

As técnicas de *stretching* baseiam-se em fatores neurológicos conectados ao reflexo miotático direto, também chamado de *stretch reflex*, e ao reflexo miotático inverso.

O *stretch reflex* origina-se nos fusos neuromusculares e, gerando uma contração reflexa, desempenha um papel protetivo do sistema musculotendíneo em relação a um alongamento intenso e rápido; além disso, fornece, constantemente, informações sobre todos os estiramentos rápidos.

O estiramento ativa o potencial de ação de descarga dos fusos e, se a ação desses fusos for suficiente, permite a excitação dos motoneurônios que geram a contração dos músculos estirados.

O reflexo miotático inverso origina-se dos órgãos tendinosos de Golgi e age em casos de contração e alongamento prolongados. É um mecanismo que protege os músculos, criando uma adaptação à tensão contínua, melhorando sua capacidade de relaxamento e induzindo ao aumento de seu tamanho. Fornece, constantemente, informações sobre a tensão muscular.

O *stretching* aplicado lentamente, de maneira leve e repetido no tempo, permite uma adaptação dos reflexos neuromusculares, que aumentam a habilidade de relaxamento dos músculos sob estiramento, incitando, consequentemente, sua extensibilidade.

Tolerância ao *stretching*

Segundo a teoria sensorial, o aumento da extensibilidade muscular que se verifica logo após e no fim de um programa curto de *stretching*, com duração entre três e oito semanas, deve ser atribuído a uma alteração da percepção e, desse modo, à sensação de estiramento. Se o limite do estiramento é determinado em função das sensações referidas — por exemplo, de estiramento máximo, do aparecimento e da tolerância máxima à dor —, o eventual aumento da medida, por sua vez, pode ser atribuído a modificações sensoriais.

O aumento da extensibilidade, nesse caso, pode decorrer tanto de alterações da percepção sensorial de natureza psicológica quanto da predisposição dos sujeitos a tolerar grandes forças de estiramento.

Ao que tudo indica, a elevada tolerância ao *stretch* é induzida por uma resposta analgésica, uma vez que o estiramento conduzido até o limite da ADM provoca a liberação de "substância P" no trato espinotalâmico lateral, até atingir os receptores encefálicos, com a ativação dos sistemas descendentes de supressão da dor e a liberação de endorfina e encefalina, que bloqueiam a produção da própria "substância P".

Tipos de *stretching* (Figura 14.1)

Há vários tipos de *stretching* utilizados, tanto na esfera da reabilitação quanto na esfera esportiva, com o objetivo de aumentar ou manter a flexibilidade de pacientes e atletas. São eles:
- estático;
- dinâmico;
- balístico;
- FNP (Facilitação Neuromuscular Proprioceptiva);
- SGA (Stretching Global Ativo).

STRETCHING ESTÁTICO

O *stretching* estático (alongamento estático) talvez seja o mais conhecido, tendo alcançado a popularidade graças a Bob Anderson e seu livro *Alongue-se*. Nesse tipo de *stretching*, um músculo ou grupo muscular é alongado até atingir uma tensão que gere a sensação de incômodo leve, sendo mantido em posição por um tempo que varia de dez segundos a alguns minutos.

Kay e Blazevich classificaram o *stretching* estático em quatro categorias com base na duração do alongamento:

- <30 segundos de alongamento;
- 30-45 segundos de alongamento;
- 60-120 segundos de alongamento;
- >120 segundos de alongamento.

Paine propôs duas categorias de *stretching* estático:
- *stretching* de manutenção do tamanho, com duração de 6-10 segundos, feito quase sempre antes do exercício físico, a fim de permitir que os músculos mantenham uma tensão confortável;
- *stretching* de incremento do tamanho, com duração de 20-30 segundos, no qual se busca o aumento do tamanho muscular e da ADM articular, mas que deve ser precedido por um aquecimento rigoroso.

O *stretching* estático também é classificado como passivo ou ativo:
- É passivo quando a força externa, aplicada geralmente por um fisioterapeuta, por um companheiro de treino ou pelo treinador, mantém a posição de alongamento do músculo ou de um grupo muscular; nesse caso, o sujeito está completamente relaxado

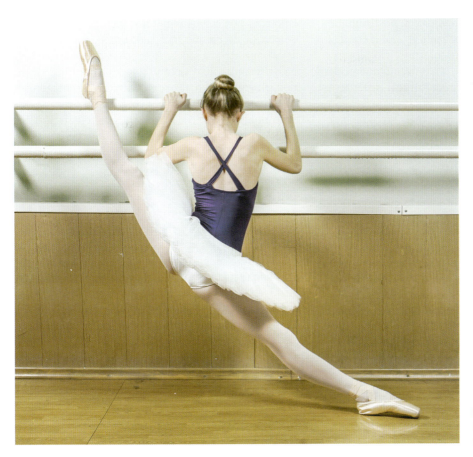

Figura 14.1 A flexibilidade é uma característica fundamental na dança.

e, se o estiramento for muito intenso, os riscos de acidentes aumentam.

- É ativo quando a posição de alongamento é mantida através, primeiro, da contração concêntrica e, depois, da contração isométrica dos grupos musculares antagonistas para induzir a um alongamento leve e progressivo dos músculos que se quer estirar.

No *stretching* estático utiliza-se o princípio de inibição recíproca e, geralmente, o ativo é mais eficaz na melhora da amplitude articular do que o passivo.

STRETCHING DINÂMICO

O *stretching* dinâmico (alongamento dinâmico) prevê a aplicação de tensão em um músculo ou grupo muscular e o aumento progressivo da ADM através de movimentos lentos e controlados, repetidos mais vezes. O *stretching* dinâmico consiste em exercícios de alongamento específicos e funcionais para cada tipo de esporte ou atividade, enquanto os músculos antagonistas são mantidos em estado de relaxamento. Fazendo isso, segundo alguns autores, estimula-se a produção de líquido sinovial no plano articular.

O *stretching* dinâmico melhora a flexibilidade dinâmica e possibilita uma melhor transferência de energia do tendão ao músculo no ciclo alongamento-encurtamento. Assim, um músculo que pode ser alongado em seu comprimento ideal durante a contração excêntrica armazena energia no tendão de forma mais eficaz, produzindo mais força na fase concêntrica subsequente.

Por melhorar a flexibilidade dinâmica, o *stretching* dinâmico é utilizado como parte dos exercícios de aquecimento antes de uma performance muscular ou esportiva.

STRETCHING BALÍSTICO

O *stretching* balístico (alongamento balístico) consiste em conduzir um músculo ou grupo muscular ao seu tamanho máximo e, depois, fazer movimentos rápidos, repetitivos e intermitentes em torno da ADM articular alcançada.

Esse método pode estimular o *stretch reflex* e, dessa forma, induzir a uma tensão excessiva no complexo musculotendíneo, causando microtraumas, contraturas e rigidez, a ponto de aumentar o risco de potenciais acidentes, o que faz que o método seja pouco seguro e pouco eficaz na busca do alongamento muscular.

STRETCHING FNP

Embora a facilitação neuromuscular proprioceptiva tenha sido desenvolvida por Kabat na esfera reabilitativa e para pacientes com disfunções neurológicas, o método também encontrou aplicação no esporte com o objetivo de melhorar a flexibilidade articular e a elasticidade muscular.

Na literatura, são referenciadas três técnicas de aplicação, em inglês:

- *Hold-Relax* (HD);
- *Contract-Relax* (CR);
- *Contract-Relax-Antagonist-Contract* (CRAC).

O músculo submetido ao alongamento é definido como músculo *target* (músculo-alvo), enquanto o seu antagonista é chamado, em inglês, de *opposing muscle* (músculo-antagonista).

A técnica HD prevê a contração do músculo antagonista ao músculo estirado contra uma resistência geralmente aplicada pelo fisioterapeuta e o alongamento e relaxamento simultâneo do músculo-alvo através do efeito de inibição recíproca.

A técnica CR implica um alongamento lento do músculo-alvo até a máxima tensão tolerável, mantendo a posição por alguns segundos, seguida da contração isométrica do mesmo músculo. Então, realiza-se mais um alongamento e repete-se o ciclo algumas vezes.

Na técnica CRAC, o músculo-alvo é submetido ao alongamento; então, faz-se a contração do antagonista e, em seguida, do músculo-alvo. Depois, busca-se um novo ponto máximo de alongamento tolerável, mantendo-o por alguns segundos, antes de repetir o ciclo.

STRETCHING GLOBAL ATIVO

O Stretching Global Ativo (Alongamento Global Ativo, SGA) é um método de alongamento idealizado por Philippe Souchard e derivado da Reeducação Postural Global (RPG), cujo objetivo é manter os resultados alcançados pela RPG e/ou prevenir os problemas ligados ao trabalho repetitivo ou à prática de esporte.

Esse método prevê um trabalho na ausência de patologia e tem um campo de aplicação que abarca diversas esferas, como:

- integração e manutenção dos resultados terapêuticos com os tratamentos de RPG;
- prevenção dos riscos nas atividades de trabalho;
- ergonomia;
- higiene postural;
- esporte.

Uma vez finalizado o percurso terapêutico empreendido pela RPG, o SGA permite ao paciente, adequadamente preparado, não apenas a autonomia para seguir com a execução das posturas de *stretching* que visam manter os resultados alcançados, mas também a aquisição de uma propriocepção maior e a integração, no cotidiano, do trabalho desenvolvido com o fisioterapeuta.

Por tais motivos, o SGA configura um importante instrumento de prevenção de riscos nas atividades de trabalho, já que permite reduzir os efeitos das sobrecargas tanto nas profissões consideradas fisicamente desgastantes quanto em todas as situações em que uma posição é mantida por um longo período. Nesses casos, ainda ocorrem modificações no âmbito do aparelho locomotor, secundárias ao encurtamento muscular, as quais, com o tempo, podem dar origem a verdadeiras sintomatologias dolorosas e doenças profissionais.

A utilização de recursos auxiliares e as adaptações do ambiente — como a regulação do assento e do encosto da cadeira para quem trabalha em escritório ou a regulação do banco do motorista —, em caso de rigidez musculoesquelética, provocam uma propriocepção alterada que, se não for bem integrada, pode dar origem a atitudes incorretas e tornar-se fonte de sintomatologias dolorosas.

Por meio da prática de alongamento, é possível obter o reequilíbrio das tensões e dos tamanhos musculares, atingindo então maior ergonomia na manutenção de posições potencialmente lesivas e permitindo, além disso, uma motilidade mais precisa, que não provoque alterações da biomecânica e não crie problemas articulares e musculotendinosos.

O SGA ainda permite:
- contrabalancear os efeitos do reforço muscular e/ou do trabalho repetitivo;
- restituir a flexibilidade e a perfeita coordenação de antagonismo e complementaridade.

O fortalecimento indiscriminado da musculatura — decorrente do reforço muscular, após o uso de sobrecargas para aumentar a força ou produzir hipertrofia — gera rigidez e encurtamentos musculotendíneos, assim como fazem as contrações concêntricas necessárias para produzir um gesto atlético repetido infinitas vezes a fim de alcançar a precisão e os automatismos essenciais à prática esportiva.

Através da prática do SGA, é possível recuperar a flexibilidade, o equilíbrio preciso de tensão e o tamanho necessário para permitir que o aparelho locomotor do sujeito se expresse com eficiência e segurança, mesmo após um equilíbrio de antagonismo e complementaridade, indispensável para o movimento correto, que gere uma biomecânica articular alterada.

A escolha do exercício de alongamento (postura) ocorre depois da análise dos desequilíbrios posturais, seja em posição ereta (para avaliar as retrações próprias do sujeito), seja em relação ao esporte praticado, uma vez que os grupos musculares mais mobilizados em um gesto atlético específico, submetidos a um grande número de contrações concêntricas, vão ao encontro de hipertonia, rigidez e encurtamento.

Em um exemplo específico como o do ciclismo, o atleta, para expressar da melhor forma possível as características musculares necessárias a esse esporte, deverá:
- apresentar um tamanho adequado na musculatura posterior, o que permitirá o posicionamento correto em posição de conforto e de aerodinâmica, ajustando-se bem à geometria da bicicleta, prevenindo também o aparecimento de eventuais dores causadas pela manutenção de tal posição por muito tempo;
- prevenir a rigidez e a retração da musculatura anterior, do tronco e dos membros superiores, induzidas pela posição em protração, assim como a da musculatura dos membros inferiores, que é submetida a inúmeras contrações concêntricas em uma posição de constante encurtamento (Figura 14.2).

Assim, no âmbito esportivo, o SGA pode ser utilizado com adaptações de tempo e aplicação, para cada caso específico, a fim de:
- recuperar ou melhorar a amplitude articular ou o tamanho muscular ideal;
- preparar, durante o aquecimento, para um treino;
- recuperar depois de um treino;
- prevenir rigidez e encurtamentos musculares;
- contribuir para uma recuperação restauradora;
- relaxar.

Para alcançar os melhores resultados, é necessário que a prática do Stretching Global Ativo seja realizada respeitando termos precisos, que representam as suas características específicas, ou seja:
- progressão lenta;
- tempo de manutenção do estiramento;
- "globalidade" do estiramento;
- controle das compensações;
- contração isométrica de baixa dimensão dos músculos estirados;
- controle da respiração e expiração profunda;
- atenção às diferentes direções de trabalho e às inversões de ação muscular;

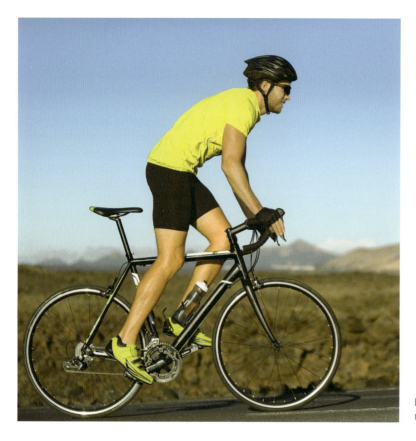

Figura 14.2 O SGA permite que o ciclista melhore a sua posição na bicicleta.

- atenção ao alongamento dos músculos da coluna vertebral.

A progressão lenta, característica peculiar do SGA, permite ao corpo uma adaptação gradual ao estiramento, respeitando a individualidade. O tempo longo de manutenção da tensão — ao menos 15-20 minutos, com o tempo de repouso, o que é maior que o tempo de todos os outros tipos de *stretching* — permite atingir gradualmente o limite tanto elástico quanto plástico dos músculos estirados, obtendo um alongamento imediato e também a longo prazo.

Através da globalidade dos estiramentos, é possível fazer uma aplicação de tensão completa e precisa nos sistemas de coordenação neuromuscular envolvidos no tipo de postura utilizada, dentro dos quais os músculos podem manifestar diferentes *stiffness* e, dessa forma, criar compensações no aparelho locomotor nos três planos espaciais a fim de reduzir a sensação de tensão produzida.

Para fazer isso, poderão realizar uma inversão da própria ação ou alterar sua direção de trabalho, como no caso dos isquiocrurais que, sendo sobretudo flexores do joelho, se forem submetidos a uma tração excessiva, tentarão diminuí-la fazendo uma retroversão da bacia ou um deslocamento do fêmur em adução ou intrarrotação.

No SGA, a superação de uma tensão de barreira acontece através da utilização de contrações isométricas fracas, mas precisas, na posição de alongamento dos músculos envolvidos, que, com o mecanismo de contração/relaxamento, reduzirão a própria tensão e permitirão a progressão da postura.

Um aspecto igualmente importante é o controle da respiração, que permite uma ação precisa na parte alta, baixa e lateral do tórax, realizando um tensionamento das estruturas ligadas a tais partes, ação que, em caso de utilização da expiração profunda, incidirá nos músculos espinhais. A sua ação inspiratória — por causa da inserção de alguns desses músculos no pequeno braço da costela — os induz ao encurtamento, o que repercute na coluna vertebral.

Um último elemento que caracteriza o SGA é a atenção ao alongamento dos músculos espinhais, que deve ocorrer mantendo o alinhamento da coluna vertebral (sempre em uma posição de equilíbrio, sem que se manifestem hiperlordose e hipercifose ou compensações em rotação ou *side shift*, decorrentes do efeito de uma tensão de trabalho excessiva).

Os exercícios do SGA derivados da Reeducação Postural Global se diferenciam pela especificidade da intervenção na musculatura anterior:

- abertura coxofemoral em decúbito com os membros superiores em adução;
- abertura coxofemoral em decúbito com os membros superiores em abdução;
- postura em pé com as costas contra a parede;
- postura de joelhos.

E da musculatura posterior:

- fechamento coxofemoral em decúbito com os membros superiores em adução;
- fechamento coxofemoral em decúbito com os membros superiores em abdução;
- postura sentada com as costas contra a parede;
- postura em pé com flexão superior do tronco.

Efeitos do *stretching*

Os estudos sobre os efeitos do *stretching* no sistema muscular têm apresentado resultados contrastantes em relação a diversas variáveis, como a intensidade, a duração, a frequência, o volume e o tipo de população.

Tais resultados ainda são influenciados pelo objetivo do estudo em si, uma vez que os procedimentos e as avaliações são diferentes se o que se pretende é observar o efeito do *stretching* na flexibilidade e o aumento da ADM articular ou o efeito do *stretching* no desempenho físico/esportivo. A esse respeito, é muito importante destacar a discrepância significativa que existe entre os estudos e a prática esportiva, já que que todos os estudos em que se pesquisa a correlação entre o *stretching* e a performance atlética, qualquer que ela seja, submetem pessoas ao alongamento e, em seguida, testam seus desempenhos, demonstrando, em alguns casos, uma melhora; em outros, uma piora.

Mas tudo isso contrasta com o princípio de que os esportistas com melhores performances também são, em geral, muito flexíveis. É possível, no entanto, explicar com a análise da metodologia de treinamento.

Nesse sentido, há uma separação entre as sessões de treinamento específicas para o aumento do desempenho esportivo e as sessões reservadas ao *stretching*, em que se busca aumentar o tamanho muscular considerando o esporte praticado.

Um atleta de alto nível jamais praticaria o *stretching* com tal finalidade antes de um treino e, muito menos,

antes de uma competição, uma vez que isso poderia influenciar negativamente a sua performance.

O curto período que decorre entre o *stretching* e a performance e vice-versa, no âmbito esportivo e também em outros (por exemplo, na dança), está relacionado com o aquecimento, durante o qual o estiramento é realizado sobretudo de modo dinâmico e associado a movimentos específicos, e durante o desfastigamento, no qual a pessoa realiza o *stretching* tanto estático quanto dinâmico e tem como finalidade o relaxamento.

Nos estudos, o tempo de aplicação do *stretching* varia entre 10 e 60 segundos e, conforme foi observado, tem efeitos diferentes na ADM no plano dos isquiocrurais.

Em uma metanálise, Thomas recomenda um mínimo de 5 minutos de alongamento por grupo muscular por semana; embora 5 segundos de *stretching* estático possam melhorar a ADM, Bhem recomenda uma duração maior, de 30-60 segundos, para obter um aumento da flexibilidade.

No entanto, outros autores destacam como o volume e a frequência utilizados nos protocolos dos estudos são marcadamente inferiores se comparados àquilo que fazem os atletas com grande flexibilidade, como os ginastas e os bailarinos.

A intensidade é considerada uma variável importante que modula a eficácia dos protocolos de *stretching* para melhorar a flexibilidade.

Muitos estudos medem a intensidade com uma escala de desconforto. Pede-se que os participantes identifiquem uma sensação de alongamento correspondente à tolerância média e máxima, revelando que uma intensidade alta, como mostra a fisiologia, não produz grandes mudanças na *stiffness* e na ADM.

A maior parte dos estudos diz respeito a sedentários, estudantes ou esportistas amadores. Apenas em poucos casos se analisaram sujeitos com grandes níveis de flexibilidade específica para o esporte, e os resultados obtidos foram contrastantes. Isso inclui também os diferentes tipos de *stretching* utilizados, uma vez que os sujeitos mais flexíveis utilizam tanto o dinâmico quanto o estático para preparar as articulações e os tecidos para os exercícios de sua rotina de treino ou de performance.

Além disso, para os sujeitos sedentários, protocolos de curta duração — de quatro semanas — mostram-se insuficientes para produzir mudanças morfológicas.

O *stretching* muito intenso antes do exercício pode provocar pequenas lacerações no músculo e no conjuntivo, induzindo o corpo à percepção do risco de estiramento, que compensaria com um enrijecimento muscular; como consequência, não seria possível mover-se rápida ou livremente.

O *stretching* estático pode influenciar a propriedade mecânica muscular, alterando a superfície das pontes cruzadas actomiosínicas e, como efeito, a relação entre tamanho e tensão na parte interna do sarcômero, além da produção de força.

Quando é realizado antes do exercício, causa a diminuição da *stiffness* da unidade músculo-tendão e, por isso, a força gerada pelas miofibrilas pode demandar mais tempo para ser transmitida à inserção óssea do que demandaria em uma condição de maior rigidez.

Trata-se de uma condição teórica ou que se manifesta em pessoas pouco treinadas, visto que o que se observa em atletas de altíssimo nível é que a grande flexibilidade geralmente está associada a grandes níveis de força, velocidade e potência, pois fazem-se presentes adaptações neuromusculares específicas para o esporte praticado, as quais podem melhorar as características da produção e transmissão do impulso nervoso.

O SGA não tem o objetivo de promover a rigidez muscular que, infelizmente, pode reforçar os processos de involução fisiológica do envelhecimento.

Ao contrário, os autores encorajam o uso do *stretching* como recurso de prevenção de lesões. Diante de articulações, ligamentos, tendões e músculos muito rígidos e, portanto, mais suscetíveis a distorções e estiramentos ou rasgos, o *stretching* dinâmico, antes da atividade física, prepara os músculos para moverem-se melhor, permitindo um maior alongamento e o aumento da ADM, além de reduzir a possibilidade de lesão.

Atribui-se isso à noção de que o aumento de temperatura dentro do músculo, induzido por esse tipo de *stretching*, reduziria a *stiffness*, aumentaria a condutibilidade nervosa e a reação força/velocidade, elevando a glicose, a glicogenólise e o uso dos fosfatos para fins energéticos.

A melhora da performance está ligada à melhora da propriocepção e à pré-ativação das fibras musculares, permitindo uma boa passagem da fase excêntrica à fase concêntrica requerida por movimentos gerais em alta velocidade.

O *stretching* estático realizado após o exercício físico ou treino mostrou-se, porém, mais eficaz no que diz respeito à melhora da flexibilidade e à redução dos DOMs (distúrbios osteomusculares).

Berrueta et al., em um trabalho muito interessante de 2016, sugere que o *stretching* pode ativar mecanismos locais de melhora de inflamações através da alteração da atividade muscular e da circulação linfática e sanguínea, inibindo a migração dos neutrófilos e aumentando a concentração de mediadores específicos (*specialized pro-resolving mediators*).

Leituras recomendadas

- Almeida H, de Andrade A, Martins FJA et al. "Effect of the Global Stretching (SGA) for restoring the normal values of thermal asymmetry". *J Phys Educ Sport*. 2019; 19(211): 1453-9.
- Almeida H, de Souza RF, Aidar FJ et al. "Global active stretching practice for judo practitioners' Physical Performance Enhancement". *Int J Exer Sci*. 2018; 11(6): 364-74.
- Anderson B, Burke ER. "Scientific, medical, and practical aspects of stretching". *Clin Sports Med*. 1991; 10(1): 63-86.
- Babaei B, Velasquez-Mao AJ, Thomopoulos S et al. "Discrete quasi-linear viscoelastic damping analysis of connective tissues, and the biomechanics of stretching". *J Mech Behav Biomed Mater*. 2017; 69: 193-202.
- Behm D, Blazevich A, Kay A, McHugh M. "Acute effects of muscle stretching on physical performance, range of motion, and injury incidence in healthy active individuals: a systematic review". *Applied Physiology, Nutrition and Metabolism*. 2015; 41(1): 1-11.
- Ben M, Harvey L. "Regular stretch does not increase muscle extensibility: A randomized controlled trial". *Scand J Med Sci Sports*. 2010; 20(1): 136-44.
- Berrueta L, Muskaj I, Olenich S et al. "Stretching impacts inflammation resolution in connective tissue". *J Cell Physiol*. 2016; 231(7): 1621-27.
- Borg TK, Caulfield JB. "Morphology of connective tissue in skeletal muscle". *Tissue Cell*. 1980; 12(1): 197-207.
- Brandy WD, Irion JM, Briggler M. "The effect of time and frequency of static stretching on flexibility of the harmstring muscle". *Phys Ther*. 1997; 77(10): 1090-6.
- Cramer J, Housh T, Johnson G et al. "Acute effects of static stretching on peak torque in women". *J Strength Cond Res*. 2004; 18(2): 236-41.
- de Felipe C, Herrero J, O'Brien J et al. "Altered nociception, analgesia and aggression in mice lacking the receptor for substance P". *Nature*. 1998; 392(6674): 394-97.
- Edman KAP. "Residual force enhancement after stretch in striated muscle. A consequence of increased myofilament overlap?" *J Physiol*. 2012; 590(Pt 6): 1339-34.
- Enoka R. *Neuromechanics of human movement*. 5. ed. Champaign, IL, Human Kinetics 2015.
- Fletcher I. "The effect of different dynamic stretch velocities on jump performance". *Eur J Appl Physiol*. 2010; 109(3): 491-98.

- Folpp H, Deall S, Harvey LA, Gwinn T. "Can apparent increase in muscle extensibility with regular stretch be explained by changes in tolerance to stretch?" *Aust J Physioher*. 2006; 52: 45-50.
- Frontera WR (org.). "Rehabilitation of sports injuries: scientific basis". Vol. X of *The Encylopaedia of Sports Medicine*. An loc Medical Committee Publication. International Olympic Committee. Blackwell Science Ltd 2003.
- Goldspink G, Tabary C, Tabary JC et al. "Effect of denervation on the adaptation of sarcomere number and muscle extensibility to the functional length of the muscle". *J Physiol*. 1974; 236(3): 733-42.
- Herzog W. "The role of titin in eccentric muscle contraction". *J Experiment Biol*. 2014; 217(Pt 16): 2825-33.
- Herzog W, Leonard TR, Joumaa V et al. "The three filament model of skeletal muscle stability and force production". *Molecular & cellular biomechanics*. 2012; 9(3): 175-91.
- Kay A, Blazevich A. "Effect of acute static stretch on maximal muscle performance: A systematic review". *Med Sci Sports Exerc*. 2012; 44(1): 154-64.
- Komi PV. "Physiological and biomechanical correlates of muscle function: effects of muscle structure and stretch-shortening cycle on force and speed". *Exerc Sport Sci Rev*. 1984; 12: 81-121.
- Lima CD, Brown LE, Wong MA et al. "Acute effects of static vs ballistic stretching on muscular fatigue between ballet dancers and resistance-trained women". *J Strength Cond Res*. 2016; 30(11): 3220-7.
- Lima CD, Ruas CV, Behm DG, Brow LE. "Acute effects of stretching on flexibility and performance: a narrative review". *J Sci Exerc*. 2019; 1: 29-37.
- Magnusson SP, Aagard P, Simonsen E, Bojsen-Moller F. "A biomechanical evalutation of cycling and static stretch in human skeletal muscle". *Int J Sports Med*. 1998; 19: 310-16.
- Magnusson SP, Narici MV, Maganaris CN, Kjaer M. "Human tendon behaviour and adaptation, in vivo". *J Physiol*. 2008; 586(Pt 1): 71-81.
- McMillian DJ, Moore JH, Hatler BS, Taylor DC. "Dynamic vs. static-stretching warm up: The effect on power and agility performance". *J Strength Cond Res*. 2006; 20(3): 492-9.
- Meyer LC, Wright NT. "Structure of giant muscle proteins". *Front Physiol*. 2013; 4: 368.
- Nelson RT, Brandy WD. "Eccentric Training and static stretching improve harmsting flexibility of high school males". *J Athl Train*. 2004; 39: 254-58.
- Nishikawa KC, Monroy JA, Uyeno TE et al. "Is titin a 'winding filament'? A new twist on muscle contraction". *Proc Biol Sci*. 2012; 279(1730): 981-90.
- Özkaya N, Nordin M, Goldsheyder D, Leger D. *Fundamentals of biomechanics: equilibrium, motion, and deformation*. 2. ed. Nova York, Springer 1999.
- Paine T. *The complete guide to sports massage*. 3. ed. Londres, Bloomsbury Publishing Plc 2015.
- Proske U, Morgan DL. "Do cross-bridge contribute to the tension during stretch of passive muscle?" *J Muscle Res Cell Motil*. 1999; 20(5-6): 433-42.
- Purlow PP, Trotter JA. "The morphology and mechanical properties of endomysium in series-fibred muscles; varations with muscle length". *J Muscle Res Cell Motil*. 1994; 1: 299-304.
- Purslow PP. "Muscle fascia and force transmission". *J Bodyw Mov Ther*. 2010; 14(4): 411-7.
- Schleip R, Naylor IL, Ursu D et al. "Passive muscle stiffness may be influenced by active contractility of intramuscular connective tissue". *Med Hypothesis*. 2006; 66(1): 66-71.
- Souchard PhE. *De la perfection musculaire à la performance sportive*. Editions Désiris 1994.
- Souchard PhE. *Le autoposture respiratorie*. Marrapese 1994.
- Souchard PhE. *Le Stretching Global Actif*. Désiris 1996.
- Souchard PhE. *RPG, il metodo*. Elsevier 2011.
- Thacker S, Gilchrist J, Stroup D, Kimsey C. "The impact of stretching on sports injury Risk: A systematic review of the literature". *Med Sci Sports Exerc*. 2004; 36(3): 3718.
- Thomas E, Bianco A, Paoli A. "The relation between stretching typology and stretching duration: the effect on range of motion". *Int J Sport Med*. 2018; 39(4): 243-54.
- Verkoshanky Y. *Mezzi e metodi per l'allenamento della forza esplosiva. Tutto sul metodo d'urto*. Roma, Società Stampa Sportiva 1997.
- Weppler C, Magnusson S. "Increasing muscle extensibility: a matter of increasing length or modifying sensation?" *Phys Ther*. 2010; 90(3): 438-49.
- Weppler CH, Magnusson SP. "Increasing muscle extensibility: a matter of increasing length or modifying sensation?" *Phys Ther*. 2010; 90(3): 438-49.
- Wilson GJ, Elliott BC, Wood GA. "Stretch shorten cycle performance enhancement through flexibility training". *Am J Sports Med*. 1992; 24(1): 116-23.
- Wyon M. *Stretching for dance*. International Association for Dance Medicine and Science 2010.

ORGANIZADORES

Philippe E. Souchard

Fisioterapeuta
Idealizador do método de Reeducação Postural Global (RPG) e do *Stretching* Global
  Ativo (SGA)
Diretor-presidente da UIPTM (Universidade Internacional Permanente de Terapia
  Manual de Saint-Mont, França) e do IPSRPG (Instituto Philippe Souchard de RPG,
Brasil)

Orazio Meli

Fisioterapeuta
Especialista em Reeducação Postural Global
Docente da Universidade Internacional Permanente de Terapia Manual de Saint-Mont
  (França), nos cursos de Reeducação Postural Global
Cientista-chefe da Associação Italiana de Reeducação Postural Global

Diego Sgamma

Fisioterapeuta
Especialista em Reeducação Postural Global
Docente da Universidade Internacional Permanente de Terapia Manual de Saint-Mont
  (França), nos cursos de Reeducação Postural Global
Representante legal da Associação Italiana de Reeducação Postural Global

Paolo Pillastrini

Professor catedrático de Ciências Reabilitativas
Departamento de Ciências Biomédicas e Neuromotoras (Dibinem)
Universidade de Bolonha (Itália)

AUTORES

Davide Bianchini

Fisioterapeuta
Especialista em Reeducação Postural Global, Terapia Craniossacral, Manipulação Visceral
Tutor da Universidade Internacional Permanente de Terapia Manual de Saint-Mont (França), nos cursos de Reeducação Postural Global
Profissional independente em Ferrara (Itália)

Rubén Fernández Martínez

Fisioterapeuta
Especialista em Reeducação Postural Global
Docente da Universidade Internacional Permanente de Terapia Manual de Saint-Mont (França)
Responsável pelo ensino de integração somatossensorial em RPG
Diretor-executivo do Reeducortex

Carole Fortin

Professora Associada
Escola de Reabilitação, Faculdade de Medicina da Universidade de Montreal
Responsável pelo ensino de RPG no Quebec (Canadá)

Celina Fozzatti

Fisioterapeuta graduada pela Faculdade de Medicina da Universidade de São Paulo – USP (Brasil)
Mestre em Pesquisa Experimental e doutora em Ciências da Cirurgia pela Faculdade de Ciências Médicas da Universidade Estadual de Campinas – Unicamp (Brasil)
Especialista em Fisioterapia em Saúde da Mulher, Associação Brasileira de Fisioterapia em Saúde da Mulher – Abrafism (Brasil)
Especialista em Reeducação Postural na Universidade Estadual Vale do Acaraú – UVA (Brasil)
Professora-adjunta, Instituto Philippe Souchard
Responsável pela Uroginecologia e pelos cursos pré e pós-parto

Emiliano Grossi

Fisioterapeuta
Especialista em Reeducação Postural Global
Staff da Formação Pós-universitária em RPG Souchard
Contratado pela Université de Thérapie Manuelle (França)
Responsável pelo GPR Souchard Method English Development
Licenciado em Spinal Manual Therapy – SMT (Austrália)
Diretor da FisioClinic, Roma

Vincenzo Guido

Fisioterapeuta
Tutor de RPG
Docente de Stretching Global Ativo (SGA) na Companhia Sanitária Universitária Giuliano Isontina SC Riabilitazione, Trieste (Itália)

Fabrizio Martinelli

Fisioterapeuta
Tutor de RPG
Docente de Stretching Global Ativo (SGA)
Fundação S. Angela Merici Onlus, Desenzano del Garda (Bréscia, Itália)

Orazio Meli

Fisioterapeuta
Especialista em Reeducação Postural Global
Docente da Universidade Internacional Permanente
de Terapia Manual de Saint-Mont (França), nos
cursos de Reeducação Postural Global
Cientista-chefe da Associação Italiana de Reeducação
Postural Global

Rita Menezes

Fisioterapeuta
Especialista em Anatomia Humana pelo Instituto
Brasileiro de Medicina e Reabilitação – IBMR
Especialista em Reeducação Postural Global
Docente do curso-base de Reeducação Postural
Global
Docente contratada do curso "Tratamento das
Patologias Cervicais em RPG"

Enza Mulè

Fisioterapeuta
Especialista em Reeducação Postural Global
Tutora na Universidade Internacional Permanente de
Terapia Manual de Saint-Mont (França), nos cursos
de Reeducação Postural Global
Companhia Hospitalar Universitária "G. Rodolico
-San Marco", Catânia (Itália)

Iñaki Pastor Pons

Doutor em Fisioterapia
Especialista em pediatria e desenvolvimento
do recém-nascido
Docente internacional de Reeducação Postural
Global
Diretor do ITI Fisioterapia, Saragoça (Espanha)

Romeo Pellegrini

Fisioterapeuta
Tutor no AIRPG
Docente de SGA
Profissional independente em Melegnano (Milão, Itália)

Paolo Pillastrini

Professor catedrático de Ciências Reabilitativas
Departamento de Ciências Biomédicas e
Neuromotoras (Dibinem)
Universidade de Bolonha (Itália)

Daniel Reis

Formado em Educação Física e em Fisioterapia
Especialista em RPG (Souchard) e em Osteopatia
(CERDO)
Docente de RPG (manualidades específicas sobre
nervos, artérias e meninges e para o crânio)
Profissional independente em Toernich, Luxemburgo

Diego Sgamma

Fisioterapeuta
Especialista em Reeducação Postural Global
Docente da Universidade Internacional Permanente
de Terapia Manual de Saint-Mont (França), nos
cursos de Reeducação Postural Global
Representante legal da Associação Italiana de
Reeducação Postural Global

Philippe E. Souchard

Fisioterapeuta
Idealizador do método de Reeducação Postural
Global (RPG) e do Stretching Global Ativo (SGA)
Diretor-presidente do UIPTM (França) e do
IPSRPG (Brasil)

Itana Lisane Spinato

Fisioterapeuta
Ph.D. em Ciências Morfofuncionais pela Universidade
Federal do Ceará
Mestre em Educação em Saúde pela Universidade de
Fortaleza
Especialista em Reabilitação Postural Global pelo
Instituto Philippe Souchard
Especialista em DTM e Dor Orofacial pela
Universidade de Fortaleza
Especialista em Oncologia pela Faculdade Unyleya